Allogene Stammzelltherapie -

Grundlagen, Indikationen und Perspektiven

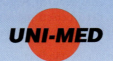

UNI-MED Verlag AG
Bremen - London - Boston

Kröger, Nicolaus/Zander, Axel:
Allogene Stammzelltherapie - Grundlagen, Indikationen und Perspektiven/Nicolaus Kröger und Axel Zander.-
4. Auflage - Bremen: UNI-MED, 2015
(UNI-MED SCIENCE)

© 2004, 2015   by UNI-MED Verlag AG, D-28323 Bremen,
                International Medical Publishers (London, Boston)
                Internet: www.uni-med.de, e-mail: info@uni-med.de

Printed in Europe

UNI-MED. Die beste Medizin.

In der Reihe UNI-MED SCIENCE werden aktuelle Forschungsergebnisse zur Diagnostik und Therapie wichtiger Erkrankungen "state of the art" dargestellt. Die Publikationen zeichnen sich durch höchste wissenschaftliche Kompetenz und anspruchsvolle Präsentation aus. Die Autoren sind Meinungsbildner auf ihren Fachgebieten.

Vorwort und Danksagung

Das vorliegende Buch ist bereits die vierte Auflage und ist eine weitere Aktualisierung der 2004 erschienenen ersten Auflage. Es soll überwiegend eine Übersicht über den aktuellen Kenntnisstand der allogenen Stammzelltransplantation gegeben werden. Die allogene Stammzelltransplantation von verwandten oder unverwandten Spendern hat sich inzwischen als fester Therapiebestandteil vieler hämatologischer, aber auch nicht-maligner Systemerkrankungen etabliert. Während 1990 in Europa pro Jahr ca. 2.000 Patienten mit einer allogenen Stammzelltransplantation behandelt wurden, ist diese Zahl im Jahr 2000 auf 6.404 Patienten, im Jahre 2005 auf 8.890 Patienten und im Jahr 2012 auf 14.165 angestiegen. Der Zuwachs ist in erster Linie auf die Einführung sogenannter dosisreduzierte Konditionierungsregime, den Zuwachs von unverwandter Stammzelltransplantation und die Transplantation von älteren Patienten zurückzuführen. Ebenfalls hat die rasche Entwicklung der haplo-identischen Transplantation in den letzten Jahren dazu geführt, dass es praktisch für jeden Patienten einen Spender gibt. Auch wenn die allogene Transplantation für eine Vielzahl von hämatologischen Erkrankungen die einzige kurative Therapieoption ist, so bleiben doch neben der Verbesserung von therapiebedingter Morbidität und Mortalität auch die Verhinderung von Rezidiven eine Herausforderung für aktuelle und zukünftige präklinische und klinische Forschung. Neue Erkenntnisse von immunologischen Grundlagen und die Entwicklung spezifischer, adoptiver Zelltherapien haben bereits zu einer Verbesserung der Transplantationsergebnisse geführt. Der Erfolg der allogenen Transplantation hängt in hohem Maße von der engen Zusammenarbeit zwischen hämatologischen und pädiatrischen Zentren, den behandelnden internistischen Onkologen oder Hämatologen, Immungenetikern, Pharmazeuten, Transfusionsmedizinern, den behandelnden Hausärzten, Krankenschwestern und -pflegern, Psychologen und Sozialarbeitern ab.

In der aktualisierten Auflage werden die wichtigsten transplantationsrelevanten Fragen bezüglich der Gewebetypisierung, der Stammzellquelle, der Indikation zur Therapie, der Konditionierung sowie der Komplikationen wie Spender-gegen-Wirt-Reaktion (GvHD), Infektionen und psychosozialen Aspekten kompakt dargestellt. Kapitel über adoptive Immuntherapie und perspektivische Entwicklungen der Stammzelltransplantation lassen erahnen, welch hohes therapeutisches Potential noch in dieser Therapieform liegt.

Besonderer Dank gilt wie immer den Autoren, die ihre Fachkompetenz in informativer Form dargestellt haben, sowie dem UNI-MED Verlag, der uns bei der Erstellung des Buches unermüdlich unterstützt hat.

Hamburg, im Mai 2015   *Prof. Dr. med. Nicolaus Kröger*

- Unseren Patienten gewidmet -

Autoren

Dr. med. Haefaa Alchably
Interdisziplinäre Klinik für
Stammzelltransplantation
Universitätsklinikum Hamburg-Eppendorf

Kap. 4.5.

Priv.-Doz. Dr. med. Djordje Atanackovic
Direktor des Multiple Myeloma Program
& Cancer Immunotherapy
University of Utah
Huntsman Cancer Institute, Salt Lake City
USA

Kap. 4.6.

Priv.-Doz. Dr. med. Francis Ayuk
Interdisziplinäre Klinik für
Stammzelltransplantation
Universitätsklinikum Hamburg-Eppendorf

Kap. 6.

Prof. Dr. med. Vera Ulrike Bacher
Abteilung Hämatologie und Onkologie
Universitätsmedizin Göttingen

Kap. 4.1.-4.4., 4.8.

Dr. med. Thomas M.C. Binder
HLA-Labor
Institut für Transfusionsmedizin
Zentrum für Diagnostik
Universitätsklinikum Hamburg-Eppendorf

Kap. 2.

Dr. rer. medic. Henry Buhk
Interdisziplinäre Klinik für
Stammzelltransplantation
Universitätsklinikum Hamburg-Eppendorf

Kap. 13.

Priv.-Doz. Dr. med. Maximilian Christopeit
Interdisziplinäre Klinik für
Stammzelltransplantation
Universitätsklinikum Hamburg-Eppendorf

Kap. 4.1.-4.4., 4.8.

Prof. Dr. med. Thomas H. Eiermann
HLA-Labor
Institut für Transfusionsmedizin
Zentrum für Diagnostik
Universitätsklinikum Hamburg-Eppendorf

Kap. 2.

Prof. Dr. rer. nat. Boris Fehse
Forschungsabteilung Zell- und Gentherapie
Interdisziplinäre Klinik für
Stammzelltransplantation
Universitätsklinikum Hamburg-Eppendorf

Kap. 9., 12.

Jasmin Holst
Dipl.-Soz.-Päd.
Interdisziplinäre Klinik für
Stammzelltransplantation
Universitätsklinikum Hamburg-Eppendorf

Kap. 13.

Ute Hennings
Musiktherapeutin
Interdisziplinäre Klinik für
Stammzelltransplantation
Universitätsklinikum Hamburg-Eppendorf

Kap. 13.

Prof. Dr. med. Ernst Holler
Abteilung Hämatologie / Internistische Onkologie
Klinikum der Universität Regensburg

Kap. 8.2.

Dr. med. Evgeny Klyuchnikov
Interdisziplinäre Klinik für
Stammzelltransplantation
Universitätsklinikum Hamburg-Eppendorf
Kap. 4.6.

Prof. Dr. med. Hans-Jochem Kolb
Medizinische Klinik III
Klinikum rechts der Isar der
Technischen Universität München
Kap. 11.

Prof. Dr. med. Nicolaus Kröger
Interdisziplinäre Klinik für
Stammzelltransplantation
Universitätsklinikum Hamburg-Eppendorf
Kap. 1., 3., 4.1.-4.5., 5., 6., 8.1.

Prof. Dr. med. William H. Krüger
Transplantationszentrum
Hämatologie und Onkologie
Klinik für Innere Medizin C
Ernst-Moritz-Arndt-Universität Greifswald
Kap. 8.3.

Priv.-Doz. Dr. rer. nat. Claudia Lange
Interdisziplinäre Klinik für
Stammzelltransplantation
Universitätsklinikum Hamburg-Eppendorf
Kap. 12.

Priv.-Doz. Dr. rer. medic. Claudia Langebrake
Interdisziplinäre Klinik für
Stammzelltransplantation
Onkologisches Zentrum
Apotheke
Universitätsklinikum Hamburg-Eppendorf
Kap. 14.

Prof. Dr. med. Ingo Müller
Interdisziplinäre Klinik für
Stammzelltransplantation
Klinik für Pädiatrische Hämatologie und
Onkologie
Universitätsklinikum Hamburg-Eppendorf
Kap. 4.7.

Dr. med. Jens Panse
Medizinische Klinik III
Onkologie und Hämatologie
Universitätsklinikum Aachen
Kap. 7.

Priv.-Doz. Dr. med. Christoph Schmid
II. Medizinische Klinik
Klinikum Augsburg
Kap. 11.

Dr. med. Andreas Sputtek
Zentrum für Labormedizin und Mikrobiologie
Alfried Krupp Krankenhaus Essen-Rüttenscheid
Kap. 3.5.3.5., 3.6.

Dr. med. Thomas Stübig
Interdisziplinäre Klinik für
Stammzelltransplantation
Universitätsklinikum Hamburg-Eppendorf
Kap. 10.

Dr. med. Christine Wolschke
Interdisziplinäre Klinik für
Stammzelltransplantation
Universitätsklinikum Hamburg-Eppendorf
Kap. 8.1.

Prof. Dr. med. Dr. h. c. Axel R. Zander (em.)
Interdisziplinäre Klinik für
Stammzelltransplantation
Universitätsklinikum Hamburg-Eppendorf
Kap. 1.

Inhaltsverzeichnis

1. Entwicklung der Stammzell- bzw. Knochenmarktransplantation

1.1. Bausteine der hämatopoetischen Stammzelltransplantation

Die Behandlung von Patienten mit Knochenmark reicht bis ins 19. Jahrhundert zurück. Die Neuzeit der allogenen Stammzelltransplantation beginnt mit der Erforschung des Knochenmarks zum Schutz vor Strahlenschäden als Folge der Atombombenexplosionen von Hiroshima und Nagasaki.

Die Bausteine unseres heutigen Stammzelltransplantationskonzepts bestehen aus der Definition der Stammzelle, der Beobachtung der "*secondary disease*" (Spender-gegen-Wirt-Reaktion) nach Infusion in einen immunkompromittierten Empfänger, dem Einsatz der Immunsuppression mit Methotrexat, Ciclosporin A, Mycophenolatmofetil, Kortikosteroiden und Anti-Thymozyten-Globulinen sowie unterstützender Maßnahmen mit Blutkomponenten, Breitspektrum-Antibiotika, Antimykotika, Virostatika und Immunglobulin.

Das Konzept der allogenen Stammzelltransplantation wurde zunächst in Tiermodellen, vor allem in Nagern und Hunden, erforscht, bevor die ersten klinischen Transplantationen auf der Basis der HLA-Typisierung Ende der sechziger Jahre durchgeführt wurden.

▶ Was sind die Meilensteine in der Entwicklung der hämatopoetischen Stammzelltransplantation?

Jacobsen et al. zeigten, dass Mäuse eine tödliche Ganzkörperbestrahlung überleben konnten, wenn ihre Milz durch einen Bleischild geschützt war. Die Ursache dieses Schutzes war zunächst nicht klar: War es ein von der bestrahlten Milz ausgehender humoraler Faktor, der das Knochenmark schützte? Oder waren es Zellen, die aus dem geschützten Gewebe der Milz wieder in das Knochenmark einwanderten? Die Arbeit von Lorenz und seinen Kollegen zeigte eindeutig, dass es intravenös gegebene Zellen waren, die Mäuse und Meerschweinchen vor letaler Bestrahlung retteten [1, 2].

1955 konnte gezeigt werden, dass Hauttransplantate vom Knochenmarkspender vom Knochenmarkempfänger nicht abgestoßen wurden [3, 4]. Damit wurde der Beweis geliefert, dass die Immunzellen des Spenders das Immunsystem des Empfängers aufbauen [4]. Es zeigte sich nach Ganzkörperbestrahlung im Mausmodell, dass nach hämatopoetischer Erholung ein so genanntes *"secondary disease"*, *"runt disease"* oder *"wasting disease"* auftrat, indem immunreaktive Zellen des Spenders gegen den Empfänger arbeiteten (Spender-gegen-Wirt-Reaktion, Graft-versus-Host-Disease) [5, 6]. Daran konnte gezeigt werden, dass bei einer allogenen Knochenmarktransplantation im Mausmodell eine bessere Kontrolle der Leukämie möglich war als bei syngenen Transplantationen [5]. Die Gefährlichkeit der akuten Spender-gegen-Wirt-Reaktion konnte im Mausmodell durch die Gabe von Methotrexat reduziert werden [7].

Das Unglück eines nuklearen Reaktors in Jugoslawien im Jahr 1959 führte zu der ersten Serie von allogenen Knochenmarktransplantationen bei fünf Patienten mit Strahlenschäden. Vier der fünf Patienten überlebten und zeigten ein vorübergehendes Angehen des Transplantates. Der Beitrag der Knochenmarktransplantation für das Überleben der Patienten konnte hier nicht klar dokumentiert werden [8].

Eine Veröffentlichung von M. Bortin im Jahre 1973 fasst mehr als 200 Knochenmarktransplantationen, die zwischen 1950 und 1962 durchgeführt wurden, zusammen: Bei 125 Patienten kam es zu keinem Engraftment. Das Auftreten eines Chimärismus konnte nur bei elf Patienten bestätigt werden und nur drei von 203 Patienten waren zur Zeit des Reports am Leben [9]. Der Grund für diese entmutigenden Daten lag in der Unkenntnis der Gewebetypisierung, der Konditionierung und der Post-Transplant-Immunsuppression.

Essentiell für den weiteren Fortschritt war die Ausarbeitung der Gewebetypisierung beim Hund und beim Menschen. Epstein und Storb konnten 1968 im Hundemodell zeigen, dass die passende Gewebetypisierung für den Erfolg einer Transplantation wichtig ist [10].

Basierend auf diesen Daten wurde 1969 in Seattle ein Transplantationsprogramm für rezidivierte Leukämien begonnen, in dem dreizehn der ersten hundert transplantierten Patienten mehr als zehn Jahre überlebten [11]. Diese Erfahrung war essentiell für die Ausweitung der Transplantationsbehandlung von Leukämien in anderen Zentren und für die Einführung dieser Therapiemodalität im früheren Stadium der Erkrankung, d.h. Transplantation der akuten Leukämie in Remission und der chronischen myeloischen Leukämie in chronischer Phase sowie die Behandlung der schweren aplastischen Anämie.

Als Stammzellquelle wurde - neben der Knochenmarkstammzelle - auch die aus dem Knochenmark mobilisierte Blutstammzelle entwickelt. Experimentell war die Blutstammzelltransplantation in frühen Parabiose-Experimenten in Ratten schon 1951 durch Brecher und 1962 durch Goodman in Mäusen bekannt [12, 13]. Erst nach der Entdeckung, dass Zytokine wie G-CSF und GM-CSF Blutstammzellen aus dem Knochenmark mobilisieren und zu einer signifikanten Anreicherung im Blut führen [14, 15], wurde die klinische Transplantation mit mobilisierten Stammzellen klinische Realität.

Die Entwicklung des Nabelschnurbluts als Transplantat geht auf die Arbeiten von Broxmeyer zurück [16]. Die erste erfolgreiche Transplantation mit Nabelschnurblut wurde 1989 von Gluckman und Broxmeyer berichtet [17]. Weltweit wurden mehr als 8.000 Nabelschnurbluttransplantationen, vornehmlich bei Kindern, aber auch bei Erwachsenen durchgeführt.

Ein weiterer Meilenstein für die Entwicklung der Stammzelltransplantation ist die Einführung des Ciclosporin A zur GvHD-Prophylaxe. Dieses Medikament wurde 1962 von Borrell entdeckt und hat sich in den achtziger Jahren als Standard für die Immunsuppression, zumeist mit Methotrexat, durchgesetzt [18].

Ein wichtiger und schon lange bekannter, aber auch lange vernachlässigter Gesichtspunkt war die Wirkung des Transplantats als *adoptive Immuntherapie* - ein Begriff, der in den sechziger Jahren von Mathé geprägt wurde [19]. Der GvL-Effekt war schon in den fünfziger Jahren von Barnes im Mäusemodell entdeckt, 1973 von Bortin als ein von der GvHD unabhängiger Effekt beschrieben und 1979 in einer retrospektiven Analyse als positiver Faktor für das Überleben leukämiekranker Patienten nach Transplantation beschrieben worden [20, 21].

Im Jahr 1990 erhielt Prof. Don Thomas, Seattle den Nobel Preis für Physiologie und Medizin für seine grundlegende Pionierarbeit auf dem Feld der KMT. Niemand hat das Gebiet der Stammzelltransplantation so nachhaltig beeinflusst wie er.

Durch den erfolgreichen klinischen Einsatz von Spenderlymphozyten (DLI) bei Patienten mit Rezidiv nach Knochenmarktransplantation brachte Kolb 1990 diesen für die Heilung wichtigen Mechanismus erneut in den Fokus [22]. Allein durch die Gabe von Spenderlymphozyten konnten bei Patienten im Rezidiv nach allogener Transplantation Vollremissionen und zum Teil auch Heilungen erzielt werden. Die Fokussierung auf den adoptiven Immuneffekt der Stammzellen erlaubte es, die Konditionierung zu reduzieren und somit vielen Patienten, die sonst wegen Alters oder Komorbidität keine geeigneten Kandidaten für eine Knochenmarktransplantation gewesen wären, diese zu ermöglichen. Storb und Slavin konnten zeigen, dass eine nicht-myeloablative Therapie mit geringerer Toxizität möglich und auch kurativ sein kann [23-26].

Die letzten zehn Jahre haben eine große Zahl nicht-kontrollierter Studien mit verschiedenen reduzierten Konditionierungsregimen hervorgebracht, ohne dass Erkenntnisse über den Stand dieser neuen Therapie im Vergleich zur Standardkonditionierung gewonnen werden konnten. Kontrollierte Studien wurden begonnen, die den Stellenwert der allogenen Transplantation nach reduzierter Konditionierung bei den verschiedenen hämatologischen Erkrankungen zu bestimmten.

Ein unmittelbares Ziel für die nächsten fünf Jahre sollte es sein, die transplantationsbedingte Mortalität zu senken. Das Ziel sollte sein, die transplantationsbedingte Mortalität bei Niedrig-Risiko-Patienten unter 5 % und bei Hochrisiko-Patienten unter 10 % zu senken. Ansatzpunkte liegen in einer besseren GvHD-Kontrolle, in einem besseren Monitoring für virale Erkrankungen und Pilzerkrankungen und der Konzentration auf eine optimale Konditionierung, die die Grunderkrankung kontrolliert, ohne zu starke Organschäden zu verursachen. Es muss das ganze Spektrum der Stärke der Konditionierung von *"mini"*, *"midi"*, *"reduced intensity"* und *"voller"* Konditionierung zur Disposition stehen. Der prophylaktische Einsatz von antiviralen Therapien und Antimykotika muss verbessert werden. Eine sorgfältige Beobachtung eines Versagens der immunsuppressiven Therapie und ein frühzeitiger Einsatz von alternativen Therapien sind angesagt. Eine bessere GvHD-Kontrolle durch neuere Immunsuppressiva, der Einsatz wieder entdeckter alter Immunsuppressiva und die weitere Erprobung von gentherapeutischen Prinzipien wie dem Transfer von Herpes simplex-Virus-Thymidin-Kinase in T-Lymphozyten als Suizid-Gene und anderer Suizid-Gene wie zum Beispiel das Ouabain [27, 28]. Eine weitere Möglichkeit ist die Elimination von Populationen, die im Verdacht stehen, GvHD zu verursachen wie z.B. die Elimination von CD8-Zellen [29].

Neben der Reduktion der transplantationsbedingten Mortalität (*transplant related mortality*, **TRM**) und der GvHD besteht Notwendigkeit für eine bessere Tumorkontrolle durch Spenderlymphozytengaben, möglicherweise mit Suizid-Genen, und vektorkontrollierter Spenderlymphozyteninfusion, sowie regulatorische T-Zellen um eine schwere GvHD zu vermeiden. Tumorvakzinierungen, eine Verbesserung der Transplantationstechniken und die Reduktion der transplantationsbedingten Mortalität werden es ermöglichen, die allogene Stammzelltransplantation in weiterem Umfang bei der Behandlung solider Tumoren und bei nicht-malignen Erkrankungen einzusetzen.

Eine wesentliche Verbesserung bei der Spenderverifizierbarkeit in den letzten Jahren ist nicht nur durch den Ausbau internationaler Fremdspenderdateien erzielt worden, sondern auch durch die rasante Entwicklung in der haplo-identischen Stammzelltransplantation (☞ Kap. 5.), so dass inzwischen praktisch für jeden Patienten ein Stammzellspender vorhanden ist [30, 31].

Der Einsatz von hämatopoetischen Stammzellen und nicht-hämatopoetischen Stammzellen aus dem Knochenmark zur Differenzierung in Vorläuferzellen anderer Organe eröffnet die Möglichkeit, diese Zellen zur regenerativen Therapie von Organen wie Leber, Herz, Niere oder wenigstens zum Gewebeaufbau *in vitro* heranzuziehen (☞ Kap. 12.).

1949	Jacobson	Milzschutz in der Maus
1951	Lorenz	Stammzellinfusion
1962	Goodman	Periphere Blutstammzelle in der Maus
1962	Borrell	Entwicklung des Ciclosporin A
1968	Epstein	Bedeutung der Gewebetypisierung im Hundemodell
1986	Storb	GvHD Prophylaxe mit Methotrexat und Ciclosporin A
1989	Gluckman und Broxmeyer	Transplantation mit Nabelschnurblut
1990	Kolb	Kurativer Effekt der Spenderlymphozyteninfusion (DLI)
1997	Storb	"Mini"-Transplantation
1998	Slavin	Nicht-myeloablative Transplantation

Tab. 1.1: Meilensteine der hämatopoetischen Stammzelltransplantation.

Literatur

1. Jacobson LO, Simmons EL, Marks EK, Eldredge JH: Recovery from radiation injury. Science 1951; 113: 510-511.

2. Lorenz E, Uphoff D, Reid TR, Shelton E: Modification of irradiation injury in mice and guinea pigs by bone marrow injections. J Natl Cancer Inst 1951; 12: 197-201.

3. Main JM, Prehn RT: Successful skin homografts after administration of high dosage X radiation and homologous bone marrow. J Natl Cancer Inst 1955; 15: 1023-1029.

4. Trentin JJ: Mortality and skin transplantability in x-irradiated mice receiving isologous or heterologous bone marrow. Proc Soc Exp Biol Med 1956; 92: 688-693.

5. Barnes DWH, Corp MJ, Loutit JF, et al.: Treatment of murine leukaemia with x-rays and homologous bone marrow. Preliminary communication. Br Med J 1956; 2: 626-627.

6. Van Bekkum DW, de Vries MJ: Radiation chimeras. New York: Academic Press; 1967.

7. Uphoff DE: Alteration of homograft reaction by A-methopterin in lethally irradiated mice treated with homologous marrow. Proc Soc Exp Biol Med 1958; 99: 651-653.

8. Mathé G. Jammet H, Pendic B, et al.: Transfusions and grafts of homologous bone marrow in humans accidentally irradiated to high doses. Rev Franç Etudes Clin Biol 1959; 4: 226-229.

9. Bortin MM: A compendium of reported human bone marrow transplants. Transplantation 1970; 9: 571-587.

10. Epstein RB, Storb R, Ragde H, Thomas ED: Cytotoxic typing antisera for marrow grafting in littermate dogs. Transplantation 1968; 6: 45-58.

11. Thomas ED, Storb R, Clift RA, et al.: Bone-marrow transplantation. N Engl J Med 1975; 292: 832-843 and 895-902.

12. Brecher G, Cronkite RP: Postradiation parabiosis and survival in rats. Proc Soc Exp Biol Med 1951; 77: 292.

13. Goodman JW, Hodgson GS: Evidence for stem cells in the peripheral blood of mice. Blood 1962; 19: 702-714.

14. Socinski MA, Cannistra SA, Elias A, et al.: Granulocyte-macrophage colony stimulating factor expands the circulating haemopoietic progenitor cell compartment in man. Lancet 1988; 1: 1194-1198.

15. Dührsen U, Villeval JL, Boyd J, et al.: Effects of recombinant human granulocyte colony-stimulating factor on hematopoietic progenitor cells in cancer patients. Blood 1988; 72: 2074-2081.

16. Broxmeyer HE, Douglas GW, Hangoc G, et al.: Human umbilical cord blood as a potential source of transplantable hematopoietic stem/progenitor cells. Proc Natl Acad Sci USA 1989; 86: 3828-3832.

17. Gluckman E, Broxmeyer HE, Auerbach AD, et al: Hematopoietic reconstitution in patients with Fanconi anemia by means of umbilical-cord blood from an HLA-identical sibling. N Engl J Med 1989; 321: 1174-1178.

18. Storb R, Deeg HJ, Whitehead J, et al.: Methotrexate and cyclosporine compared with cyclosporine alone for prophylaxis of acute graft versus host disease after marrow transplantation for leukaemia. N Engl J Med 1986; 314: 729-735.

19. Mathé G, Amiel JL, Schwarzenberg L, et al.: Adoptive immunotherapy of acute leukemia: Experimental and clinical results. Cancer Res 1965; 25: 1525-1531.

20. Barnes DWH, Loutit JF: Treatment of murine leukaemia with x-rays and homologous bone marrow: II Br J Haematol 1957; 3: 241-252.

21. Bortin MM, Truitt RL, Shih CY, et al.: Graft-versus-leukemia: Allosensitization of MHC compatible donors induces antileukemic reactivity without amplification of antihost reactivity. In: Thierfelder S, Rodt H, Kolb HJ (Eds): Immunobiology of Bone marrow Transplantation. Springer Verlag, New York 1980; p 31.

22. Kolb HJ, Mittermüller J, Clemm CH, et al.: Donor leukocyte transfusions for treatment of recurrent chronic myelogenous leukemia in marrow transplant patients. Blood 1990; 76: 2462-2465.

23. Slavin S, Nagler A, Naparstek E, et al.: Nonmyeloablative stem cell transplantation and cell therapy as an alternative to conventional bone marrow transplantation with lethal cytoreduction for the treatment of malignant and non-malignant hematologic diseases. Blood 1998; 91: 756-763.

24. Giralt S, Estey E, Albitar M, et al.: Engraftment of allogeneic hematopoietic progenitor cells with purine analog-containing chemotherapy: Harnessing graft-vs-leukemia without myeloablative therapy. Blood 1997; 89: 4531-4536.

25. McSweeney P, Niederwieser D, Shizuru J, et al.: Outpatient allografting with minimally myelosuppressive, immunosuppressive conditioning of low-dose TBI and postgrafting cyclosporine (CSP) and mycophenolate mofetil (MMF) [abstract]. Blood 1999; 94 (Suppl 1): 393a, #1742.

26. Storb R, Yu C, Wagner JL, et al.: Stable mixed hematopoietic chimerism in DLA-identical littermate dogs given sublethal total body irradiation before and pharmacogical immunosuppression after marrow transplantation. Blood 1997; 89: 3048-3054.

27. Bonini C, Ferrari G, Verzeletti S, et al.: HSV-TK gene transfer into donor lymphocytes for control of allogeneic graft-versus-leukemia. Science 1997; 276: 1719-1724.

28. Tiberghien P, Ferrand C, Lioure B, et al.: Administration of herpes simplex-thymidine kinase-expressing donor T-cells with a T-cell-depleted allogeneic marrow graft. Blood 2001; 97: 63-72.

29. Martin PJ: Donor CD8 cells prevent allogeneic marrow graft rejection in mice: Potential implications for marrow transplantation in humans. J Exp Med 1993; 178: 703-712.

30. Wang Y, Chang YJ, Xu LP, et al. Who is the best donor for a related HLA haplotype-mismatched transplant? Blood 2014; 124: 843-850.

31. Kanakry CG, O'Donnell PV, Furlong T, et al. Multi-institutional study of post-transplantation cyclophosphamide as single-agent graft-versus-host disease prophylaxis after allogeneic bone marrow transplantation using myeloablative busulfan and fludarabine conditioning. J Clin Oncol 2014; 32: 3497-3505.

2. Humanes Leukozyten-Antigen (HLA)

Die humanen Leukozyten-Antigene sind mit dem Haupt-Histokompatibilitäts-Komplex beim Menschen gleichzusetzen. Sie steuern in erster Linie Abstoßung oder Angehen eines Transplantates. Bei der Stammzelltransplantation bestimmen sie darüber hinaus die Graft-versus-Host- (GvH-) und die Graft-versus-Leukämie- (GvL-) Reaktion. Die Fortschritte in der Beschreibung und Bestimmung der HLA-Merkmale haben wesentlichen Anteil am zunehmenden Erfolg der Stammzelltransplantationen.

2.1. Antigen-Präsentation

HLA-Moleküle dienen der Präsentation endo- und exogener Peptid-Antigene. Es gibt zwei strukturell ähnliche Klassen von HLA-Molekülen (☞ Abb. 2.1) [1, 2]: Zu den Klasse I-Antigenen zählen HLA-A, -B, und -Cw. Diese setzen sich aus einer α-Kette und dem β2-Mikroglobulin zusammen. In der Peptidbindungsstelle der HLA-Klasse I-Moleküle binden bevorzugt Nonamere endogen gebildeter Proteine (u.a. Auto-Antigene, virale Proteine) (☞ Abb. 2.2) [3]. Die Klasse II-Antigene HLA-DR, -DQ, und -DP werden aus einer wenig polymorphen α- und einer sehr polymorphen β-Kette gebildet. Die Peptidbindungsstelle ist seitlich offen, so dass auch größere Peptide (12-15 mere) gebunden werden können. Diese Peptide stammen überwiegend von exogenen Proteinen, die durch Endozytose in die Zellen gelangen und durch lysosomale Proteasen verdaut werden. CD8+-zytotoxische T-Zellen erkennen die Peptid-beladenen HLA-Klasse I-Moleküle, während die CD4+-T-Helferzellen die beladenen HLA-Klasse II-Moleküle erkennen.

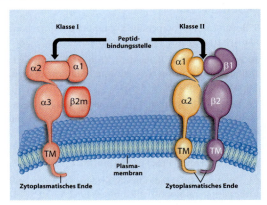

Abb. 2.1: Struktur der HLA-Klasse I- und II-Antigene.

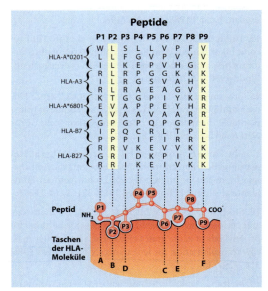

Abb. 2.2: Bindungsmotive verschiedener HLA-Klasse I-Antigene (oben). Ankerpositionen für die Peptidbindung (unten).

2.2. Aktivierung der Immunabwehr

Initiiert wird eine Immunreaktion durch T-Helferzellen, wenn diese auf allogene HLA-Klasse II-Antigene oder Peptid-beladene autologe HLA-Moleküle auf Antigen-präsentierenden Zellen (dendritische Zellen, Monozyten, B-Zellen) treffen (☞ Abb. 2.3). Die einsetzende Zytokinproduktion der T-Helferzellen übermittelt und verstärkt die Immunantwort auf die verschiedenen Effektorzellen (B-Zellen, zytotoxische T-Zellen, NK-Zellen). Für die Erkennung virusspezifischer Peptide durch CD8$^+$-zytotoxische T-Zellen gilt, dass diese vom prägenden HLA-Klasse I-Molekül präsentiert werden muss, um erkannt zu werden. Dies wird als MHC-Restriktion bezeichnet. Im peripheren Blut von nicht immunisierten Personen reagiert nahezu jede T-Zelle auf allogene HLA-Moleküle (Alloreaktivität), während die Zahl virusspezifischer T-Zellen deutlich geringer ist (1:10.000-1:100.000).

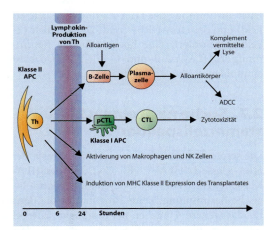

Abb. 2.3: HLA und zelluläre Immunantwort [modifiziert nach 4]: Antigen-präsentierende Zelle (APC); Antikörper-abhängige, zellvermittelte Zytolyse (ADCC); T-Helferzelle (TH); zytotoxische T-Zelle (CTL).

2.3. HLA-Polymorphismus

Ein herausragendes Merkmal des HLA-Systems ist sein Polymorphismus. Dieser begünstigt angemessene Präsentation viraler Peptid-Antigene durch HLA-Moleküle. Die Transplantationsmedizin stellt er jedoch vor eine große Herausforderung. Allein die Zahl theoretisch möglicher HLA-A-, -B-, -DR- und -DQ-Antigen-Kombinationen könnte 672.348.600 Individuen unterscheiden [5].

Unter Einbeziehung der zurzeit molekularbiologisch erfassbaren HLA-A-, -B- und -DRB1-Allele sind theoretisch 8×10^{23} Genotypen möglich (☞ Tab. 2.1).

2.4. Kopplungsungleichgewicht

Da die HLA-Allele alle auf Chromosom 6 in einer 4 Mega-Basen großen Region beisammen liegen, wird keine freie Kombination der Merkmale beobachtet, sondern sie werden in der Regel gekoppelt mit dem jeweiligen mütterlichen oder väterlichen Chromosom weitergegeben. Bestimmte Allelkombinationen sind häufiger vorhanden, als es ihrer Allelfrequenz zukäme, was als positives Kopplungsungleichgewicht bezeichnet wird. Umgekehrt haben viele Kombinationen ein stark negatives Kopplungsungleichgewicht, d.h. diese Haplotypen wurden bisher noch nicht beobachtet. Dies hat zur Folge, dass bereits bei einer Spenderpoolgröße von 1.000.000 Spendern für 90 % der deutschen Bevölkerung ein serologisch HLA-A-, -B- und -DR-identischer Spender zu finden ist (☞ Abb. 2.4) [6]. Für eine vergleichbare Versorgung mit einem HLA-A-, -B-, -DRB1- und -DQB1-

Serologisch			
HLA-Antigen	Anzahl der Antigene	Phänotypen	kumuliert
A	21	231	231
0B	44	990	228.690
DR	14	105	24.012.450
DQ	7	28	672.348.600
Molekularbiologisch			
HLA-Allel	Anzahl der Allele	Genotypen	kumuliert
A*	2.227	2.480.878	2.480.878
B*	2.998	4.495.501	1×10^{13}
DRB1*	1.205	726.615	8×10^{23}
DQB1*	490	120.295	9×10^{25}

Tab. 2.1: Theoretische Kombinationsmöglichkeiten im HLA.

identischen Spender ist eine Registergröße von 10.000.000 Spendern anzustreben.

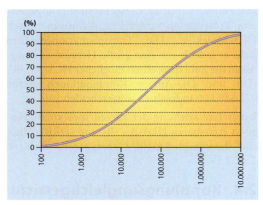

Abb. 2.4: Versorgungsgrad mit HLA-A-, -B- und -DR-identischen Spendern in Abhängigkeit von der Spenderpoolgröße.

Gegenwärtig sind weltweit 24.700.000 HLA-A- und -B-getestete sowie 21.600.000 HLA-A-, -B- und -DR-getestete Spender verfügbar [7]. Ein großer Teil der Untersuchungen, vor allem der HLA-Klasse II-Merkmale sind mit molekularbiologischen Methoden gemacht worden.

2.5. HLA-Bestimmungs-techniken

Für die Bestimmung der HLA-Antigene werden serologische Techniken (Komplement-vermittelte Zelllyse), für die HLA-Alleltestung molekularbiologische Techniken (SSP, SSO, SBT) eingesetzt. Beide Verfahren haben Vor- und Nachteile und werden daher ergänzend verwendet. Der erreichbare Auflösungsgrad ist bei den molekularbiologischen Techniken deutlich höher. Insbesondere für die T-Helferzell-stimulierenden HLA-DRB1-kodierten Determinanten erwiesen sich die molekularbiologischen Techniken als sehr hilfreich.

2.6. HLA-DR-Antigene, DRB1-Allele und ihre Häufigkeit in der kaukasischen Bevölkerung

Tab. 2.2 zeigt eine Gegenüberstellung der serologischen und molekularbiologischen Nomenklatur für die HLA-DR-Merkmale.

Serologisch unterscheidbare Antigene (eines Broads) werden als Split bezeichnet. Allelbezeich-

nungen werden durch einen "*" gekennzeichnet und orientieren sich meist an der Bezeichnung des Split-Antigens. Die Allelbezeichnungen haben Feldtrennzeichen ":" mit bis zu vier Feldern. Transplantationsrelevant, weil durch Variation der Proteinsequenz gekennzeichnet, sind die ersten zwei Felder sowie die Bezeichnungen für ein Null-Allel (N, für nicht exprimiert) und ein nur schwach exprimiertes Allel (L, *low expression*) am Ende. Ein nachgestelltes P zeigt an, dass Proteinsequenzunterschiede im Bereich der Peptidbindungsstelle ausgeschlossen sind. Für die Stammzellspenderauswahl in Deutschland wird im 3. Konsensus mindestens eine molekularbiologische Übereinstimmung der HLA-A- und -B-Allele (1. Feld) und der HLA-DRB1- und -DQB1-Allele (2-Felder) gefordert. Eine hochauflösende Bestimmung der HLA-A-, -B- und -C-Allele (2-Felder) ist empfohlen.

2.7. Suche nach einem Blutstammzellspender

Die serologische Bestimmung der Merkmale der HLA-Klasse I (HLA-A, -B, -Cw) und der HLA-Klasse II (HLA-DR) (bzw. deren molekularbiologische Bestimmung) beim Patienten ist die Basis für das weitere Vorgehen bei der Suche. Hierbei sollte vor allem darauf geachtet werden, dass immer direkte Familienangehörige (Eltern/Kinder des Patienten) mituntersucht werden, selbst wenn der Patient keine Geschwister hat. Die Deduktion der Haplotypen in der Kernfamilie aus diesen Daten trägt wesentlich zur Sicherheit des Typisierungsergebnisses bei und stellt die Suche nach einem nicht-verwandten Spender auf eine solidere Basis [8].

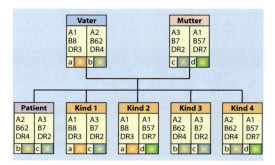

Abb. 2.5: HLA-Haplotypen.

Antigen		Allel		Häufigkeiten
Broad	Split	1. Feld	2-Felder	
DR1		DRB1*01	DRB1*01:01P	9 %
			DRB1*01:02P	2 %
			DRB1*01:03	2 %
DR2	DR15	DRB1*15	DRB1*15:01P	9 %
			DRB1*15:02P	1 %
	DR16	DRB1*16	DRB1*16:01P	1 %
			DRB1*16:02P	< 1 %
DR3	DR17	DRB1*03	DRB1*03:01P	13 %
	DR18	-	DRB1*03:02P	0 %
DR4	-	DRB1*04	DRB1*04:01P	10 %
			DRB1*04:02P	1 %
			DRB1*04:03P	1 %
			DRB1*04:04P	3 %
			DRB1*04:05P	1 %
			DRB1*04:06P	< 1 %
			DRB1*04:07P	1 %
			DRB1*04:08P	< 1 %
DR5	DR11	DRB1*11	DRB1*11:01P	5 %
			DRB1*11:02P	1 %
			DRB1*11:03	1 %
			DRB1*11:04P	3 %
	DR12	DRB1*12	DRB1*12:01P	2 %
			DRB1*12:02P	< 1 %
DR6	DR13	DRB1*13	DRB1*13:01P	5 %
			DRB1*13:02P	5 %
			DRB1*13:03P	1 %
			DRB1*13:04	< 1 %
			DRB1*13:05P	< 1 %
	DR14	DRB1*14	DRB1*14:01P	3 %
		-	DRB1*14:02P	< 1 %
		-	DRB1*14:03P	< 1 %
DR7	-	DRB1*07	DRB1*07:01P	13 %
DR8	-	DRB1*08	DRB1*08:01P	2 %
			DRB1*08:02P	< 1 %
			DRB1*08:03P	< 1 %
			DRB1*08:04P	< 1 %
DR9	-	DRB1*09	DRB1*09:01P	2 %
DR10	-	DRB1*10	DRB1*10:01P	1 %

Tab. 2.2: HLA-DRB1-Allelhäufigkeiten bei Kaukasiern.

Anhand der Haplotypen lässt sich aus Häufigkeitstabellen [9] die Wahrscheinlichkeit der HLA-Merkmalskombination in unserer Population abschätzen. Zusammen mit den Daten von *Bone Marrow Donors Worldwide* (BMDW) über verfügbare Knochenmarkspender lassen sich für den Kliniker wichtige Anhaltspunkte für die Chancen und Dauer einer Spendersuche in der erweiterten Familie oder in den Dateien nicht-verwandter Spender geben. Im Einzelfall, bei stark unterschiedlicher Häufigkeit der Patienten-Haplotypen, empfiehlt sich gleichzeitig mit dem Beginn der unverwandten Spendersuche eine Suche in der erweiterten Familie desjenigen Elternteiles, der den selteneren Haplotypen an den Patienten weitergegeben hat. Die *Deutsche Gesellschaft für Immungenetik* (DGI) und die *Deutsche Arbeitsgemeinschaft für Knochenmark- und Blutstammzelltransplantation* (DAG-KBT) haben in der Zusammenarbeit von Klinikern und Immungenetikern den ersten (1996) [10], zweiten (1999) [11] und dritten Konsensus (2005) [10] über die immungenetische Spenderauswahl für die allogene Blutstammzelltransplantation (BSZT) erarbeitet. Hier werden Kriterien festgelegt, nach denen Empfänger bzw. potentielle Spender von Knochenmark- oder peripheren Blutstammzellen in Deutschland immungenetisch untersucht und ausgewählt werden sollen. Diese definierten Standards haben dazu beigetragen, die Suchstrategien und HLA-Auswahlkriterien der deutschen Transplantations- und Sucheinheiten zu harmonisieren.

2.8. Ablauf der Suche nach einem unverwandten Spender

Der Auftrag zur immungenetischen Spendersuche muss von einem im Bereich der internistischen oder pädiatrischen Hämatologie/Onkologie tätigen Arzt erteilt werden, der den Patienten behandelt oder mitbehandelt. Falls Zweifel über die Indikation zur allogenen Blutstammzelltransplantation bestehen, soll der Patient vor der Spendersuche an einer anerkannten und erfahrenen Transplantationseinheit vorgestellt werden. Mit der immungenetischen Spendersuche sollten Sucheinheiten beauftragt werden, die eine ausgewiesene Expertise im Bereich der verwandten und nichtverwandten Spendersuche haben. Von der DGI empfohlen werden Sucheinheiten, die mindestens 20 Suchen nach nicht-verwandten Spendern pro Jahr betreuen. Die HLA-Testung muss in einem Histokompatibilitäts-Labor durchgeführt werden, das eine Akkreditierung der *European Federation for Immunogenetics* (EFI) oder der *American Society for Histocompatibility and Immunogenetics* (ASHI) besitzt. Bevor die akkreditierte Sucheinheit eine Suche über das *Zentrale Knochenmarkspenderregister für Deutschland* (ZKRD) einleiten kann, muss der HLA-Typ (HLA-A, -B, -DRB1* und -DQB1*) des Patienten im angeschlossenen HLA-Labor aus einer zweiten unabhängigen Blutprobe überprüft werden (*Confirmatory Typing*, CT). Bei der CT-Testung werden neuerdings auch die HLA-A*, B* und Cw* Allele vierstellig aufge-

löst. Suchstrategie und Sucherfolg orientieren sich an der Phänotypfrequenz der HLA-Merkmale des Patienten. Aus den HLA-Phänotypfrequenzen lassen sich auf die Erfolgswahrscheinlichkeit und die zu erwartende Dauer der Spendersuche schließen und wertvolle Hinweise für die Suchstrategie ableiten. Im Median können wir heute nach 20-tägiger Suchdauer einen HLA-kompatiblen Spender finden. Hierbei muss bedacht werden, dass neben einer HLA-Inkompatibilität weitere spender- oder patientenbezogene Ausschlussgründe berücksichtigt werden müssen. Bevor es zur Spende kommen kann, wird der potentielle Spender auf seine Spendetauglichkeit als Blutspender bzw. Stammzellspender untersucht. Die Untersuchung der Infektionsmarker umfasst dabei die Testung auf Hepatitis B und C, HIV, HTLV, Toxoplasmose, Lues und CMV. Für circa 10 % der Patienten finden wir keinen HLA-kompatiblen Spender. Hierbei handelt es sich um Patienten mit sehr seltenen Merkmalskombinationen. Bei diesen Patienten müssen alternative Therapieformen oder die Suche nach einem HLA-teilidentischen nicht-verwandten Spender in Erwägung gezogen werden.

2.9. Ergebnisse

Die Ergebnisse der allogenen Knochenmark- und Stammzelltransplantation mit nicht-verwandten Spendern haben sich in den vergangenen Jahren stetig verbessert und stehen denen mit HLA-identischen Geschwisterspendern nicht mehr nach [12, 13]. Diese zunächst überraschende Beobachtung erklärt sich durch die sich gegenseitig bedingenden GvH- und GvL-Effekte. Eine höhere Frühkomplikationsrate durch GvH bei nicht-verwandter Transplantation wird durch eine geringere Rezidivrate durch größeren GvL-Effekt ausgeglichen, so dass in der Summe das Langzeitüberleben nach allogener Stammzelltransplantation sich nicht unterscheidet. Ähnliches wurde früher für die Transplantation mit T-Zell-depletiertem Knochenmark von HLA-identischen Geschwistern beobachtet. Im Langzeitüberleben erbrachte die T-Zell-depletion der Stammzellpräparate keine Vorteile, wohl aber eine geringere GvH-Rate unmittelbar nach Transplantation [14].

2.10. Ausblick und aktuelle Entwicklung

Verbesserungen in der Spenderauswahl sind vor allem durch eine weitergehende HLA-Typisierung der registrierten freiwilligen Spender zu erwarten. Vor allem eine Erhöhung des Anteils der für HLA-DRB1 vierstellig molekulargenetisch getesteten Spender ist anzustreben. Patienten mit sehr seltenen HLA-Merkmalen werden in Zukunft vermehrt mit HLA-teilidentischen Spendern transplantiert werden. Bei teilidentischer Transplantation sind HLA-DRB1-Unterschiede des Empfängers mit einer höheren GvH-Rate verbunden, während HLA-A- und -B-Unterschiede des Spenders zu einer höheren Host-versus-Graft-Reaktion (= Abstoßung) führen können, letzteres vor allem dann, wenn durch Vorsensibilisierung spezifische HLA-Antikörper nachweisbar sind. Daher sollte bei teilidentischen Transplantationen eine serologische Kreuzprobe durchgeführt werden. Für ältere Patienten wird zunehmend die dosisreduzierte Konditionierung erwogen (☞ Kap. 6.6.).

2.11. Natürliche Immunität

Besonderes Interesse haben in jüngster Zeit NK-Zellen und ihre aktivierenden und inhibierenden Rezeptoren sowie deren Liganden erlangt (☞ Tab. 2.3) [15]. NK-Zellen können im Unterschied zu T-Zellen ohne vorherige Aktivierung Tumorzellen lysieren. Gesteuert wird diese natürliche Tumorabwehr durch verschiedene Killerzell-Immunglobulin ähnliche Rezeptoren (KIRs) an der Oberfläche der NK-Zellen. Als Liganden für diese KIRs sind u.a. HLA-Moleküle identifiziert worden. Zeigt eine Zielzelle keinen KIR-bindenden Liganden (z.B. HLA-Cw Molekül) wird die Zelle lysiert. NK-Zellen können somit auch Tumorzellen attackieren, die sich der T-Zell-Erkennung durch Herunterregelung der HLA-Expression entziehen. In der HLA-teilidentischen Transplantation kann es beim Fehlen des entsprechenden KIR-Liganden beim Empfänger zu einer zusätzlichen Graft-versus-Leukämie-Reaktion kommen. Neben diesem "KIR-Liganden Mismatch"-Modell gibt es ein zweites Modell: das "KIR-Haplotypen"-Modell. Bei Patienten mit myeloischen Leukämiezellen scheint die Rezidivrate nach HLA-identischer T-Zell-depletierter Transplantation niedriger zu

KIR	Funktion	Ligand	Struktur (vereinfacht)	
			extrazellulär	intrazellulär
2DL1	inhibierend	HLA-C2^{Lys80}	Ω-Ω-{- -}-Δ-Δ-	
2DS1	aktivierend	HLA-C2^{Lys80}	Ω-Ω-{⊕}-	
2DL2	inhibierend	HLA-C1^{Asn80}	Ω-Ω-{- -}-Δ-Δ-	
2DL3	inhibierend	HLA-C1^{Asn80}	Ω-Ω-{- -}-Δ-Δ-	
2DS2	aktivierend	HLA-C1^{Asn80}	Ω-Ω-{⊕}-	
2DL4	inhibierend	HLA-G	Ω-Ω-{⊕}- - -Δ-	
2DL5	inhibierend	?	Ω-Ω-{- -}-Δ-Δ-	
2DS3	aktivierend	?	Ω-Ω-{⊕}-	
2DS4	aktivierend	?	Ω-Ω-{⊕}-	
2DS5	aktivierend	?	Ω-Ω-{⊕}-	
3DL1	inhibierend	HLA-Bw4	Ω-Ω-Ω-{- -}-Δ-Δ-	
3DS1	aktivierend	?	Ω-Ω-Ω-{⊕}-	
3DL2	inhibierend	HLA-A3, -A11	Ω-Ω-Ω-{- -}-Δ-Δ-	
3DL3	inhibierend	?	Ω-Ω-Ω-{- -}-Δ-Δ-	

Tab. 2.3: KIR-Moleküle und ihre HLA-Liganden.
HLA-C1 group: HLA-Cw1, -3 [-9, -10], -7, -8, -12, -14, -16; HLA-C2 group: HLA-Cw2, -4, -5, -6, -15, -18.
D = domain; L = long cytoplasmic tail; S = short cytoplasmic tail; Ω = extrazelluläre Immunoglobulin-ähnliche Domäne (immunoglobulin-like domains); ⊕ = transmembranöse Ladung; Δ = zytoplasmatische ITIMs (immunoreceptor tyrosine-based inhibition motif); {- -}, {⊕} = Zellmembran.

Haplotyp	KIR-Gen													
	2	2	2	2	2	2	2	2	2	2	3	3	3	3
	D	D	D	D	D	D	D	D	D	D	D	D	D	D
	L	L	L	L	L	S	S	S	S	S	S	L	L	L
	1	2	3	4	5	1	2	3	4	5	1	1	2	3
A	+	-	+	+	-	-	-	-	+	-	-	+	+	+
B1	-	+	-	+	-	-	+	-	+	-	-	+	+	+
B2	+	+	-	+	+	-	+	+	+	-	-	+	+	+
B3	+	+	-	+	+	+	+	+	-	+	+	-	+	+
B4	+	+	-	+	+	+	+	+	-	-	+	-	+	+
B5	-	+	-	+	+	+	+	-	-	+	+	-	+	+
B6	+	-	+	+	+	+	-	-	?	+	+	-	+	+
B7	+	+	-	+	-	-	+	-	+	-	-	+	+	+
B8	+	+	-	+	+	-	+	-	+	-	-	+	+	+
B9	+	+	-	+	+	+	+	+	+	-	-	+	+	+

Tab. 2.4: KIR-Haplotypen.

sein, wenn sie Transplantate von Spendern mit einem bestimmten KIR-Gen-Haplotypen erhalten haben (☞ Tab. 2.4) [16-19]. Hier wird angenommen, dass die intrinsische Aktivität der NK-Zellen von ihrem KIR-Gen-Haplotyp abhängt. Da dieser unabhängig vom HLA-Gen-Muster vererbt wird (Chromosom 19), ergäbe sich die Möglichkeit Spender sowohl HLA-identisch als auch KIR-Gen optimiert auszuwählen.

Literatur

1. Mackay I & Rosen FS (Editors), Klein J & Sato A: Advances in Immunology. The HLA system, first of two parts, N Engl J Med 2000; 343: 702-709.

2. Bjorkman PJ, Saper MA, Samraoui B, et al.: Structure of the human class I histocompatibility antigen, HLA-A2. Nature 1987; 329: 506-512.

3. Rotzschke O, Falk K, Deres K, et al.: Isolation and analysis of naturally processed viral peptides as recognized by cytotoxic T-cells. Nature 1990; 348: 252-254.

4. Krensky AM, Weiss A, Crabtree GR, et al.: T-lymphocyte-antigen interactions in transplant rejection. The New England Journal of Medicine 1990; 322: 510-516.

5. Schreuder GMT, Hurley CK, Marsh SGE, et al.: The HLA dictionary 2004: A summary of HLA-A, -B, -C, -DRB1/3/4/5, -DQB1 alleles and their association with serologically defined HLA-A, -B, -C, -DR, and -DQ antigens. Tissue Antigens 2005; 32: 19-69.

6. Müller CR, Ehninger G, Goldmann SF: Gene and haplotype frequencies for the loci HLA-A, HLA-B, and HLA-DR based on over 13,000 German blood donors. Human Immunology 2003; 64: 137-151.

7. Aktuelle Zahlen bei: Bone Marrow Donors Worldwide (BMDW): www.bmdw.org.

8. La Nassa G, Giardini C, Argiolu F, et al.: Unrelated donor bone marrow transplantation for thalassemia: The effect of extended haplotypes. Blood 2002; 99: 4350-4356.

9. Mori M, Beatty PG, Graves M, et al.: HLA gene and haplotype frequencies in the North American population: The National Marrow Donor Program Donor Registry. Transplantation 1997; 64: 1017-1027 oder bei http://www.ashi-hla.org/publicationfiles/archives/prepr/motomi.htm.

10. Empfehlungen der Deutschen Gesellschaft für Immungenetik (DGI): www.immungenetik.de).

11. Ottinger H, Müller C, Goldmann S, et al.: Second German consensus on immunogenetic donor search for allotransplantation of hematopoietic stem cells. Annals of Hematology 2001; 80: 706-714.

12. Fürst D, Müller C, Vucinic V, et al.: High-Resolution HLA Matching in Hematopoietic Stem Cell Transplantation: a Retrospective Collaborative Analysis. Blood 2013; 122: 3220-29.

13. Woolfey A, Lee SJ, Gooley TA, et al.: HLA-allele matched unrelated donors compared to HLA-matched sibling donors: Role of cell source and disease risk category. Biol Blood Marrow Transplant 2010; 16: 1382-1387.

14. Goldman JM, Gale RP, Horowitz MM, et al.: Bone marrow transplantation for chronic myelogenous leukaemia in chronic phase. Increased risk for relapse associated with T-cell depletion. Ann Intern Med 1988; 108: 806-814.

15. Moretta L, Bottino C, Pende D, et al.: Surface NK receptors and their ligands on tumor cells. Seminars in Immunol. 2006; 18: 151-158.

16. Uhrberg M, Parham P, Wernet P. Definition of gene content for nine common group B haplotypes of the Caucasoid population: KIR haplotypes contain between seven and eleven KIR genes. Immunogenetics. 2002; 54: 221-229.

17. Kröger N, Binder TMC, Zabelina T, et al.: Low number of donor activating killer immunoglobulin-like receptors (KIR) genes but not KIR-ligand mismatch prevents relapse and improves disease-free survival in leukemia patients after in vivo T-cell depleted unrelated stem cell transplantation. Transplantation 2006; 82: 1024-1030.

18. Cooley S, Weisdorf DJ, Guethlein LA, et al:. Donor selection for natural killer cell receptor genes leads to superior survival after unrelated transplantation for acute myelogenous leukemia. Blood 2010; 116: 2411-2419.

19. Kröger N, Zabelina T, Berger J, et al.: Donor KIR haplotype B improves progression-free and overall survival after allogeneic hematopoietic stem cell transplantation for multiple myeloma. Leukemia 2011; 25: 1657-61.

3. Stammzellquelle

 Die hämatopoetische Stammzelle

Obwohl eine genaue Identifikation der hämatopoetischen Stammzelle weiterhin diskutiert wird, besteht dahingehend Übereinstimmung, dass die hämatopoetische Stammzelle Bestandteil der ein- bis zweiprozentigen Fraktion der Knochenmarkzellen ist, die das Antigen CD34 exprimieren. Sie exprimiert jedoch nicht wie die meisten $CD34^+$-Zellen das Antigen CD38, und es fehlen ihr auch weiterhin andere bekannte myeloische oder lymphoide Marker, so dass die hämatopoetische Stammzelle als $CD34^+/CD38^-$ und "lineage-negativ" beschrieben wird. Das Charakteristikum der hämatopoetischen Stammzelle (weshalb sie auch für die klinische Transplantation genutzt wird) ist die regenerative Kapazität, d.h. die Fähigkeit, sich selbst zu regenerieren, die Fähigkeit, nach intravenöser Infusion ins Knochenmark zu gelangen und sich dort zu differenzieren. Nach allogener Stammzelltransplantation beim Menschen wird durch die transplantierten hämatopoetischen Stammzellen ein komplettes und anhaltendes lymphohämatopoetisches System beim Patienten etabliert einschließlich aller roten Blutzellen, der Blutplättchen, der weißen Zellen sowie von Antigen-präsentierenden Zellen wie dendritischen Zellen. Vereinfachend wird daher nachfolgend die $CD34^+$-Zelle als hämatopoetische Stammzelle bezeichnet.

> Zurzeit kann das Stammzelltransplantat prinzipiell aus drei verschiedenen Quellen gewonnen werden:
> - Knochenmark
> - Peripheres Blut nach Stimulation und Mobilisierung aus dem Knochenmark durch hämatopoetische Wachstumsfaktoren
> - Nabelschnurblut, welches bei der Geburt von Neugeborenen gewonnen und anschließend kryokonserviert und in Nabelschnurblutbanken gelagert wird

3.1. Nabelschnurblut

Nabelschnurblut ist reich an hämatopoetischen Stammzellen und kann auch klinisch erfolgreich zur Rekonstitution der Hämatopoese nach allogener Transplantation eingesetzt werden. Weltweit sind Nabelschnurblutbanken von kryokonserviertem Nabelschnurblut etabliert worden als Alternative zur unverwandten Knochenmark- oder Blutstammzelltransplantation. Der mögliche Vorteil dieser Stammzellquelle liegt darin, dass die im Nabelschnurblut enthaltenen T-Zellen einen deutlich niedrigeren Proliferationseffekt nach allogener Stimulation zeigen als T-Zellen aus dem Knochenmark. Das erklärt die offensichtlich geringere Ausprägung der Spender-gegen-Wirt-Reaktion nach einer solchen Nabelschnurbluttransplantation und ermöglicht, dass bei der Transplantatauswahl auch ein höherer Grad von HLA-Inkompatibilität toleriert werden kann. Klinisch eingesetzt wird die Nabelschnurbluttransplantation jedoch nur selten wegen der insgesamt relativ niedrigen Stammzellzahl, die mit einem deutlich verzögerten Engraftment und einem höheren Risiko von Graft failure verbunden ist.

Wenn auch nicht im deutschsprachigen Raum, so hat doch die Nabelschnurbluttransplantation in anderen Teilen Europas und vor allem in den Vereinigten Staaten von Amerika einen deutlichen Aufschwung erfahren. Vor allem die Verwendung von zwei Präparaten (*two units*), die Möglichkeit der *graft manipulation* im Sinne einer Stammzellexpansion eröffnet neue Möglichkeiten in der Nabelschnurbluttransplantation. Die ständig wachsende Zahl von Stammzellbanken weltweit verfügt derzeit über 450.000 unverwandte Präparate [1].

Die ersten Berichte über Nabelschnurbluttransplantationen kamen von Kindern. Rubinstein [2] berichtete über Transplantationen von Kindern mit hämatologischen Neoplasien (n = 581) oder genetischen Erkrankungen (n = 209) oder *bone marrow failure* Syndromen wie aplastische Anämie (n = 79). Engraftment wurde in 93 % der Fälle gesehen und es gab eine klare Korrelation zwischen der Zelldosis (nukleäre Zellen) und dem Engraftment, während die Korrelation zwischen HLA mismatch und dem Auftreten von graft-versus-host Erkrankung (GvHD) kontrovers blieb. Kinder mit Leukämie in "early stage" haben ein krankheitsfreies Überleben von 50-60 %, während fortgeschrittene Erkrankung nur noch eine 10-30 % Überlebenswahrscheinlichkeit zeigte [3, 4].

Ähnlich wie bei Kindern zeigte sich auch in der Erwachsenentransplantation eine Korrelation zwischen der nukleären Zellzahl und dem Engraftment [5]. Nabelschnurblut und unverwandte Knochenmarktransplantation wurde in retrospektiven Studien verglichen [6, 7]. Das hämatopoetische Engraftment war nach Nabelschnurblut verzögert. Eine Studie zeigte eine geringe Inzidenz von akuter und chronischer GvHD und ähnliches leukämiefreies Überleben [7], während eine andere Studie eine höhere therapiebedingte Mortalität für Nabelschnurblut verbunden mit schlechterem Überleben im Vergleich zu 6/6 HLA gematchtem, unverwandtem Knochenmarkspenden zeigte [5].

3.2. Doppel-Nabelschnurbluttransplantation

Um die Limitation der Nabelschnurbluttransplantation durch die niedrige Stammzellzahl zu überwinden, hat die Gruppe aus Minnesota zwei unterschiedliche Nabelschnurpräparate transplantiert. In der Tat kommt es zu einem schnellen Engraftment und bezüglich der Etablierung des Spenderchimärismus setzt sich nur 1 Präparat durch [8, 9, 10]. Die TRM ist niedriger als nach der *single unit* Transplantation, aber es scheint eine höhere Inzidenz von akuter GvHD zu geben [11]. Auch gibt es inzwischen eine Vielzahl von Studien, in denen eine reduzierte Konditionierung vor Nabelschnurbluttransplantation verwendet wurde [12, 13].

Die Stammzellexpansion von Nabelschnurblut mit *stem cell factor, flt3 ligand* und Thrombopoetin oder *culturing* mit Fibronektin oder mit *polyamid copper chelator* oder die Kotransplantation mit me-

senchymalen Stromazellen befinden sich noch in der Phase der klinischen Prüfung [14, 15].

3.3. Knochenmark

Gut 1 % der mononukleären Zellen des Knochenmarks sind als "hämatopoetische Stammzellen" zu bezeichnen. Um eine sichere Etablierung der Hämatolymphopoese beim Patienten zu erreichen, gilt es, eine Zielmenge von 2-3 x 10^8 nukleäre Zellen pro Kilogramm Körpergewicht des Empfängers für die Transplantation zu gewinnen, was in der Regel mit 10-15 ml pro Kilogramm Körpergewicht erreicht wird. Dies lässt sich in der Regel durch mehrere multiple Punktionen unter sterilen Kautelen am hinteren Beckenkamm durchführen. Auf Grund der damit für den Spender verbundenen Schmerzen wird diese Prozedur in der Regel in Vollnarkose (seltener auch in Spinal- oder Epiduralanästhesie) durchgeführt. Die Risiken sind insgesamt niedrig und betreffen hauptsächlich anästhesiologische Komplikationen, lokale Infektionen, Hämatome, postoperatives Fieber und (sehr selten) Frakturkomplikationen des Beckenknochens. Das aspirierte Knochenmark wird dann in kommerziell erhältlichen Plastikbehältern unter Zusatz von Heparin zur Verhinderung der Gerinnung aufgefangen (☞ Abb. 3.1 und Abb. 3.2). Im Falle einer AB0-major-Mismatch-Situation (wenn der Empfänger Allo-Agglutinine gegen das Erythrozyten-Antigen des Spenders hat) ist eine Entfernung der roten Blutzellen mittels Sedimentation oder Zentrifugation notwendig. Das so gewonnene Stammzellpräparat aus dem Knochenmark wird dann dem Patienten möglichst warm, d.h. direkt intravenös transfundiert, kann aber auch alternativ zunächst kryokonserviert werden, wobei Zusätze von so genannten Kryoprotektanzien wie Dimethylsulfoxid (DMSO) mit oder ohne Hydroxyäthylstärke erforderlich sind und der Einfriervorgang unter standardisierten Bedingungen

Autor	Quelle	Patienten	Tage bis zum Leukozytenengraftment	Akute GvHD Grad II-IV	TRM	Überleben
Laughlin et al. [6]	Nabelschnurblut	n=150	27	41 %	17 %	26 %
	Knochenmark	n=367	20	48 %	23 %	35 %
	Mismatch KM	n= 83	18	51 %	14 %	20 %
Rocha et al. [7]	Nabelschnurblut	n= 98	26	20 %	44 %	36 %
	Knochenmark	n=584	19	39 %	38 %	42 %

Tab. 3.1: Vergleich von Nabelschnurbluttransplantation mit unverwandter Knochenmarktransplantation.

bis zu einer Temperatur von -120 °C erfolgt. Die Knochenmarkinfusion ist in der Regel komplikationslos durchführbar, obwohl manche Patienten gelegentlich über Fieber und Husten sowie geringe Kurzatmigkeit klagen.

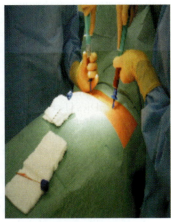

Abb. 3.1: Knochenmarkentnahme unter sterilen Kautelen an der Spina iliaca posterior in Bauchlage.

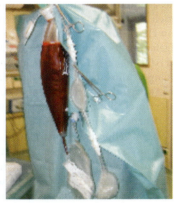

Abb. 3.2: Knochenmarkstammzellpräparat nach Entnahme.

3.4. Periphere Blutstammzellen (PBSC)

Die hämatopoetische Stammzelle zirkuliert auch zu einem sehr geringen Prozentsatz (circa 0,05 %) im peripheren Blut. Nach Verabreichung von hämatopoetischen Wachstumsfaktoren wie G-CSF (Granulozyten-Kolonie-stimulierender Faktor) oder GM-CSF (Granulozyten-Makrophagen-Kolonie-stimulierender Faktor) steigt die Konzentration von $CD34^+$-Zellen an Tag 4/5 bis auf das Hundertfache, bevor es (trotz fortgesetzter Stimulierung) wieder zu einem raschen Abfall der zirkulierenden $CD34^+$-Zellen kommt (☞ Abb. 3.3). Der genaue Mechanismus, wie G-CSF Stammzellen mobilisiert, ist noch unklar, aber neuere Erkenntnisse im Tiermodell zeigen, dass durch G-CSF insbesondere die Neutrophilen aktiviert werden, die wiederum Serin-Proteasen freisetzen einschließlich neutrophiler Elastase und Catepsin-G, welches proteolytisch VCAM-1 innerhalb des Knochenmarks freisetzt, was wiederum die Freisetzung von hämatopoetischen Stammzellen ins periphere Blut ermöglicht [16]. Der Anstieg der $CD34^+$-Zellen im peripheren Blut nach vier Tagen um den Faktor 100 ermöglicht die Stammzellsammlung mittels Leukapherese zwischen Tag 4 und Tag 6 nach G-CSF-Stimulation [17]. Der Gebrauch von G-CSF zur Stammzellmobilisierung bei gesunden Spendern ist verbunden mit geringen bis mittelschweren Knochenschmerzen, Kopfschmerzen sowie Müdigkeit. Schwerere Nebenwirkungen wurden selten beschrieben, wobei im Einzelfall auch lebensbedrohliche Komplikationen wie thrombembolische Ereignisse, Milzruptur oder anaphylaktoide Reaktionen gesehen wurden. Negative Langzeiteffekte durch den Einsatz von G-CSF wurden bisher nicht beschrieben, und das Zytokin ist zwischenzeitlich in glykolisierter und nicht-glykolisierter Form für die Stimulation bei gesunden Spendern zugelassen. Während auf Grund der Narkose und des größeren Eingriffs die Knochenmarkentnahme stationär durchgeführt werden muss, kann die periphere Blutstammzellentnahme überwiegend ambulant erfolgen, und eine Narkose ist hierfür nicht notwendig (☞ Tab. 3.2 sowie Abb. 3.4 und Abb. 3.5).

	Knochen-mark	Periphere Blutstamm-zellen
Narkose notwendig	ja	nein
Stationäre Behandlung	ja	nein
Chronische Spender-gegen-Wirt-Reaktion	+	++
Anwachsen von Leukozyten und Thrombozyten	+	++
Lymphozyten-rekonstitution	+	++
Vorteil für den Patienten bei fortgeschrittener Erkrankung	(+)	+

Tab. 3.2: Vergleich Gewinnung von Knochenmark bzw. von peripheren Blutstammzellen.

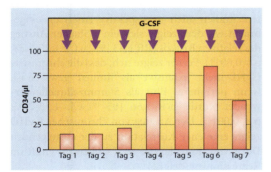

Abb. 3.3: Kinetik von CD34$^+$-Zellen im peripheren Blut nach Stimulation mit dem Granulozyten-stimulierenden Wachstumsfaktor G-CSF. Trotz fortgesetzter Stimulation kommt es ab Tag 6 zu einem Abfall der zirkulierenden CD34$^+$-Zellen [17].

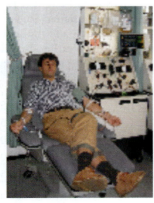

Abb. 3.4: Stammzellapherese.

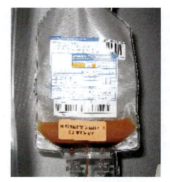

Abb. 3.5: Stammzellpräparat nach Apherese.

3.5. Vergleich von Knochenmark und peripheren Blutstammzellen

3.5.1. Engraftment

In zahlreichen prospektiven randomisierten oder retrospektiven Studien zum Vergleich zwischen allogenem Knochenmark und peripheren Blutstammzellen zeigte sich das Neutrophilen-Engraftment ($> 5 \times 10^9$/l an zwei konsekutiven Tagen) bei Verwendung von peripheren Blutstammzellen in der Regel ein bis sechs Tage früher als bei der Verwendung von Knochenmark. Das Thrombozyten-Engraftment mit Werten $> 20 \times 10^9$/l wird nach der Verwendung von peripheren Blutstammzellen vier bis sieben Tage früher erreicht als nach Transplantation von Knochenmark [18-21].

3.5.2. Rekonstitution des Immunsystems

Die zelluläre Zusammensetzung des Stammzellproduktes zeigt bei peripheren Blutstammzellen eine ungefähr ein Log höhere Anzahl an T-Zellen. Dies hat nicht nur Einfluss auf potentielle Gefahren wie Graft-versus-Host-Erkrankungen oder auf einen Graft-versus-Leukaemia-Effekt, sondern beeinflusst auch die Rekonstitution des immunologischen Systems nach allogener Transplantation. So wird die frühe T-Zell-Regeneration in Erwachsenen nach allogener Stammzelltransplantation in erster Linie durch die Anzahl der reifen T-Zellen im Graft bestimmt. So kommt es nach der Verwendung von peripheren Blutstammzellen zu einer rascheren Normalisierung der CD4/CD8-Ratio, und auch die übrige B- und T-Zell-Regeneration verläuft schneller in Patienten, die mit peripheren

Blutstammzellen statt mit Knochenmark transplantiert wurden [22]. Die vorliegenden randomisierten Studien lassen jedoch noch keine klare Schlussfolgerung zu, dass die schnellere immunologische Rekonstitution auch zu einem geringeren Auftreten von Infektionskomplikationen nach Transplantation führt.

3.5.3. Graft-versus-Host-Erkrankung (GvHD)

3.5.3.1. Akute Graft-versus-Host-Erkrankung (aGvHD)

Da die T-Zelle die Effektorzelle sowohl der akuten als auch der chronischen Graft-versus-Host-Erkrankung ist, bestand zunächst große Sorge, dass die hohe Anzahl an T-Zellen im peripheren Blutstammzellprodukt zu einem erhöhten Auftreten oder auch Schweregrad von Graft-versus-Host-Erkrankungen führen könnte. Es zeigte sich jedoch im Tierversuch, dass G-CSF die T-Lymphozyten in Richtung Th2-Zytokinproduktion verschiebt und somit in der Maus schwere Graft-versus-Host-Erkrankungen verhindert [23]. Von fünf randomisierten kontrollierten prospektiven Studien zeigte nur eine Studie eine höhere Inzidenz der akuten Graft-versus-Host-Erkrankung für periphere Blutstammzellen im Vergleich zu Knochenmark, jedoch waren nur zwei dieser randomisierten Studien statistisch so gepowert, dass auch kleinere Differenzen im Auftreten der akuten Graft-versus-Host-Erkrankung detektiert werden konnten. Nur die Studie der European Group for Blood and Marrow Transplantation (EBMT) zeigte ein statistisch signifikant häufigeres Auftreten einer akuten Graft-versus-Host-Erkrankung nach peripherer Blutstammzelltransplantation im Vergleich zur Knochenmarktransplantation [25]. Das relative Risiko der akuten Graft-versus-Host-Erkrankung nach peripherer Blutstammzelltrans-

plantation im Vergleich zu Knochenmark der randomisierten Studien ist in Tab. 3.3 aufgelistet. In einer Metaanalyse, in der prospektive (n = 5) und retrospektive Studien (n = 11) eingeschlossen wurden, zeigte sich ein statistisch signifikanter Unterschied in der Inzidenz der akuten GvHD nach peripheren Blutstammzellen (RR 1,16 [95 % CI: 1,04-2,28]) (p = 0,006) [24]. Tab. 3.3 zeigt das relative Risiko der akuten und der chronischen Graft-versus-Host-Erkrankung bei Verwendung von peripheren Blutstammzellen im Vergleich zum Knochenmark in fünf randomisierten Studien.

3.5.3.2. Chronische Graft-versus-Host-Erkrankung (cGvHD)

Die Rate an chronischer GvHD ist tendenziell höher ausgeprägt bei der Verwendung von peripheren Blutstammzellen im Vergleich zur Knochenmarkverwendung (☞ Tab. 3.3). In einer Metaanalyse, in der neben den prospektiven randomisierten Studien auch retrospektive Analysen eingebracht wurden, zeigte sich ein 1,5facher Anstieg des relativen Risikos (RR 1,53 [95 % CI: 1,25-1,88; p = 0,001]). Ferner zeigte sich, dass die chronische GvHD mehr "extensive" als "limited" gewesen ist, wenn peripheres Blut als Stammzellquelle verwendet wurde (RR 1,66 [95 % CI: 1,35-2,05; p < 0,001]). Der Anstieg von chronischer GvHD zeigte eine enge Korrelation zu der ansteigenden Dosis von transplantierten T-Zellen im Graft im Regressionsmodell [24].

3.5.3.3. Rezidivwahrscheinlichkeit

In den prospektiven randomisierten Studien konnte keine klare Aussage zugunsten peripherer Blutstammzellen oder Knochenmark bezüglich eines Rezidivrisikos gemacht werden. Es zeigte sich jedoch in einer randomisierten Studie [21], dass insbesondere Patienten mit fortgeschrittener Erkrankung ein niedrigeres Rezidivrisiko haben,

Studie	Patienten (n)	Akute GvHD		Chronische GvHD	
		RR	95 % CI	RR	95 % CI
Bensinger, 2001 [21]	172	1,19	0,92-1,54	1,19	0,85-1,67
Schmitz (EBMT), 2002 [25]	350	1,35	1,06-1,72	1,67	1,15-2,42
Powles, 2000 [18]	39	1,06	0,55-2,01	1,52	0,60-3,83
Blaise, 2000 [19]	101	1,06	0,67-1,66	1,82	1,10-3,00
Vigorito, 1998 [26]	37	1,42	0,38-5,33	1,34	0,75-2,39

Tab. 3.3: Relatives Risiko von akuter und chronischer GvHD bei Verwendung von PBSC im Vergleich zu Knochenmark bei fünf randomisierten Studien.

wenn sie mit peripheren Blutstammzellen transplantiert werden. In der oben schon erwähnten Metaanalyse von elf prospektiven und retrospektiven Analysen zeigte sich ein Trend zugunsten von peripheren Blutstammzellen in der Prävention von Krankheitsrückfällen (RR 0,81 [95 % CI: 0,62-1,05]).

3.5.3.4. Einfluss der transplantierten CD34$^+$-Zellen im Transplantat

Bezüglich des Engraftment zeigte sich eine klare Dosis-Wirkungs-Beziehung in allen prospektiven und retrospektiven Studien. Es ergab sich, dass die Anzahl der transplantierten CD34$^+$-Zellen pro Kilogramm Körpergewicht mit einem rascheren Engraftment sowohl der Leukozyten als auch der Thrombozyten verbunden ist. Damit einher ging auch eine niedrigere Inzidenz von primären oder sekundären Abstoßungsreaktionen (Graft failures). Basierend auf den meisten Engraftment-Daten, wird allgemein eine Dosis von CD34$^+$-Zellen von > 2 x 10^6 pro Kilogramm Empfänger-Körpergewicht für Knochenmark und > 4 x 10^6 pro Kilogramm Empfänger-Körpergewicht für periphere Blutstammzellen empfohlen.

Für die verwandte Knochenmarktransplantation zeigte sich nur eine minimale Assoziation der transplantierten CD34$^+$-Zelldosis pro Kilogramm Körpergewicht mit entweder akuter oder chronischer Spender-gegen-Wirt-Reaktion (GvHD). Für die nicht-verwandte Knochenmarktransplantation scheint es anhand der wenigen zur Verfügung stehenden Dosen jedoch eine Assoziation insofern zu geben, als dass hier eine höhere CD34$^+$-Zellzahl pro Kilogramm Körpergewicht mit einem geringeren Risiko einer akuten oder chronischen GvHD verbunden ist.

Für die verwandte periphere Blutstammzelltransplantation scheint es keine klare Korrelation zwischen der CD34$^+$-Zelldosis pro Kilogramm Körpergewicht und dem Auftreten einer akuten GvHD zu geben, aber es gibt doch klare Hinweise dafür, dass sehr hohe Dosen von CD34$^+$-Zellen pro Kilogramm Körpergewicht (> 8 x 10^6) mit einem häufigeren Auftreten von insbesondere "extensive" GvHD verbunden sind.

Für die nicht-verwandte periphere Blutstammzelltransplantation gibt es derzeit wenige aussagekräftige Daten, so dass hier über den Einfluss der Anzahl transplantierter CD34$^+$-Zellen pro Kilo-

gramm Körpergewicht keine hinreichende Aussage gemacht werden kann.

Insgesamt scheint es so zu sein, dass eine höhere Anzahl transplantierter CD34$^+$-Zellen pro Kilogramm Körpergewicht eine enge Korrelation mit einem verbesserten Überleben sowohl in der verwandten als auch in der nicht-verwandten Spendersituation hat, sofern Knochenmark als Stammzellquelle verwendet wird. Bei der Verwendung von peripheren Blutstammzellen gibt es diesen Beweis nicht. Im Gegenteil, für die nicht-verwandte periphere Blutstammzelltransplantation gibt es sogar einige Hinweise, dass eine sehr niedrige oder eine sehr hohe CD34$^+$-Zelldosis pro Kilogramm Körpergewicht mit einem schlechteren Überleben korreliert [27-30].

3.5.3.5. Kryokonservierung

Generell wird die Transplantation "frischer" hämatopoetischer Stammzellzubereitungen tiefgefrorenen (= kryokonservierten) Präparaten vorgezogen, wobei es verschiedene Gründe gibt. Aber selbst unter validierten Bedingungen ist die Lagerung bei +2 bis + 6 °C maximal 72 h nach Abschluss der Entnahme erlaubt, bei Raumtemperatur sind maximal 48 h zulässig. Sowohl bei der Flüssiglagerung vor dem Einfrieren als auch bei der Kryokonservierung nach Zusatz der kryoprotektiven Lösung ist aber auf eine geeignete (d.h. nicht zu hohe) Zellkonzentration zu achten [31]. Es wurde u.a. vermutet, dass das Tiefgefrieren, Lagern und Auftauen zu einer Schädigung der T- und ganz allgemein der mononukleären Zellen führen könnte, was eine Verringerung des Graft-versus-Leukaemia [GvL]-Effektes und/oder ein verzögertes Engraftment zur Folge haben könne. Dazu liegen aber keine überzeugenden Daten vor [32]. In Anbetracht der heutzutage in Reinräumen und geschlossenen Systemen erfolgenden Prozessierung vor dem Einfrieren gibt es auch keinen Grund mehr, eine Erhöhung bakterieller Kontaminationen bei den tiefgefrorenen Präparaten zu vermuten. Darüber hinaus ist heute klar, welche Verfahrensparameter erfolgreiche Kryokonservierungsverfahren aufweisen müssen: Es gilt, dass wenigstens 5 Vol.- % des "Gefrierschutzmittels" DMSO zugesetzt werden müssen (üblicherweise 5-10 Vol.- %), autologes Plasma oder ggf. Humanalbumin zugesetzt werden und die mittels kontrollierter Abkühlprogramme erzielte Kühlrate im kritischen Temperaturbereich von 0 bis -40 °C maximal 5 °C/min betragen darf (üblicherweise 1 bis 2 °C/min)[33]. Für die gefrorene Lagerung sind hinreichend tiefe "kryogene" Temperaturen erforderlich, so dass dafür die Dampfphase über flüssigem Stickstoff mit Temperaturen unterhalb von minus 140 °C anzuraten ist. Minus 80 °C Kühlschränke sind für eine längerfristige Aufbewahrung ungeeignet: Bereits nach 3 Monaten waren Einbußen bei der Membran-Integrität (Trypanblau-Ausschluss) und Teilungsfähigkeit in der Zellkultur im Vergleich zur Dampfphasen-Lagerung über Flüssigstickstoff nachweisbar [34]. Die o.g. Richtlinien schreiben vor, dass infektiöse Präparate entsprechend zu kennzeichnen und getrennt zu lagern sind. Sie schreiben auch vor, dass die Haltbarkeit im Rahmen der Verfahrensvalidierung zu erfolgen hat, wobei die Vergleichbarkeit der Referenzprobe (z.B. Röhrchen) mit dem Originalpräparat (z.B. Beutel) belegt sein muss. Die Proliferationsfähigkeit sollte stichprobenartig aus unter vergleichbaren Bedingungen eingefrorenen und gelagerten Referenzproben überprüft werden. Es sind ausreichend Referenzproben zur Überprüfung der Proliferationsfähigkeit für 1 Jahr (§ 18 Abs. 1 der Arneimittel- und Wirkstoffherstellungsverordnung, AMWHV) oder mindestens so lange kryokonserviert aufzubewahren, bis nach der Anwendung die klinische Wirksamkeit beurteilt werden kann. Hämatopoetische Stammzellen müssen in CE-zertifizierten, sterilen und pyrogenfreien und geschlossenen Behältnissen nach § 7 AMWHV bis zur Abgabe und Anwendung gelagert und transportiert werden. Bei der Lagerung und dem Transport sind die vom Hersteller vorgegebenen Temperaturen zu beachten. Die Lagerung erfolgt in geeigneten Lagereinrichtungen, die mit validierten Mess-, Registrierungs- und Alarmsystemen für die Temperatur- und Funktionsüberwachung ausgerüstet sind. Die Lagerungsbedingungen sind zu dokumentieren. Es sind Warngrenzen für die Lagerungsbedingungen festzulegen, die eine ausreichende Reaktionszeit gewährleisten. Für den Ausfall einer Lagereinheit ist ein Reservesystem vorzuhalten. Infektiöse Präparate müssen entsprechend gekennzeichnet und so gelagert werden, dass eine Kreuzkontamination verhindert wird. Während der Lagerung und des Transports ist dafür Sorge zu tragen, dass kein Unbefugter Zugriff zu den Präparaten hat und deren Qualität nicht beeinträchtigt

wird. Proben zur Nachuntersuchung sind in ausreichender Menge und unter geeigneten Bedingungen aufzubewahren, so dass beidseitige Rückverfolgungsverfahren, d.h. sowohl für Spender als auch für Empfänger von Stammzellen, gewährleistet sind. Für den Transport von kryokonservierten Präparaten sind geeignete Transportbehälter mit Temperaturkontrolle zu verwenden, die den tiefgefrorenen Zustand der Präparate während der gesamten Transportzeit gewährleisten. Die Transportzeit, die Einhaltung der Transportbedingungen und der Empfang der Präparate sind zu dokumentieren. Als Eingangskontrolle können Begleitproben oder sog. Beutelsegmente zur Qualitätskontrolle dienen. Die Anwendung der Präparate nach Prüfung der Unversehrtheit, der Präparatebeschriftung und der Identität sowie der Begleitdokumente liegt im Verantwortungsbereich des behandelnden Arztes. Bei Veranlassung des Transports durch den Hersteller endet die Verantwortung für das Produkt erst im Transplantationszentrum mit dem ordnungsgemäß abgeschlossenen Transport. Bei Veranlassung des Transports durch die Einrichtung der Krankenversorgung liegt die Verantwortung für den Transport bei dieser Einrichtung und ist im jeweiligen Qualitätssicherungssystem schriftlich festzulegen (wörtlich aus [31]). Um einen Qualitätsverlust nach dem Auftauen (z.B. durch Verklumpen) zu vermeiden, sollte dieses unmittelbar am Krankenbett gemäß Begleitdokumentation (Gebrauchs- und Fachinformation) des pharmazeutischen Unternehmers erfolgen, ein Transport des aufgetauten Präparates ist zu vermeiden [35]. Richtig durchgeführt kann die Kryokonservierung aber Probleme lösen, die sich z.B. dadurch ergeben, dass die Stammzellspende nicht mit der Transplantation zu "synchronisieren" ist. Sei es, dass der Spender zum geplanten Transplantationstermin nicht zur Verfügung steht oder sei es, dass beim Empfänger Probleme auftreten, die eine Durchführung der Transplantation zu diesem Termin (z.B. Rezidiv, Infektion) nicht sinnvoll erscheinen lassen.

3.5.4. Zusammenfassung

Der gegenwärtige Stand kann daher wie folgt zusammengefasst werden. Die Zahl der mit peripheren Blutstammzellen transplantierten Patienten nimmt in den letzten Jahren kontinuierlich zu. Auch die internationalen Spenderdateien stellen zunehmend periphere Blutstammzellen ihrer Spender für die unverwandte Blutstammzelltransplantation zur Verfügung. Die Inzidenz von akuter und chronischer GvHD ist nach der Verwendung von peripheren Blutstammzellen größer als nach Verwendung von Knochenmark als Stammzellquelle. Die höhere Rate an Graft-versus-Host-Reaktionen scheint mit einer niedrigeren Rate an Rückfällen verbunden zu sein, welches besonders bei Patienten mit hohem Rezidivrisiko zum Tragen kommt. Knochenmark als Stammzellquelle dient bei jüngeren Patienten (< 20 Jahre) und schwerer aplastischer Anämie bei HLA-identischer Geschwister-Transplantation als Stammzellquelle der Wahl [36].

3.6. Regulatorische Aspekte zur Qualitätssicherung in der Stammzelltransplantation

Am 18. August 2014 hat die Bundesärztekammer die neue „**Richtlinie zur Herstellung und Anwendung von hämatopoetischen Stammzellzubereitungen**" veröffentlicht [31], womit die bis dahin gültigen „Richtlinien für die allogene Knochenmarktransplantation mit nichtverwandten Spendern" aus dem Jahr 1994, die „Richtlinien zur Transplantation peripherer Blutstammzelllen" aus 1997 und die „Richtlinien zur Transplantation von Stammzellen aus Nabelschnurblut (CB = Cord Blood)" von 1999 gegenstandslos wurden.

Mit dem "Gesetz über Qualität und Sicherheit von menschlichen Geweben und Zellen" (**Gewebegesetz - GewebeG**), wurde die **EU-Richtlinie 2004/23/EG** vom 31.03.2004 zur "Festlegung von Qualitäts- und Sicherheitsstandards für die Spende, Beschaffung, Testung, Verarbeitung, Konservierung, Lagerung und Verteilung von menschlichen Geweben und Zellen" am 01.08.2007 in deutsches Recht umgesetzt. Es ist ein Artikelgesetz, das in Artikel 1 das **Transplantationsgesetz** (TPG), in Artikel 2 das **Arzneimittelgesetz** (AMG) und in Artikel 3 das **Transfusionsgesetz** (TFG) ändert [37]. Diesem Gewebegesetz ist es aber geschuldet, dass es in Deutschland (im Unterschied zum sonstigen europäischen Recht) zu einer medizinisch nicht nachvollziehbaren Zuordnung von Knochenmark und peripheren Blutstammzellen sowie der Blutstammzellen aus Nabelschnurblut) zu zwei verschiedenen Gesetzen gekommen ist:

- **Blutstammzellen aus peripherem Blut (PBSZ) und aus Nabelschnurblut (NSBZ)** fallen als Blutzubereitungen nach § 4 Abs. 2 des AMG unter das Transfusionsgesetz (TFG). Bei NBSZ sind weiterhin Unterschiede zu beachten, die sich bei einer gerichteten im Unterschied zu einer nichtgerichteten Spende (= „Nabelschnurbank") ergeben. Auch die neuen Richtlinien befürworten die Bevorratung von autologen Nabelschnur-Präparaten nicht [31, 38, 39].

- **Blutstammzellen aus Knochenmark (KMSZ)** werden hingegen als Gewebe dem Geltungsbereich des Transplantationsgesetzes (TPG) zugeordnet. Die auf das Knochenmark zutreffende Begriffsbestimmung ist unter § 1a, Nummer 1 des TPG so geregelt: "Im Sinne dieses Gesetzes... sind Organe, mit Ausnahme der Haut, alle aus verschiedenen Geweben bestehenden Teile des menschlichen Körpers, die in Bezug auf Struktur, Blutgefäßversorgung und Fähigkeit zum Vollzug physiologischer Funktionen eine funktionelle Einheit bilden, einschließlich der Organteile und einzelnen Gewebe oder Zellen eines Organs, die zu gleichen Zweck wie das ganze Organ im menschlichen Körper verwendet werden können."

Immerhin findet sich im Vorwort der neuen Richtlinien der Hinweis: „**Unabhängig von der Art der Gewinnung sind diese Stammzellen biologisch gleich**", und der Begriff „hämatopoetische Stammzellzubereitungen" wird als Oberbegriff für alle hämatopoetischen Stammzellen – unabhängig vom Entnahmeort – verwendet. Ehninger [40] stellt dazu fest: „Diese komplexe Verortung führt auch dazu, dass die neue Richtlinie in vielen Teilen wie eine juristische Abhandlung erscheint". Die Lektüre der neuen 25seitigen Richtlinie mit 8 z.T. sehr umfangreichen Tabellen, einem fast 2seitigen Glossar und 3 Seiten „Ergänzender Erläuterungen" stellt in der Tat eine Herausforderung dar. Nichtsdestotrotz verbleibt nach dem Studium der Eindruck, dass nun wirklich alles umfänglich und detailliert geregelt ist. Das Ziel dieses Abschnittes des Kapitels 3 kann es folglich nicht sein, detailliert auf sämtliche Aspekte der neuen Richtlinien einzugehen. Vielmehr soll versucht werden, den Rechtsrahmen der **Richtlinien zur Herstellung und Anwendung von hämatopoetischen Stammzellzubereitungen** darzustellen und den einen oder anderen Hinweis zu einzelnen Aspekten zu geben. Dabei wird der Gliederung – wie in Tab. 10.2 der Richtlinien vorgenommen – gefolgt.

3.6.1. Rechtliche Einordnung

Bei den „klassischen" Blutstammzellzubereitungen aus peripherem Blut (PBSZZ), Nabelschnurblut (NSBZZ) und Knochenmark (KMSZZ) handelt es sich nicht um somatische Zelltherapeutika. „Unter einem somatischen Zelltherapeutikum ist ein biologisches Arzneimittel zu verstehen, das folgende Merkmale aufweist: a) Es besteht aus Zellen oder Geweben, die substanziell bearbeitet wurden, so dass biologische Merkmale, physiologische Funktionen oder strukturelle Eigenschaften, die für die beabsichtigte klinische Verwendung relevant sind, verändert wurden, oder aus Zellen oder Geweben, die im Empfänger im Wesentlichen nicht denselbe(n) Funktion(en) dienen sollen wie im Spender, oder es enthält derartige Zellen oder Gewebe. b) Ihm werden Eigenschaften zur Behandlung, Vorbeugung oder Diagnose von Krankheiten durch pharmakologische, immunologische oder metabolische Wirkungen der enthaltenen Zellen oder Gewebe zugeschrieben und es wird zu diesem Zweck im Menschen verwendet oder ihm verabreicht. Die in **Anhang I der Verordnung (EG) Nr. 1394/2007** aufgeführten Bearbeitungsverfahren gelten nicht als substanzielle Bearbeitung im Sinne von Buchstabe a dieser Definition." (**Richtlinie 2009/120/EG**). Sie erfahren nämlich nur die im Anhang I genannten „**minimalen Bearbeitungsverfahren**" wie: „**Schneiden, Zerreiben, Formen, Zentrifugieren, Einlegen in antibiotische oder antimikrobielle Lösungen, Sterilisieren, Bestrahlen, Separieren, Konzentrieren oder Reinigen von Zellen, Filtern, Lyophilisieren, Einfrieren, Kryokonservieren und Vitrifizieren**." PBSZZ und NSBZZ sind weder Gewebe nach § 1 a Nr. 4 TPG, noch Gewebezubereitungen entsprechend §4 Abs. 30 AMG, KMSZZ hingegen schon. Dafür werden sie aber (sic!) den Blutbestandteilen nach § 9 Abs. 1 TFG und Blutzubereitungen (§ 4 Abs. 2 AMG) zugerechnet, die KMSZZ nicht. Arzneimittelrechtlich sind alle 3 Zubereitungen ein „Stoff" (§3 Nr. 3 AMG). **Die Arzneimittel- und Wirkstoffherstellungsverordnung (AMWHV)** zählt Zubereitungen peripherer Blutstammzellen und aus Nabelschnurblut **nicht** zu den „Produkten menschlicher Herkunft" (§2 Nr. 1 AMWHV), solche aus Knochenmark sind es schon.

3.6.2. Zulassung

Eine Zulassung nach § 21 AMG ist für autologe oder zur gerichteten Anwendung vorgesehene PBSZ Zubereitungen, die zur Hämatopoese bestimmt sind, nicht erforderlich, da sie von § 21a Abs. 1 S. 3 des AMG erfasst werden, s. a. § 21 Abs. 2 Nr. 1a AMG. Die gilt ebenso für KMSZ Zubereitungen, sofern sie vom § 21 Abs. 1 S.1 des AMG reguliert werden, s. a. § 21 Abs. 2 Nr. 1 d AMG. Es wird davon ausgegangen, dass dies der Fall ist, wenn bei der Herstellung der KMSZZ Standardverfahren zur Anwendung gelangen (s. „minimale Bearbeitungsverfahren") und sie für die Hämatopoese bestimmt sind. Wenn das Knochenmark aber nicht dazu bestimmt ist, im Empfänger im Wesentlichen dieselben Funktionen auszuüben wie im Spender, so ist eine Zulassung nach Verordnung (EG) Nr. 1394/2007 oder Genehmigung nach § 4b AMG erforderlich. Beispiel: Entnahme und Aufbereitung von Knochenmark, das nach der Gabe die ventrikulären Funktionen verbessern soll, ohne dass dies über die Beeinflussung der Hämatopoese bewirkt werden soll. Für Nabelschnurblutzellen gilt, dass diese einer Zulassung nach §§21, 25 AMG als Fertigarzneimittel bedürfen („im Voraus hergestellt und vorrätig gehalten zur späteren Verwendung bei einem geeigneten Empfänger", Nabelschnurbanken), außer wenn sie aus einer gerichteten Spende stammen. **Für die Abgrenzung der gerichteten von der allogenen Anwendung von NSBZ ist die Zweckbestimmung zum Zeitpunkt der Gewinnung maßgeblich.** Eine Herstellungserlaubnis nach §13 AMG ist für PBSZZ und NSBZZ erforderlich, für KMSZZ ist das nicht der Fall, wenn bei der Herstellung die bereits erwähnten „Standardverfahren" zur Anwendung kommen (§ 13 Abs. 1 a Nr. 3 AMG). Umgekehrt bedarf es im Falle von peripheren Blutstammzellen und Nabelschnurblut keiner Entnahmeerlaubnis nach § 20 b AMG bzw. Erlaubnis nach 20c AMG, im Falle von Knochenmark hingegen schon, wobei wiederum vorausgesetzt wird, dass die „Standardverfahren" zur Anwendung gelangen. Erlaubnisfrei bleibt die Gewinnung von „Stammzellen aus Blut unter der unmittelbaren fachlichen Verantwortung des persönlich anwendenden Arztes gewonnen werden (§ 13 Abs. 2b AMG). Werden hämatopoetische Stammzellen aus Knochenmark (KMSZ) gewonnen, ist die erlaubnisfreie Gewinnung nur möglich, wenn der entnehmende Arzt mit dem anwendenden Arzt personenidentisch ist (§ 20d AMG)". Die §§ 13 Abs. 2b, 20d AMG lassen es aber zu, dass sich der das Arzneimittel persönlich anwendende Arzt bei der Herstellung (einschließlich Be- oder Verarbeitung und Prüfung) vom eigenen Personal unterstützen lässt. Für Knochenmark und von § 20c AMG erfasste Knochenmarkzubereitungen gelten entsprechend § 1 Abs. 1a AMWHV die Sondervorschriften des Abschnitts 5a der AMWHV („Sondervorschriften für Entnahme- und Gewebeeinrichtungen sowie für Gewebespenderlabore"), der Abschnitt 3 („Arzneimittel, Blutprodukte und andere Blutbestandteile sowie Produkte menschlicher Herkunft") hingegen nicht.

Für das tatsächliche **Inverkehrbringen** (= „Vorrätighalten zum Verkauf oder zu sonstiger Abgabe, das Feilhalten, das Feilbieten und die Abgabe an andere") hingegen ist eine **Genehmigung** durch die zuständige Bundesoberbehörde (Paul-Ehrlich-Institut, PEI) erforderlich (§§21, 21a AMG). Dabei wird vorausgesetzt, dass die Präparate gemäß §21a Abs. 1 AMG a) nicht mit industriellen Verfahren be- oder verarbeitet werden, b) ihre wesentlichen Be- oder Verarbeitungsverfahren in der EU hinreichend bekannt oder damit vergleichbar sind und c) ihre Wirkungen und Nebenwirkungen aus dem wissenschaftlichen Erkenntnismaterial ersichtlich sind. **Dies trifft für die klinisch etablierten Arzneimittel (KMSZZ, PBSZZ und NSBZZ) zu.** Das PEI als hat Antragsmodule entwickelt und stetig verbessert, die von der Webseite der Institution heruntergeladen werden können [41]. Für jedes Produkt (z.B. Blutstammzellen aus Knochenmark, Blutstammzellen aus Nabelschnurblut, Blutstammzellen aus dem peripheren Blut) ist ein gesonderter Antrag erforderlich, auch die Kombination autologer und allogener Zubereitungen ist nicht zulässig. Immerhin können "Transplantatmanipulationen" am gleichen Ausgangsmaterial (z.B. Erythrozytendepletion, Volumenreduktion, immunphänotypische Selektion/Depletion, Kryokonservierung) in Form unterschiedlicher "Stärken" eines Arzneimittels in einem Antrag zusammengefasst werden. Der Antrag selbst entspricht im Wesentlichen der verkürzten Version eines "*Common Technical Documents*" (CTD), das die Besonderheiten des deutschen Arzneimittelrechts berücksichtigt. Als sehr hilfreich für Antragsteller im Genehmigungsverfahren für Blutstammzellzu-

bereitungen hat sich eine beim PEI hinterlegte gemeinsame Stellungnahme verschiedener Fachgesellschaften (Deutsche Gesellschaft für Transfusionsmedizin und Immunhämatologie (DGTI), Deutsche Gesellschaft für Hämatologie und Onkologie (DGHO), Gesellschaft für pädiatrische Onkologie und Hämatologie (GPOH), Deutsche Arbeitsgemeinschaft Knochenmark-/Blutstammzelltransplantation (DAG-KBT), Pädiatrische Arbeitsgemeinschaft Knochenmark-/Blutstammzelltransplantation (Päd-AG KBT)) erwiesen. Die Erstellung dieses "Präklinischen und Klinischen Überblicks zum Nachweis der Funktionalität und Risiken der Stammzellzubereitungen" – einschließlich der Anlage "Zusammenfassung und Bewertung der toxiko-pharmakologischen Daten und Informationen zu Dimethylsulfoxid (DMSO) im Hinblick auf seine Verwendung in Stammzellzubereitungen" – wurde von der Arbeitsgemeinschaft "Genehmigungsverfahren für Stammzellzubereitungen" der Sektion "Transplantation und Zelltherapie" der DGTI koordiniert. Inzwischen liegt dazu auch eine (am 01.03.2011 revidierte) 1. Ergänzung vor. In dieser geht es in u. a. um die klinische Wirksamkeit und Unbedenklichkeit von allogenen Stammzellzubereitungen bei einem HLA-mismatch bzw. bei haploidenten Spendern, wenn Blutstammzellzubereitungen immunphänotypisch selektiert bzw. depletiert werden. Außerdem umfasst die Ergänzung auch eine vergleichende Gegenüberstellung der *in vitro* Verfahren zur T-Zelldepletion sowie zur *in vivo* Prophylaxe einer *Graft versus Host Disease* (Spender gegen Wirt Erkrankung).

Für die Herstellung von **PBSZZ und NSBZZ** ist nach §14 AMG eine **Sachkundige Person erforderlich, welche über die Sachkenntnis gemäß §15 Abs. 3 AMG** verfügen muss. Dies ist dann auch für nach KMSZZ erforderlich, wenn bei deren Herstellung nicht ausschließlich „Standardverfahren" zur Anwendung kommen. Zusätzlich zur Sachkundigen Person sind ein **Leiter der Herstellung** und ein **Leiter der Qualitätskontrolle** erforderlich, wobei der Leiter der Herstellung und der Leiter der Qualitätskontrolle unabhängig voneinander sein müssen (§ 12 Abs. 1 S. 5 AMWHV). Für die Gewinnung von **Knochenmark** bedarf es nach § 20b Abs. 1 S.3. Nr. 1 AMG einer **angemessen ausgebildeten Person mit Berufserfahrung,** die zugleich ärztliche Person i. S. d. § 8d Abs. 1 S.1 des TPG sein kann.

Werden KMSZZ be- oder verarbeitet, konserviert etc., so wird eine verantwortliche Person mit der der Kenntnis und Erfahrung nach § 20c Abs. 2 S. 1 Nr. 1 AMG benötigt. Im Falle des **Inverkehrbringens** benötigt der pharmazeutische Unternehmer einen **Stufenplanbeauftragten** und einen **Informationsbeauftragten**, wobei die sachkundige Person oder die verantwortliche Person zugleich diese beiden Funktionen wahrnehmen kann.

Während es für die **Ausfuhr** keine spezifischen rechtlichen Anforderungen gibt, wird beim **Import** sorgfältig einerseits dahingehend unterschieden, ob die Einfuhr aus Staaten der Europäischen Union bzw. Vertragsstaaten des Europäischen Wirtschaftsraumes erfolgt oder aus sog. Drittstaaten. Bei letzteren wird weiterhin dahingehend unterschieden, ob es sich um a) hämatopoetische Stammzellzubereitungen zur unmittelbaren Anwendung, b) PBSZZ und NSBZZ zur gerichteten Anwendung, c) KMSZZ handelt, die Gewebezubereitungen nach § 20c AMG sind oder d) um die Einfuhr solcher Stammzellen, die nicht von den Fallgruppen a) bis c) erfasst werden. Aber auch der **Import von Präparaten aus EU-Mitgliedsstaaten und EWR-Staaten darf nur erfolgen, wenn sie vom PEI zugelassen oder genehmigt sind** und ein autorisierter Empfänger (Pharmazeutischer Unternehmer oder Großhändler, Apothekenbetreiber oder Träger eines Krankenhauses, das nach dem Apothekengesetz von einer Apotheke aus der EU/EWR versorgt wird. Für PBSZZ und NSBZZ bei Einfuhr zur unmittelbaren Anwendung gelten §§ 72 Abs. 2, 72a Abs. 1a Nr. 2 AMG, für KMSZZ ist eine Einfuhrerlaubnis nach §§ 72b Abs. 1 S. 3, 72 Abs. 2, 72a Abs. 1a Nr. 2 AMG erforderlich. In diesen Fällen wird auch kein GMP-Zertifikat oder Inspektionsbericht benötigt. Es würde den Rahmen dieses Abschnittes sprengen, vollständig auf die weiteren Detailregelungen einzugehen, der geneigte Leser mag selbst entscheiden, ob er sich das antun will. Sicherlich wird man aber nicht darum herumkommen, falls man tatsächlich hämatopoetische Stammzellzubereitungen importieren muss.

3.6.3. Fachliche Standards

Wiederum wegen der unterschiedlichen Einordnung von **PBSZ und NBSZ** einerseits und den KMSZ andererseits kommen hier unterschiedliche Standards zum Tragen. Während für die beiden ersten Zubereitungen die Verordnung über die An-

wendung der **Guten Herstellungspraxis (GMP)** zum Tragen kommt, ist dies im Falle der **KMSZ** die **Gute Fachliche Praxis (GFP)**. Wörtlich steht in den Richtlinien: „Einrichtungen, die hämatopoetische Stammzellzubereitungen herstellen, prüfen, be- oder verarbeiten, lagern oder in Verkehr bringen, müssen die Einhaltung der gesetzlichen Vorgaben gewährleisten, ein Qualitätsmanagementsystem entsprechend § 3 AMWHV unterhalten und die Grundsätze der „Guten Herstellungspraxis" (EU-GMP-Leitfaden) bzw. für Knochenmark die Sondervorschriften nach Abschnitt 5a AMWHV beachten."

3.6.4. Meldewesen und Rückverfolgung zum Patienten

Die unterschiedliche Vorgehensweise setzt sich auch bei den Meldepflichten fort. Für PBSZ und NBSZ gilt: Nach § 31 Abs. 12 AMWHV in Verbindung mit § 63i AMG (schwerwiegende unerwünschte Reaktionen und Verdachtsfälle solcher Reaktionen) bzw. § 31 Abs. 13 AMWHV (schwerwiegende Zwischenfälle) hat die Meldung durch den Stufenplanbeauftragten der Blutspendeeinrichtung nach § 2 Nr. 9 AMWHV an das PEI zu erfolgen. Für KMSZ ist das komplexer: Nach § 40 Abs. 1 AMWHV (schwerwiegende unerwünschte Reaktionen nach § 63i Abs. 7 AMG) bzw. § 40 Abs. 2 AMWHV (schwerwiegende Zwischenfälle nach § 63i Abs. 6 AMG) muss die Meldung durch die Entnahmeeinrichtung nach § 20b Abs. 1 AMG an Gewebeeinrichtungen nach § 2 Nr. 10 AMWHV und an das PEI (§ 40 Abs. 3 S. 2 AMWHV in Verbindung mit § 63i Abs. 2 AMG) erfolgen. Nach § 63i Abs. 2 AMG (Verdacht schwerwiegender Zwischenfälle entsprechend § 63i Abs. 6 AMG oder Verdacht schwerwiegender unerwünschter Reaktionen im Sinne des § 63i Abs. 7 AMG) erfolgt die Meldung vom Inhaber der Genehmigung nach § 21a AMG an das PEI. Rückverfolgungen in Richtung des Patienten sind für PBSZ und NSBZ nach § 19 Abs. 1 S. 1 bis 3 TFG durch die Spendeeinrichtung gemäß § 2 Nr. 2 TFG und nach § 19 Abs. 1 S. 6 TFG gegenüber den Einrichtungen der Krankenversorgung vorzunehmen. Bei KMSZ wird die Rückverfolgung nach § 13c Abs. 1 und 2 TPG durch die Gewebeeinrichtung entsprechend § 1a Nr. 8 TPG vorgenommen.

3.6.5. Anwendung von hämatopoetischen Stammzellzubereitungen

Die Anwendung von **PBSZ und NBSZ** nach Stand von Wissenschaft und Technik richtet sich nach **§13 Abs. 1 TFG**. Im Falle von **KMSZ** existiert **keine explizierte Regelung,** hier wird auf die Richtlinienkompetenz der Bundesärztekammer bezüglich der Übertragung und Anwendung von menschlichem Gewebe nach § 16b Abs. 1 S. 1 Nr. 3 des TPG verwiesen.

Bei PBSZ und NSBZ richtet sich die Dokumentation nach § 14 TFG, bei KMSZ nach §§ 13a, 16a TPG und § 7 TPG-Gewebeverordnung. Für PBSZ und NSBZ sind nach § 16 Abs. 1 TFG sind **unerwünschte Ereignisse** vom behandelnden Arzt an den Transfusionsverantwortlichen/Qualitätssicherungs-Verantwortlichen in der Einrichtung der Krankenversorgung zu melden. **Unerwünschte Ereignisse sind alle unerwarteten Komplikationen,** auch wenn der Zusammenhang mit der Anwendung eines Blutproduktes zunächst nicht unmittelbar erkennbar ist. Nach § 16 Abs. 2 TFG ist vom behandelndem Arzt ebenso der Verdacht einer **unerwünschter Reaktion** eines Blutproduktes dem pharmazeutischen Unternehmer bzw. zusätzlich dem PEI beim Verdacht auf eine schwerwiegende unerwünschte Reaktion zu melden. **Unerwünschte Reaktionen sind die beim bestimmungsgemäßen Gebrauch des Blutproduktes auftretenden schädlichen unbeabsichtigten Reaktionen,** die noch keine schwerwiegenden unerwünschten Reaktionen nach der Definition in § 63c Abs. 7 AMG sind. Für KMSZ sind die Meldewege auch hier anders: Nach §§ 13b, 16a TPG i. V. m. § 8 TPG-GewV (schwerwiegende Zwischenfälle im Sinne des § 1a Nr. 10 TPG) bzw. in Verbindung mit § 9 TPG-Gewebeverordnung (schwerwiegende unerwünschte Reaktionen nach § 1a Nr. 11 TPG) findet die Meldung durch die Einrichtung der medizinischen Versorgung entsprechend § 1a Nr. 9 TPG an die Gewebeeinrichtung gemäß § 1a Nr. 8 TPG statt. **Auch bei Rückverfolgungen zum Spender wird zweigleisig vorgegangen.** Für PBSZ und NSBZ erfolgt zunächst eine Mitteilung nach § 19 Abs. 2 S. 1 und 2 TFG durch die Einrichtung der Krankenversorgung an den pharmazeutischen Unternehmer. Dieser arbeitet dann weiter gemäß § 19 Abs. 2 S. 3 TFG. Bei KMSZ geschieht nach § 13c Abs. 2 TPG in Verbindung mit dem § 8 TPG-Gewebeverordnung die Meldung durch die Einrichtung der medizinischen Versorgung an die Gewebeeinrichtung entsprechend § 1a Nr. 8 TPG.

Literatur

1. Unrelated Cord Blood Banks/Registries Annual Report: World Marrow Donor Association, 2008

2. Rubinstein P, Carrier C, Scaradavou A, et al. Outcomes among 562 recipients of placental-blood transplants from unrelated donors. N Engl J Med 1998; 339:1565-1577.

3. Wagner JE, Barker JN, DeFor TE, et al. Transplantation of unrelated donor umbilical cord blood in 102 patients with malignant and non-malignant diseases: influence of CD34 cell dose and HLA disparity on treatment-related mortality and survival. Blood 2002; 100:1611-1618.

4. Kurtzberg J, Prasad VK, Carter SL, et al. Results of the Cord Blood Transplantation Study (COBLT): clinical outcomes of unrelated donor umbilical cord blood transplantation in pediatric patients with hematologic malignancies. Blood 2008; 112:4318-4327.

5. Laughlin MJ, Barker J, Bambach B, et al. Hematopoietic engraftment and survival in adult recipients of umbilical-cord blood from unrelated donors. N Engl J Med 2001; 344:1815-1822.

6. Laughlin MJ, Eapen M, Rubinstein P, et al. Outcomes after transplantation of cord blood or bone marrow from unrelated donors in adults with leukemia. N Engl J Med 2004; 351:2265-2275.

7. Rocha V, Labopin M, Sanz G, et al. Transplants of umbilical-cord blood or bone marrow from unrelated donors in adults with acute leukemia. N Engl J Med 2004; 351:2276-2285.

8. Barker JN, Weisdorf DJ, DeFor TE, et al. Transplantation of 2 partially HLA-matched umbilical cord blood units to enhance engraftment in adults with hematologic malignancy. Blood 2005; 105:1343-1347.

9. Barker JN, Weisdorf DJ, DeFor TE, et al. Rapid and complete donor chimerism in adult recipients of unrelated donor umbilical cord blood transplantation after reduced-intensity conditioning. Blood 2003; 102:1915-1919.

10. Barker JN, Weisdorf DJ, Wagner JE. Creation of a double chimera after the transplantation of umbilical-cord blood from two partially matched unrelated donors. N Engl J Med 2001; 344:1870-1871.

11. MacMillan ML, Weisdorf DJ, Brunstein CG, et al. Acute graft-versus-host disease after unrelated donor umbilical cord blood transplantation: analysis of risk factors. Blood 2009; 113:2410-2415.

12. Brunstein CG, Barker JN, Weisdorf DJ, et al. Umbilical cord blood transplantation after non-myeloablative conditioning: impact on transplantation outcomes in 110 adults with hematologic disease. Blood 2007; 110:3064-3070.

13. Ballen KK, Spitzer TR, Yeap BY, et al. Double unrelated reduced-intensity umbilical cord blood transplantation in adults. Biol Blood Marow Transplant 2007; 13:82-89.

14. Peled T, Mandel J, Goudsmid RN, et al. Pre-clinical development of cord blood-derived progenitor cell graft expanded ex vivo with cytokines and the polyamine copper chelator tetraethylenepentamine. Cytotherapy 2004; 6:344-355.

15. Shapall EJ, Quinones R, Giller R, et al. Transplantation of ex vivo expanded cord blood. Biol Blood Marow Transplant 2002; 8:368-376.

16. Levesque JP, Takamatsu Y, Nilsson SK, et al.: Vascular cell adhesion molecule-1 (CD106) is cleaved by neutrophil proteases in the bone marrow following hematopoietic progenitor cell mobilization by granulocyte colony-stimulating factor. Blood 2001; 98: 1289-1297.

17. Kröger N, Zeller W, Hassan HT, et al.: Steady-state mobilization of peripheral blood progenitor cells by cytokines alone in patients with solid tumors or hematological malignancies. Infusion Therapy and Transfusion Medicine 1999; 26: 85-90.

18. Powles R, Mehta J, Kulkarni S, et al.: Allogeneic blood and bone-marrow stem cell transplantation in haematological diseases: A randomized trial. Lancet 2000; 355: 1231-1237.

19. Blaise D, Kuentz M, Fortanier C, et al.: Randomized trial of bone marrow versus lenograstim-primed blood cell allogeneic transplantation in patients with early-stage leukaemia: A report from the Société Française de Greffe de Moelle. J Clin Oncol 2000; 18: 537-546.

20. Schmitz N, Bacigalupo A, Hasenclever D, et al.: Allogeneic bone marrow transplantation vs filgrastim-mobilised peripheral blood progenitor cell transplantation in patients with early leukemia: First results of a randomised multicentre trial of the European Group for Blood and Marrow Transplantation. Bone Marrow Transplant 1998; 21: 995-1003.

21. Bensinger WI, Martin PJ, Storer B, et al.: Transplantation of bone marrow as compared with peripheral-blood cells from HLA-identical relatives in patients with hematologic cancers. N Engl J Med 2001; 344: 175-181.

22. Ottinger HD, Beelen DW, Scheulen B, et al.: Improved immune reconstitution after allo-transplantation of peripheral blood stem cells instead of bone marrow. Blood 1996; 88: 2775-2779.

23. Pan L, Delmonte J Jr, Jalonen CK, et al.: Pretreatment of donor mice with granulocyte colony-stimulating factor polarizes donor T lymphocytes toward type-2 cytokine production and reduces severity of experimental graft versus host disease. Blood 1995; 86: 4422-4429.

24. Cutler C, Giri S, Jeyapalan S, et al.: Acute and chronic graft-versus-host disease after allogeneic peripheral-blood-stem-cell and bone marrow transplantation meta-analysis. J Clin Oncol 2002; 20 (2): 603-606.

25. Schmitz N, Beksac M, Hasenclever D, et al.: European Group for Blood and Marrow Transplantation. Transplantation of mobilized peripheral blood cells to HLA-identical siblings with standard-risk leukemia. Blood 2002; 100 (3): 761-767.

26. Vigorito AC, Azevedo WM, Marques JFC, et al.: A randomised, prospective comparison of allogeneic bone marrow and peripheral blood progenitor cell transplantation in the treatment of haematological malignancies. Bone Marrow Transplant 1998; 22: 1145-1151.

27. Mavroudis D, Read E, Cottler-Fox M, et al.: CD34+ cell dose predicts survival, post-transplant morbidity, and the rate of hematologic recovery after allogeneic marrow transplants for hematologic malignancies. Blood 1996; 88: 3223-3229.

28. Anasetti C, Heimfeld S, Rowley S, et al.: Higher CD34 cell dose is associated with improved survival after marrow transplantation from unrelated donors. Blood 1999; 94: 561a.

29. Przepiorka D, Smith T, Folloder J, et al.: Risk factors for acute graft-versus-host disease after allogeneic blood stem cell transplantation. Blood 1999; 94: 1465-1470.

30. Zaucha JM, Gooley T, Bensinger WI, et al.: CD34 cell dose in granulocyte colony-stimulating factor-mobilized peripheral blood mononuclear cell grafts affects engraftment kinetics and development of extensive chronic graft-versus-host disease after human leukocyte antigen-identical sibling transplantation. Blood 2001; 98: 3221-3227.

31. Wissenschaftlicher Beirat der Bundesärztekammer im Einvernehmen mit dem Paul-Ehrlich-Institut. Richtlinie zur Herstellung und Anwendung von hämatopoetischen Stammzellzubereitungen. DOI: 10.3238/arztebl.2014.rl_haematop_sz01, abrufbar unter: http://www.bundesaerztekammer.de/downloads/RL_haematop_SZ.pdf

32. Frey NV, Lazarus HM, Goldstein SC: Has allogeneic stem cell cryopreservation been given the „cold shoulder"? An analysis of the pros and cons of using frozen versus fresh stem cell products in allogeneic stem cell transplantation. Bone Marrow Transplant 2006; 38: 399-405.

33. Sputtek A, Jetter S, Hummel K, et al.: Cryopreservation of peripheral blood progenitor cells: Characteristics

of suitable techniques. Beitr Infusionsther Transfusionsmed. 1997; 34: 79-83.

34. Sputtek A, Nowicki B, Rowe AW, Kühnl P. Long-term cryopreservation of human peripheral blood progenitor cells (PBPC): Influence of storage temperature (-80 °C vs. <-170 °C) on cell recovery, membrane integrity, and clonogenicity. Cryobiology 2004; 49: 314

35. Sputtek A, Benndorf C, Rowe AW, Kühnl P. Why frozen peripheral blood progenitor cell (PBPC) concentrates should be thawed at the patient's bedside. Transfusion 2002;42 (Suppl), 46S

36. Schrezenmeier H, Passweg JR, Marsh JC, et al.: Worse outcome and more chronic GVHD with peripheral blood progenitor cells than bone marrow in HLA-matched sibling donor transplants for young patients with severe acquired aplastic anemia. Blood 2007; 110: 397-400.

37. Von Auer F. Das Gewebegesetz – Hintergründe und Konsequenzen. Transfus. Med. Hemother. 2008; 35: 407-413

38. Sputtek A, Binder, Th. Eingelagertes Nabelschnurblut als Stammzellquelle? Hamburger Ärztebl. 2008; 6, 6-10

39. Eichler H, Burkhart J, Sputtek A, Wiesneth, M. Stellungnahme der Sektion Transplantation und Zelltherapie der DGTI (15. August 2005) zur Gewinnung und Langzeitlagerung von autologen und allogenen Stammzellpräparaten aus Nabelschnurblut: Indikationen und Grenzen. Transfus. Med. Hemother. 2005; 32: 274-282

40. Ehninger G. Richtlinie Hämatopoetische Stammzelltransplantation. Dtsch Arztebl 2014; 111: A 1408-1410

41. http://www.pei.de/DE/infos/pu/genehmigungen/stammzellen-21a-amg/genehmigungsantrag/genehmigungsantrag-sc-node.html

4. Indikation zur allogenen hämatopoetischen Stammzelltransplantation

4.1. Einleitung

Die hämatopoetische allogene Stammzelltransplantation ist für viele hämatologische Erkrankungen eine kurative Therapieoption. Die Anzahl der Stammzelltransplantationen hat in den letzten Jahren deutlich zugenommen. Während im Jahr 2001 6.413 allogene Stammzelltransplantationen (Ersttransplantationen) in Europa an die *European Group for Blood and Marrow Transplantation* (EBMT) gemeldet wurden, waren es im Jahr 2010 bereits 12.276. Durch stetige Entwicklung der Methoden in der Stammzelltransplantation stieg deren Verträglichkeit. Ein Beispiel ist die Entwicklung dosisreduzierter Konditionierung. Damit ist das biologische und numerische Alter der Patienten, die heute transplantiert werden, gestiegen. Diese Patienten leiden oft an Myelodysplastischen Syndromen, Akuten Myeloischen Leukämen oder lymphatischen Neoplasien. Andere Patienten profitieren hingegen von Entwicklungen in der konventionellen Therapie, wie Patienten mit CML von der Entwicklung der Tyrosinkinaseinhibitoren, und werden, wenn überhaupt, oft erst zu späteren Zeitpunkten transplantiert. Besonders erwähnenswert ist jedoch der Anstieg der Stammzelltransplantationen von unverwandten Spendern, die im Jahr 2010 schon 53 % der allogenen Stammzelltransplantationen in Europa ausmachten [1].

Literatur

1. Passweg et al. The EBMT activity survey: 1990-2010. Bone Marrow Transplant. 2012 Jul;47(7):906-23.

4.2. Akute myeloische Leukämie (AML)

Die Indikation zur allogenen Stammzelltransplantation bei Patienten mit AML richtet sich nach dem Rezidivrisiko. Basierend auf einem umfassenden Spektrum von zytogenetischen Veränderungen und molekularen Markern ist es inzwischen gelungen, bei Diagnosestellung eine differenzierte Zuordnung der Patienten zu einem günstigen, intermediären oder ungünstigen Risikoprofil durchzuführen. Patienten mit einem hohen Rezidivrisi-

ko sind Kandidaten für eine allogene Stammzelltransplantation in erster Remission. Hingegen besteht bei Patienten mit einer realistischen Heilungschance wie zum Beispiel der AML mit Translokation t(15;17) unter Chemotherapie und hochdosierter All-Trans-Retinolsäure keine Indikation zur Transplantation in erster Remission. Bei Patienten dieser Risikogruppe würde erst im Rezidiv die Indikation zur allogenen Stammzelltransplantation gestellt. Folgende Faktoren sind bei der Indikationsstellung zur allogenen Stammzelltransplantation bei Patienten mit AML entscheidend:

- Risikoprofil nach Zytogenetik und molekularem Mutationsprofil
- Ansprechen auf die Induktionstherapie bei Erstmanifestation der AML
- Drohendes oder manifestes Rezidiv der AML
- Patientenspezifische Faktoren wie Alter oder Komorbidität
- Verfügbarkeit eines geeigneten Stammzellspenders

Die folgenden Kapitel gehen auf die Indikationsstellung zur allogenen Stammzelltransplantation bei AML ein.

4.2.1. Indikationen zur allogenen Transplantation bei AML

■ Primäres Induktionsversagen

Kommt es zum Versagen der Induktionschemotherapie bei Patienten mit AML, stellt die konventionelle Chemotherapie keine kurative Option dar. Durch die allogene Stammzelltransplantation in dieser Patientengruppe kann immerhin in 15-40 % der Fälle ein krankheitsfreies Überleben erreicht werden [2, 3]. Mit neuen Ansätzen bei primär refraktärer AML wie sequentieller Chemotherapie, unmittelbar gefolgt von reduzierter Konditionierung wird bei immerhin 30 % der initial therapierefraktären Patienten nach vier Jahren ein leukämiefreies Überleben erreicht [4]. Auch ein verzögertes Ansprechen auf die konventionelle Therapie, beispielsweise Blastenclearance erst nach dem zweiten Induktionszyklus, ist mit einem erhöhten Rezidivrisiko verbunden und kann eine Indikation für eine allogene Stammzelltransplantation bei AML sein.

■ Rezidiv der AML

Kommt es zu einem Rezidiv einer AML, welche primär auf die Induktions- und Konsolidierungschemotherapie angesprochen hatte, ist in der Regel davon auszugehen, dass man mit einer erneuten alleinigen Chemotherapie keine stabile Remission erreichen kann. Somit besteht in der zweiten Remission oder bei unbehandeltem erstem Rezidiv in der Regel eine Indikation zur allogenen Stammzelltransplantation. Bei Durchführung einer allogenen Stammzelltransplantation wurden Heilungsraten von etwa 40 % in dieser Situation beschrieben [4-6].

■ In erster Remission

Patienten mit AML erreichen in 60-80 % der Fälle eine komplette Remission nach Anthrazyklinhaltiger Induktionschemotherapie; diese bleibt jedoch nur bei 20-30 % der Patienten nach Standardkonsolidierungstherapien stabil. Die allogene Stammzelltransplantation stellt die Konsolidierungstherapie mit der höchsten antileukämischen Effizienz und den wenigsten Rezidiven dar. Sie ist auf der anderen Seite jedoch mit der höchsten therapiebedingten Mortalität (TRM) assoziiert (10-25 %). Der Stellenwert der allogenen Stammzell-transplantation bei Patienten mit AML in erster kompletter Remission muss daher in Abhängigkeit vom individuellen Risikoprofil und weiteren Patientenspezifischen Faktoren abhängig gemacht werden.

■ Zytogenetisches Risikoprofil

Eine wichtige Basis für die Risikostratifizierung bei AML stellt die Zytogenetik dar. In Tab. 4.1 sind die kürzlich revidierten Kriterien des MRC (*Medical Research Council*) zur zytogenetischen Risikostratifikation bei AML aufgeführt [7].

Als "prognostisch günstig" bei AML werden die reziproken Rearrangements t(15;17)/*PML-RARA*, t(8;21)/*RUNX1-RUNX1T1* oder Inversion inv(16)/*CBFB-MYH11* interpretiert. Diese Patienten haben unter konventioneller Chemotherapie eine gute Heilungschance und profitieren daher in der Regel nicht von einer allogenen Stammzelltransplantation in erster Remission. Prognostisch ungünstig sind beispielsweise Aberrationen des Chromosoms 7 oder ein komplexer Karyotyp mit mehreren klonalen zytogenetischen Veränderungen. Bei diesen Konstellationen ist ein Therapieversagen häufiger, und die Rezidivraten im ersten Jahr nach Therapiebeginn sind hoch. Daher besteht hier Konsens hinsichtlich der Indikation zur

Prognose (Risiko)	Karyotyp
Günstiger Karyotyp	• t(15;17)(q22;q12) • t(8;21)(q22;q22) • inv(16)(p13q22)/t(16;16)(p13;q22) • (unabhängig von weiteren zytogenetischen Veränderungen)
Intermediärer Karyotyp	• Alle Karyotypen, welche weder eine günstige noch eine ungünstige prognostische Bedeutung haben
Ungünstiger Karyotyp	• Anomalien des Chromosoms 3q • inv(3)(q21q26)/t(3;3)(q21;q26) • Anomalien der Chromosomen 5 oder 5q • Anomalien der Chromosomen 7 oder 7q • t(6;11)(q27;q23) • t(10;11)(p11~13;q23) • t(11q23) (ausgeschlossen: t(9;11)(p21~22;q23) und t(11;19)(q23;p13)) • t(9;22)(q34;q11) • -17/Anomalien des kurzen Armes von Chromosom 17 (17p) • Komplexe Veränderungen (≥4 klonale Anomalien)

Tab. 4.1: Zytogenetische Risikostratifizierung bei AML nach den Kriterien des MRC, 2010 (modifiziert nach [7]).

frühen allogenen Stammzelltransplantation in erster Remission.

Die Patientengruppe mit normalem Karyotyp hat eine intermediäre Prognose; auch Patienten mit einer isolierten Trisomie 8 werden in diese Gruppe gezählt. Bei Patienten mit einem günstigen Karyotyp besteht aufgrund der eher guten Prognose unter konventioneller Therapie in der Regel keine Indikation zur allogenen Stammzelltransplantation in erster Remission. Bei den Patienten aus der intermediären Risikogruppe - vor allem mit normalem Karyotyp - befindet sich die Situation im Umbruch; hier gewinnt das molekulare Markerspektrum für die Indikation zur allogenen Transplantation an Bedeutung [8].

■ Molekulares Risikoprofil

Für die Patienten mit normalem Karyotyp scheinen molekulare Marker wie *FLT3*-ITD oder Nucleophosmin (*NPM1*)-Mutationen für eine risikoadaptierte Stratifizierung sinnvoll zu sein. Patienten mit *FLT3*-ITD-Mutation und normalem Karyotyp haben eine schlechtere Prognose, während eine isolierte *NPM1*-Mutation einen prognostisch günstigen Faktor darstellt. In einer retrospektiven Analyse der AMLSG an 872 Patienten mit normalem Karyotyp im Alter unter 60 Jahren zeigten Schlenk et al., dass Patienten mit einer isolierten *NPM1*-Mutation keinen Überlebensvorteil von einer allogenen Stammzelltransplantation in erster Remission hatten, wohingegen Patienten mit einer *FLT3*-ITD von einer allogenen Transplantation profitierten [8].

■ AML mit ZNS-Befall

Eine Beteiligung des ZNS bei erwachsenen Patienten mit AML ist selten und prognostisch ungünstig. In einer Analyse in Japan wurden die Ergebnisse von 157 Patienten mit ZNS-Beteiligung bei AML untersucht. Das geschätzte Gesamtüberleben (estimated overall survival) und die kumulative Inzidenz einer Rezidiv- und Nicht-Rezidiv-bedingten Mortalität (51,2 %, 30,2 % und 14,5 %) waren nach 2 Jahren bei den Patienten mit ZNS-Befall ähnlich wie bei AML-Patienten ohne ZNS-Befall (48,6 %, 27,4 % und 22,0 %) [1]. Dies deutet darauf hin, dass eine allogene Stammzelltransplantation bei Patienten mit einer AML mit ZNS-Beteiligung die Prognose verbessert.

■ Synopsis der Indikationsstellung zur Transplantation bei AML

Somit ist die Indikationsstellung zur allogenen Stammzelltransplantation bei der AML sehr diffizil geworden: Gilt es doch, das zytogenetische und molekulare Risikoprofil, das Ansprechen auf die initiale Therapie, ferner aber auch weitere Faktoren wie den Allgemeinzustand, Komorbidität, oder den Spenderstatus zu berücksichtigen [5]. Bei Patienten im Alter <60 Jahren mit einer AML in erster kompletter Remission ergibt sich im Falle eines günstigen Risikoprofils bei Erreichen einer Remission bereits nach einem Induktionstherapiezyklus sowie MRD-Clearance keine Indikation zur allogenen Stammzelltransplantation [17]. Bei allen anderen Patienten erfordert die Indikationsstellung bei der AML trotz häufig vorliegendem hohem Rezidivrisiko eine vorsichtige Abwägung mit Spenderstatus und Allgemeinzustand des Patienten. Abb. 4.1 zeigt einen möglichen Algorithmus bezüglich der Indikation zur allogenen Stammzelltransplantation in erster kompletter Remission bei Patienten mit AML.

4.2.2. Unverwandte Stammzelltransplantation bei AML

Schlenk et al. analysierten die klinischen Verläufe von 267 Patienten (≥16 Jahre) mit einer Hochrisiko-AML (definiert durch Refraktärität auf die Chemotherapie und/oder ungünstiger Karyotyp). Das 5-Jahre-Gesamtüberleben betrug 25,1 % für Patienten, welche eine allogene Stammzelltransplantation erhielten im Vergleich zu nur 6,5 % bei Patienten ausschließlich unter konventioneller Therapie. Es fand sich kein Unterschied zwischen den Ergebnissen der Transplantation vom HLA-identen Fremd- oder Familienspender [9]. Es ist davon auszugehen, dass kein Unterschied mehr zwischen den Ergebnissen der Transplantation vom HLA-gematchten Fremdspender bzw. HLA-identen Geschwisterspender bei der AML besteht. Im Falle einer sehr dringlichen Transplantation oder im Falle einer Nichtverfügbarkeit eines geeigneten Fremdspenders kann dann sogar bei älteren Patienten mit AML immer noch auf eine Nabelschnurbluttransplantation ("cord blood") zurückgegriffen werden [18].

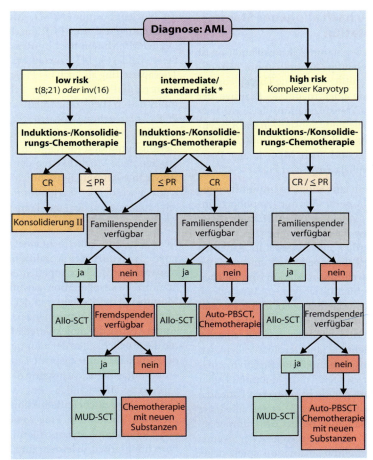

Abb. 4.1: Algorithmus für die Stammzelltransplantation in erster kompletter Remission bei Patienten mit AML (akute Promyelozyten-Leukämie mit t(15;17)/*PML-RARA* ausgeschlossen). * Für die zytogenetisch definierte intermediäre Risikogruppe spielen molekulare Marker wie *NPM1*-Mutation oder *FLT3*-ITD eine zunehmende Rolle für die Entscheidung zur oder gegen eine allogene Stammzelltransplantation in 1. kompletter Remission.

4.2.3. Dosisreduzierte Konditionierung

Von der dosisreduzierten Konditionierung erhofft man sich die Ausnutzung des "Graft versus Leukämie"-Effekts bei deutlich niedrigerer Toxizität, so dass auch ältere Patienten oder Patienten, die nicht für eine Standard-Konditionierungstherapie in Frage kommen, prinzipiell Kandidaten für eine allogene Stammzelltransplantation sein können. Diese Protokolle sind mit einer geringeren transplant-assoziierten Mortalität und Morbidität (TRM) verbunden. Ein Beispiel für ein Konditionierungsprotokoll mit intermediärer Dosisintensität bei AML stellt "FLAMSA" (Fludarabin, Amsacrin, Cytarabin) [4, 10] in Verbindung mit Busul-

fan in nicht-myeloablativer Dosierung dar. Die Einführung der reduzierten Konditionierung hat zu dem Anstieg der Zahl allogener Transplantationen bei Patienten mit AML in den letzten Jahren beigetragen. Allerdings kommt dem Remissionsstatus vor Transplantation eine große Bedeutung für den Transplantationserfolg zu [6]. Da die reduzierten Konditionierungsprotokolle eine geringere antileukämische Wirksamkeit im Vergleich zu den (myeloablativen) Konditionierungsprotokollen haben, wird ein höheres Rezidivrisiko nach reduzierter Konditionierung in der Posttransplantationsphase diskutiert. Der Einsatz der reduzierten Konditionierung wird für Patienten mit AML derzeit weiter in randomisierten Studien untersucht.

4.2.4. Rezidiv nach allogener Stammzelltransplantation

Auch nach allogener Stammzelltransplantation ist das Rezidiv eine häufige Komplikation. Erfreulicherweise stehen mittlerweile neue Therapieoptionen für drohende oder manifeste Rezidive der AML in der Post-Transplantationsphase zur Verfügung: Demethylierende Substanzen wie Azacytidin werden bereits im Rahmen von Studien bei Patienten mit AML und auch MDS in der Post-Transplantationsphase eingesetzt [11].

Des Weiteren kann eine adoptive Immuntherapie mit Donorlymphozyten ("donor lymphocyte infusion"; DLI) bei Patienten mit AML und hohem Rezidivrisiko bzw. bereits manifestem Rezidiv durchgeführt werden. Für ausgewählte Patienten besteht prinzipiell die Möglichkeit einer zweiten allogenen Stammzelltransplantation vom gleichen oder differenten Stammzellspender. Wenngleich die Ergebnisse der zweiten allogenen Transplantation wesentlich ungünstiger als die der ersten Transplantation sind, profitieren doch einzelne Patienten vor allem bei längeren Intervallen zwischen erster Transplantation und Rezidivmanifestation von einer zweiten Transplantation. Daher sollte diese Option gerade bei jüngeren Patienten in der Rezidivsituation nach erster allogener Stammzelltransplantation bei der AML immer geprüft werden [12]. Für die Ergebnisse der zweiten allogenen Stammzelltransplantation spielt dabei die Frage, ob der gleiche Spender wie bei der ersten Transplantation oder ein anderer Spender herangezogen wird, keine Rolle [19].

Darüber hinaus bietet sich die Option einer haploidentischen Transplantation mit T-Zell-depletierten Grafts in der Rezidivsituation nach erster allogener Stammzelltransplantation für Patienten mit einer akuten Leukämie an. In den allermeisten Fällen wurde ein Engraftment erreicht, und immerhin wurden Remissionsraten von 75 % beschrieben. Das Ein-Jahres-rezidivfreie Überleben betrug in dieser prognostisch ungünstigen Patientengruppe über 30 % [20].

■ Monitoring in der Post-Transplantationsphase bei AML

Verstärkt richtet sich im Zuge neuer therapeutischer Optionen die Aufmerksamkeit auf die Durchführung von Monitoring-Strategien in der Post-Transplantationsphase. Bei Patienten mit einer Nucleophosmin (NPM1)-Mutation kann die quantitative real-time PCR durchgeführt werden. Die NPM1-Mutation ist im Rezidiv der AML äußerst stabil [13, 14]. Sowohl im konventionellen Therapiesetting als auch bei Patienten in der Post-Transplantationsphase zeigte sich ein Anstieg der molekularen Leukämiezelllast in der real-time PCR-Untersuchung [14, 15]. Es bleibt abzuwarten, ob sich hier durch die Hochdurchsatzsequenzierung zumindest im Rahmen wissenschaftlicher Studien neue Möglichkeiten der molekularen Rezidivfrüherkennung hinsichtlich des Markerspektrums sowie der Sensitivität für Patienten mit akuten Leukämien in der Post-Transplantationsphase ergeben.

Gerade auch in Anbetracht eines vermehrten Einsatzes der reduzierten Konditionierung sowie der Auswahl von Hochrisikopatienten für die allogene Stammzelltransplantation gewinnt ein optimales Monitoring der Patienten in der Posttransplantationsphase einen zunehmenden Stellenwert. Bei einem Anstieg der molekularen Mutationslast sollten die Möglichkeiten der adoptiven Immuntherapie zumindest immer geprüft werden: Hier kommt – stets unter Berücksichtigung des Einzelfalls, beispielsweise hinsichtlich des Vorliegens einer GvHD – eine raschere Reduktion der immunsuppressiven Therapie in Frage, ebenso der Einsatz von Donorlymphozyten. Allerdings ist noch viel Forschungsarbeit zu leisten, zum einen um das Panel möglicher MRD-Marker in der Posttransplantationsphase bei der AML zu erweitern, zum anderen hinsichtlich der Interpretation der Ergebnisse. Internationale Arbeitsgruppen bemühen sich derzeit um diese Ziele [16].

Literatur

1. Aoki J, Ishiyama K, Taniguchi S et al. Outcome of Allogeneic Hematopoietic Stem Cell Transplantation for Acute Myeloid Leukemia Patients with Central Nervous System Involvement. Biol Blood Marrow Transplant. 2014;20:2029-33

2. Oyekunle AA, Kröger N, Zabelina T, et al.: Allogeneic stem-cell transplantation in patients with refractory acute leukemia: a long-term follow-up. Bone Marrow Transplant. 2006 Jan;37(1):45-50.

3. Fung HC, Stein A, Slovak M, et al.: A long-term follow-up report on allogeneic stem cell transplantation for patients with primary refractory acute myelogenous leukemia: impact of cytogenetic characteristics on transplan-

tation outcome. Biol Blood Marrow Transplant. 2003 Dec;9(12):766-71.

4. Schmid C, Schleuning M, Schwerdtfeger R, et al. Long-term survival in refractory acute myeloid leukemia after sequential treatment with chemotherapy and reduced-intensity conditioning for allogeneic stem cell transplantation. Blood. 2006 Aug 1;108(3):1092-9.

5. Lekakis LJ, Cooper BW, de Lima MG. Allogeneic stem cell transplantation for acute myeloid leukemia in first complete remission: are we closer to knowing who needs it? Curr Hematol Malig Rep. 2014;9:128-37.

6. Sayer HT, Kroger M, Beyer J, et al., Cooperative German Transplant Study Group. Reduced intensity conditioning for allogeneic hematopoietic stem cell transplantation in patients with acute myeloid leukemia: Disease status by marrow blasts is the strongest prognostic factor. Bone Marrow Transplant 2003; 31 (12): 1089-1095.

7. Grimwade D, Hills RK, Moorman AV, et al.: Refinement of cytogenetic classification in acute myeloid leukemia: determination of prognostic significance of rare recurring chromosomal abnormalities among 5876 younger adult patients treated in the United Kingdom Medical Research Council trials. Blood 2010; 116: 354-365.

8. Schlenk RF, Döhner K, Krauter J, et al.: Mutations and treatment outcome in cytogenetically normal acute myeloid leukemia. N.Engl.J.Med. 2008; 358: 1909-1918.

9. Schlenk RF, Döhner K, Mack S, et al.: Prospective evaluation of allogeneic hematopoietic stem-cell transplantation from matched related and matched unrelated donors in younger adults with high-risk acute myeloid leukemia: German-Austrian trial AMLHD98A. J.Clin.Oncol. 2010; 28: 4642-4648.

10. Schmid C, Schleuning M, Ledderose G, et al.: Sequential regimen of chemotherapy, reduced-intensity conditioning for allogeneic stem-cell transplantation, and prophylactic donor lymphocyte transfusion in high-risk acute myeloid leukemia and myelodysplastic syndrome. J.Clin.Oncol. 2005; 23: 5675-5687.

11. de Lima M, Giralt S, Thall PF, et al.: Maintenance therapy with low-dose azacitidine after allogeneic hematopoietic stem cell transplantation for recurrent acute myelogenous leukemia or myelodysplastic syndrome: a dose and schedule finding study. Cancer 2010; 116: 5420-5431.

12. Schmid C, Labopin M, Nagler A, et al.; EBMT Acute Leukemia Working Party. Donor lymphocyte infusion in the treatment of first hematological relapse after allogeneic stem-cell transplantation in adults with acute myeloid leukemia: a retrospective risk factors analysis and comparison with other strategies by the EBMT Acute Leukemia Working Party. J Clin Oncol. 2007; 25: 4938-4945.

13. Meloni G, Mancini M, Gianfelici V, et al.: Late relapse of acute myeloid leukemia with mutated NPM1 after eight years: evidence of NPM1 mutation stability. Haematologica 2009; 94: 298-300.

14. Schnittger S, Kern W, Tschulik C, et al.: Minimal residual disease levels assessed by NPM1 mutation-specific RQ-PCR provide important prognostic information in AML. Blood 2009; 114, 2220-2231.

15. Bacher U, Badbaran A, Fehse B, et al.: Quantitative monitoring of NPM1 mutations provides a valid minimal residual disease parameter following allogeneic stem cell transplantation. Exp.Hematol. 2009; 37: 135-142.

16. Kröger N, Bacher U, Bader P, et al.: NCI First International Workshop on the Biology, Prevention, and Treatment of Relapse after Allogeneic Hematopoietic Stem Cell Transplantation: report from the Committee on Disease-Specific Methods and Strategies for Monitoring Relapse following Allogeneic Stem Cell Transplantation. Part I: Methods, acute leukemias, and myelodysplastic syndromes. Biol.Blood Marrow Transplant 2010; 16, 1187-1211.

17. Appelbaum FR. Indications for allogeneic hematopoietic cell transplantation for acute myeloid leukemia in the genomic era. Am Soc Clin Oncol Educ Book. 2014:e327-33. doi: 10.14694/EdBook_AM.2014.34. e327.

18. Weisdorf D, Eapen M, Ruggeri A et al. Alternative donor transplantation for older patients with acute myeloid leukemia in first complete remission: a center for international blood and marrow transplant research-eurocord analysis. Biol Blood Marrow Transplant. 2014;20:816-22.

19. Christopeit M, Kuss O, Finke J et al. Second allograft for hematologic relapse of acute leukemia after first allogeneic stem-cell transplantation from related and unrelated donors: the role of donor change. J Clin Oncol. 2013;31:3259-71.

20. Tischer J, Engel N, Fritsch S et al. Second haematopoietic SCT using HLA-haploidentical donors in patients with relapse of acute leukaemia after a first allogeneic transplantation. Bone Marrow Transplant. 2014;49:895-901.

4.3. Akute lymphatische Leukämie (ALL)

Die Heilungsrate mit Standardchemotherapieregimes bei neu diagnostizierter akuter lymphatischer Leukämie (ALL) beträgt bei Kindern >80 % und ist somit sehr gut. Bei Erwachsenen erreicht diese jedoch nur 35-40 %. Bei Adoleszenten im Alter von 15-18 Jahren hat sich die Prognose derjenigen der pädiatrischen Patienten angeglichen und ist mittlerweile ebenfalls günstig [1]. Aufgrund der kritischen Prognose spielt die allogene Stammzelltransplantation bei Patienten mit ALL im Erwachsenenalter eine wichtige Rolle. In den letzten Jahren haben sich vornehmlich durch die Möglichkeit der Therapie mit Tyrosinkinaseinhibitoren bei Patienten mit Philadelphia- bzw. *BCR-ABL1*-positiver ALL in der Prä- oder Post-Transplantationsphase einige Veränderungen ergeben. Wichtige Unterschiede zwischen den Therapieprotokollen für erwachsene und pädiatrische Patienten ergeben sich beispielsweise bei der Philadelphia-positiven ALL. Im Erwachsenenalter ist diese eine Indikation zur frühen allogenen Stammzelltransplantation. Bei pädiatrischen Patienten mit diesem Leukämie-Subtyp wird seit Einführung des Tyrosinkinaseinhibitors Imatinib als Ergänzung zur Chemotherapie die Entscheidung zur allogenen Stammzelltransplantation von dem Ansprechen auf die initiale Therapie abhängig gemacht.

4.3.1. Indikation zur allogenen Stammzelltransplantation bei ALL

■ Primäres Induktionsversagen

Patienten, die auf die initiale Therapie der ALL nicht ansprechen, haben mit nachfolgenden Salvage-Chemotherapien eine minimale Heilungschance. Mit einer allogenen Stammzelltransplantation lassen sich in dieser Situation immerhin noch Heilungsraten von 10-20 % erreichen [2].

■ Zweites Rezidiv

Ähnlich wie bei primärem Therapieversagen gibt es nach dem ersten Rezidiv der ALL kaum Heilungschancen mit konventioneller Chemotherapie, während durch eine allogene Stammzelltransplantation ein lang andauerndes krankheitsfreies Überleben bei 10-25 % der Fälle berichtet wird.

■ Erstes Rezidiv

Für Kinder, die innerhalb von sechs Monaten nach Komplettierung der initialen konventionellen Therapie rezidivieren, gilt die allogene Stammzelltransplantation als die Therapie der Wahl. Obwohl randomisierte Studien zu dieser Fragestellung fehlen, zeigen retrospektive matched-pair-Analysen sowohl des *International Bone Marrow Transplantation Registry* (IBMTR) als auch der Nordic Case Control Study, dass das krankheitsfreie Überleben mit allogener Stammzelltransplantation gegenüber der konventionellen Chemotherapie mit ei-

nem krankheitsfreien Überleben von 40 % vs. 17 % bzw. 40 % vs. 23 % überlegen ist [3, 4]. Auch für Erwachsene mit ALL in zweiter Remission (also nach erstem Rezidiv) gilt die allogene Stammzelltransplantation als Therapie der Wahl, da die Überlebensraten in dieser Situation nach ausschliesslich konventioneller Therapie unter 10 % liegen. Das *International Bone Marrow Transplantation Registry* (IBMTR) berichtet über 388 Erwachsene, die in zweiter Remission von ihrem HLA-identischen Geschwisterspender transplantiert wurden und eine Fünf-Jahres-Überlebenswahrscheinlichkeit von 30 % erreichten. Die Untersuchungen mit unverwandten Spendern führten zu ähnlichen Resultaten [5].

■ Erste Remission

Die Indikation zur allogenen Stammzelltransplantation in erster Remission muss auf Grund der therapiebedingten Morbidität und Mortalität gegenüber der Heilungsrate mit konventioneller Chemotherapie abgewogen werden. Gegenwärtig versucht man, Risikopatienten zu definieren, die aufgrund des hohen Rezidivrisikos am meisten von einer allogenen Stammzelltransplantation in erster kompletter Remission profitieren. Solche Risikofaktoren sind:

- Manifestationsalter der ALL >35 Jahre
- initiale Leukozytenzahl >30 x 10^9/l bei B-Linien-ALL
- Leukozytenzahl >100 x 10^9/l bei T-ALL
- Patienten, bei denen zur Remissionsinduktion mehr als vier Wochen benötigt wurden
- Extramedulläre Manifestation der ALL
- Genetische Risikofaktoren wie Philadelphia-/BCR-ABL1-Translokation oder t(4;11)/MLL-AF4 (=MLL-MLLT2).

Diese Risikofaktoren reduzieren die Chance eines längeren krankheitsfreien Überlebens mit konventioneller Chemotherapie auf <25 %, und gelten daher als Indikation für eine allogene Stammzelltransplantation in erster Remission. Die Ergebnisse der Stammzelltransplantation von unverwandten Spendern sind dabei mit denen von verwandten Spendern vergleichbar [6]. Vor kurzem wurden die zytogenetischen Daten der Patienten mit ALL, welche im Rahmen einer MRC/ECOG-Studie behandelt worden waren, veröffentlicht. Hier zeichneten sich folgende Risikogruppen nach

der Zytogenetik ab: Patienten mit einem Philadelphia-Chromosom, t(4;11)(q21;q23), t(8;14)
(q24.1;q32) bei reifer B-ALL/Burkitt-Lymphom,
oder mit einem komplexen Karyotyp (definiert
durch ≥5 klonale chromosomale Anomalien) zeigten ein schlechteres Überleben, ebenso Patienten
mit "low hypodiploidy" (30-39 Chromosomen)
und "near triploidy" (60-78 Chromosomen).
"High hyperdiploidy" oder 9p-Deletionen vermittelten hingegen eine bessere Prognose [7].

Thomas et al. veröffentlichten die Ergebnisse der
LALA-94-Studie ("*Leucémie Aiguës Lymphoblasti-
que de l'Adulte*"), in welche 922 erwachsene Patienten mit einer ALL aus den verschiedenen Risikogruppen eingebracht wurden. Alle Patienten erhielten einen vierwöchigen Induktionskurs. Patienten mit einer Hochrisiko-ALL, mit Philadelphia-positiver ALL und mit ZNS-Befall erhielten
eine allogene Stammzelltransplantation, sofern ein
HLA-identer Geschwisterspender zur Verfügung
stand. Patienten mit einer Hochrisiko-ALL hatten
ein krankheitsfreies 2-Jahresüberleben von 38 %,
Patienten mit ZNS-Befall von 44 %. Patienten mit
einem HLA-identen Geschwisterspender aus diesen Risikogruppen hatten ein verbessertes Überleben im Vergleich zu den Patienten, welche eine autologe Transplantation oder konventionelle Chemotherapie erhielten. Dies war auf eine niedrigere
Rezidivrate der allogen transplantierten Patienten
zurückzuführen [8].

Eine Studie des britischen *Medical Research Council* (MRC) und der amerikanischen *Eastern Cooperative Oncology Group* (ECOG) untersuchte prospektiv die Rolle der allogenen Stammzelltransplantation bei Erwachsenen mit ALL und verglich
die Ergebnisse der autologen Transplantation mit
der Standardchemotherapie. Die Patienten, die
danach eine komplette Remission erzielten, erhielten zwei Induktionskurse und anschließend eine
allogene Stammzelltransplantation, falls ein pas-
sender Geschwisterspender zur Verfügung stand.
Andere Patienten wurden für eine Chemotherapie
oder autologe Stammzelltransplantation rando-
misiert. Eine "Donor versus no donor"-Analyse
zeigte, dass bei Philadelphia-negativer ALL die
"donor"-Gruppe ein verbessertes 5-Jahres-
Überleben von 53 % versus 45 % bei der "no-
donor"-Gruppe hatte [9].

Andere nicht-randomisierte Vergleiche zwischen
autologer und allogener Transplantation bezüglich des krankheitsfreien Überlebens unterstützen
den Einsatz der allogenen Transplantation bei
Hochrisikopatienten in erster Remission.

4.3.3. Risikostratifizierung bei ALL

Moderne Therapiekonzepte streben eine differenzierte Risikostratifizierung bei Patienten mit ALL
an. Die Indikation zur allogenen Stammzelltransplantation bezieht dabei sowohl das Risikoprofil
bei der Erstdiagnose der Erkrankung als auch weitere Parameter im Krankheitsverlauf ein. Tabelle
4.2 zeigt die Risikostratifizierung für erwachsene
Patienten mit ALL nach der GMALL 07/2003-
Studie bei Diagnosestellung.

Standardrisiko-Patienten (Erwachsene): In der
GMALL 07/2003-Studie erhalten Standardrisiko-
Patienten bis Woche 49 alternierende Chemotherapiezyklen, evtl. in Kombination mit Rituximab;
begleitend werden MRD-Kontrollen durchgeführt. Am Ende des 1. Jahres findet eine Risikostratifikation nach dem MRD-Status statt. Bei Patienten mit MRD-Niedrigrisiko wird die Therapie unter Fortsetzung der MRD-Kontrollen beendet. Bei
MRD-Hochrisiko wird die Therapie mit einer allogenen Stammzelltransplantation oder einer intensivierten Erhaltung fortgeführt. Patienten mit
MRD-Intermediär-Risiko erhalten eine intensivierte Erhaltungstherapie.

Hochrisiko-Patienten: Diese erhalten nach Kon-
solidation I eine allogene Stammzelltransplantation vom Familien- oder Fremdspender. Falls kein
geeigneter Spender vorhanden ist, erhalten die Patienten eine dem jeweiligen Leukämie-Subtyp-
angepasste Erhaltungstherapie und im Anschluss
daran eine autologe Stammzelltransplantation.

Höchstrisikopatienten mit *BCR-ABL1*- bzw. Philadelphia-positiver ALL erhalten Imatinib zusätzlich zur Chemotherapie und im weiteren Verlauf
eine allogene Stammzelltransplantation.

4.3.4. Konditionierungsregime

Die am häufigsten eingesetzten Konditionierungsregime bei allogener Stammzelltransplantation für
Patienten mit ALL bestehen aus Cyclophosphamid
und Ganzkörperbestrahlung (TBI), entweder mit
oder ohne Zusatz von Etoposid oder Cytarabin.
Eine retrospektive Analyse des IBMTR zeigte für

Standardrisiko	Hochrisiko	Höchstrisiko
• B-Vorläufer ALL - CR an Tag 26 (nach Induktion I) - WBC < 30 x 10^9/L - keine pro-B-ALL/t(4;11) - keine t(9;22)/*BCR-ABL1* • Thymische T-ALL	• B-Vorläufer ALL - CR erst an Tag 46 (nach Ind. II) - WBC > 30 x 10^9/L - pro B-ALL/t(4;11) - keine t(9;22)/*BCR-ABL1* • Early T-ALL oder mature T-ALL • Komplexer Karyotyp	• Philadelphia-/*BCR-ABL1* positive ALL

Tab. 4.2: Risikostratifizierung bei ALL im Erwachsenenalter nach der GMALL 07/2003-Studie.

das "TBI/Cyclophosphamid"-Regime eine Überlegenheit gegenüber dem "Busulfan/Cyclophosphamid"-Regime mit einem Drei-Jahres-Gesamtüberleben von 55 % für die Ganzkörperbestrahlung gegenüber 40 % im Busulfan-haltigen Regime [10]. Doney et al. veröffentlichten die Ergebnisse der allogenen Stammzelltransplantation aus dem *Fred Hutchinson Cancer Research Center* aus den Jahren 1998-2006: Es wurden 161 erwachsene Patienten mit ALL bei Erstmanifestation der Erkrankung oder im Rezidiv allogen mit myeloablativer Konditionierung transplantiert. Die Wahrscheinlichkeit des 5-Jahres-rezidivfreien Überlebens war 47 %, eines Rezidivs 30 % und der transplantations-assoziierten Mortalität 29 %. Transplantation in kompletter Remission war der wichtigste unabhängige prognostische Parameter. Der Nachweis einer MRD vor allogener Stammzelltransplantation mit Durchflusszytometrie war mit schlechterem Gesamtüberleben und Rezidivfreiem Überleben assoziiert [11].

Um den "Graft versus Leukämie"-Effekt bei der ALL auszunützen sind auch dosisreduzierte Konditionierungsregime untersucht worden. Obwohl die Studien bezüglich der Effektivität eines "Graft versus Leukämie"-Effekts mittels Spenderlymphozyteninfusion (Donorlymphozyten-Infusion, DLI) eher enttäuschend sind, bestätigte eine retrospektive Studie an 1.132 Patienten mit ALL nach Standardkonditionierung, dass die Patienten mit akuter und chronischer "Graft versus Host"-Erkrankung ein niedrigeres Rezidivrisiko hatten als Patienten ohne GvHD [12]. Ein Engraftment kann sicher mit diesen dosisreduzierten Konditionierungsregime erreicht werden; endgültige Schlussfolgerungen zu ihrem Stellenwert können

für Patienten mit einer ALL jedoch noch nicht gegeben werden [13].

4.3.5. Philadelphia-positive ALL

Die Philadelphia-Translokation gilt als einer der ungünstigsten prognostischen Faktoren bei Patienten mit ALL. Sie lässt sich bei 25-40 % aller erwachsenen Patienten mit ALL nachweisen. Mit konventioneller Therapie liegen die Langzeitüberlebensraten bei erwachsenen Patienten mit Philadelphia- bzw. *BCR-ABL1*-positiver ALL unter 10 %, so dass hier die Durchführung einer allogenen Stammzelltransplantation in erster Remission angestrebt wird. Mit der allogenen Stammzelltransplantation ließ sich das krankheitsfreie Langzeitüberleben zumindest in den Bereich zwischen 25 % und 45 % bringen. Inzwischen wurde für die Gruppe der Patienten mit *BCR-ABL1*-positiver ALL erfolgreich Imatinib in die Therapie vor allogener Stammzelltransplantation eingebracht. Durch die Vorbehandlung mit Imatinib in Kombination mit der Chemotherapie gelang es zum einen, die Rate an kompletten Remissionen nach der Induktionstherapie deutlich erhöhen, wodurch mehr Patienten mit Philadelphia-positiver ALL die allogene Stammzelltransplantation in einer Remission erreichen [14, 15]. Mizuta et al. beschrieben in einer Studie in Japan (Japan Adult Leukemia Study Group Ph+ ALL202) eine höhere 3-Jahres-Überlebenswahrscheinlichkeit von 65 % nach Transplantation bei Patienten mit einer Imatinib-Therapie in der Prätransplantationsphase im Vergleich zu 44 % in einer historischen Kohorte vor der Einführung von Imatinib [14]. In einer italienischen Studie (Northern Italy Leukemia Group Protocol 09/00) beschrieben Bassan et al. eine höhere Rate von kompletten Remissionen (92 % vs. 80,5 %) und allogenen Transplantationen bei den Patienten mit Philadelphia-positiver ALL, welche Imatinib erhalten hatten (63 % vs. 39 % in der Non-Imatinib-Kohorte). Auch das Gesamt- und krankheitsfreie Überleben war besser bei den Patienten, welche Imatinib erhalten hatten [16].

Eine Populations-basierte Studie aus Schweden analysierte die Ergebnisse der Stammzelltransplantation bei Patienten mit Philadelphia-positiver ALL in den Jahren 2000 bis 2009. Insgesamt erhielten 51 Patienten mit einer Philadelphia-positiven ALL im Alter von 20 bis 66 Jahren eine Stammzelltransplantation (49 allogene SZT: überwiegend Familien- und Fremdspender, und 2 autologe SZT). Das 5-Jahres-Überleben war 51 %. Nach 5 Jahren war die Wahrscheinlichkeit eines zytomorphologischen Rezidivs und einer Nicht-Rezidiv-bedingten Mortalität (non-relapse mortality, NRM) 36 % bzw. 18 %. Alter ≥40 Jahre und die Absenz einer chronischen GvHD waren negative prognostische Parameter hinsichtlich Rezidiv und NRM in einer multivariaten Analyse [18].

4.3.6. "Minimal Residual Disease" Monitoring

Die Detektion der minimalen Resterkrankung ermöglicht neue Interventionsstrategien wie Spenderlymphozytengabe (Donorlymphozyten-Infusion, DLI) zu einem frühen Zeitpunkt. Diese sind allerdings bei ALL noch nicht klinisch hinreichend geprüft. Bei Philadelphia- bzw. *BCR-ABL1*-positiver ALL besteht die Möglichkeit der Gabe von Tyrosinkinaseinhibitoren (meist Imatinib) in der Post-Transplantationsphase. Wird bei Nachweis einer molekularen MRD in der Post-Transplantationsphase Imatinib verabreicht, gelingt es, einen beträchtlichen Teil der Patienten mit *BCR-ABL1*-positiver ALL erneut in eine molekulare komplette Remission zu bringen. Wird allerdings keine molekulare Remission unter der Imatinib-Therapie erreicht, ist die Wahrscheinlichkeit eines klinischen Rezidivs extrem hoch [17].

Ferner ist das Monitoring einer minimalen Resterkrankung unmittelbar vor Transplantation – also die Beurteilung des molekularen Remissionsstatus vor der Transplantation – prädiktiv für einen erfolgreichen Transplantationsverlauf. Bei 98 Erwachsenen mit Philadelphia-positiver ALL in erster oder zweiter kompletter Remission wurde der MRD-Status vor Transplantation von Cord Blood (umbilical cord blood transplantation, UCBT) bestimmt. Der MRD-Status war negativ bei 39 und positiv bei 59 Patienten vor UCBT. Die kumulative Rezidivinzidenz nach 3 Jahren war 34 % bei MRD-positiven und 16 % bei MRD-negativen Patienten, der Unterschied war signifikant. Das Leukämie-freie Überleben nach 3 Jahren war mit 36 % schlechter bei MRD-positiven als mit 49 % bei MRD-negativen Patienten. Somit konnte gezeigt werden, dass ein positiver MRD-Status vor UCBT mit einem erhöhten Rezidivrisiko assoziiert ist [19].

Literatur

1. Pui CH, Pei D, Campana D, et al. Improved prognosis for older adolescents with acute lymphoblastic leukemia. J.Clin.Oncol. 2011; 29: 386-391.

2. Wingard JR, Piantadosi S, Santows GW, et al. Allogeneic bone marrow transplantation for patients with high-risk acute lymphoblastic leukemia. J Clin Oncol 1990; 8: 820-830.

3. Barrett AJ, Horowitz MM, Pollock BH, et al. Bone marrow transplants from HLA-identical siblings as compared with chemotherapy for children with acute lymphoblastic leukemia in a second remission. N Engl J Med 1994: 331: 1253-1258.

4. Schroeder H, Gustafsson G, Saarinen-Pihkala UM, et al. Allogeneic bone marrow transplantation in second remission of childhood acute lymphoblastic leukemia: A population-based case control study from the Nordic countries. Bone Marrow Transplant 1999; 23: 555-560.

5. International Bone Marrow Transplant Registry. 2002; http:www.ibmtr.org.

6. Kiehl MG, Kraut L, Schwerdtfeger R, et al. Outcome of allogeneic hematopoietic stem-cell transplantation in adult patients with acute lymphoblastic leukemia: no difference in related compared with unrelated transplant in first complete remission. J Clin Oncol. 2004 Jul 15; 22(14):2816-25.

7. Moorman AV, Harrison CJ, Buck GA, et al. Karyotype is an independent prognostic factor in adult acute lymphoblastic leukemia (ALL): analysis of cytogenetic data from patients treated on the Medical Research Council (MRC) UKALLXII/Eastern Cooperative Oncology Group (ECOG) 2993 trial. Blood 2007; 109: 3189-3197.

8. Thomas X, Boiron JM, Huguet F, et al. Outcome of treatment in adults with acute lymphoblastic leukemia: analysis of the LALA-94 trial. J.Clin.Oncol. 2004; 22: 4075-4086.

9. Goldstone AH, Richards SM, Lazarus HM, et al. In adults with standard-risk acute lymphoblastic leukemia,

the greatest benefit is achieved from a matched sibling allogeneic transplantation in first complete remission, and an autologous transplantation is less effective than conventional consolidation/maintenance chemotherapy in all patients: final results of the International ALL Trial (MRC UKALL XII/ECOG E2993). Blood 2008; 111: 1827-1833.

10. Davies SM, Ramsay NKC, Klein JP, et al. Comparison of preparative regimens in transplants for children with acute lymphoblastic leukemia. J Clin Oncol 2000; 18: 340-347.

11. Doney K, Gooley TA, Joachim DH, et al. Allogeneic Hematopoietic Cell Transplantation with Full-Intensity Conditioning for Adult Acute Lymphoblastic Leukemia: Results from a Single Center, 1998-2006. Biol.Blood Marrow Transplant. 2011 Aug; 17 (8); 1187-1195.

12. Passweg JR, Tiberghien P, Cahn JY, et al. Graft-versus-leukemia effects in T lineage and B lineage acute lymphoblastic leukemia. Bone Marrow Transplant 1998; 21: 153-158.

13. Arnold R, Massenkeil G, Bornhäuser M, et al. Non-myeloablative stem cell transplantation in adults with high risk ALL may be effective in early but not in advanced disease. Leukemia 2002; 16 (12): 2423-2428.

14. Mizuta S, Matsuo K, Yagasaki F, et al. Pre-transplant imatinib-based therapy improves the outcome of allogeneic hematopoietic stem cell transplantation for BCR-ABL-positive acute lymphoblastic leukemia. Leukemia 2011; 25: 41-47.

15. Fielding AK. How I treat Philadelphia chromosome-positive acute lymphoblastic leukemia. Blood 2010; 116: 3409-3417.

16. Bassan R, Rossi G, Pogliani EM, et al. Chemotherapy-phased imatinib pulses improve long-term outcome of adult patients with Philadelphia chromosome-positive acute lymphoblastic leukemia: Northern Italy Leukemia Group protocol 09/00. J.Clin.Oncol. 2010; 28: 3644-3652.

17. Wassmann B, Pfeifer H, Stadler M, et al. Early molecular response to posttransplantation imatinib determines outcome in MRD+ Philadelphia-positive acute lymphoblastic leukemia (Ph+ ALL). Blood 2005; 106: 458-463.

18. Hulegårdh E, Hägglund H, Ahlberg L et al. Outcome after HSCT in Philadelphia chromosome positive acute lymphoblastic leukemia in Sweden: a population-based study. Med Oncol. 2014;31:66.

19. Tucunduva L, Ruggeri A, Sanz G et al. Impact of minimal residual disease on outcomes after umbilical cord blood transplantation for adults with Philadelphia-positive acute lymphoblastic leukaemia: an analysis on behalf of Eurocord, Cord Blood Committee and the Acute Leukaemia working party of the European group for Blood and Marrow Transplantation. Br J Haematol. 2014;166:749-57.

4.4. Chronische myeloische Leukämie (CML)

Bis zur Einführung des Tyrosinkinaseinhibitors Imatinib im Jahre 1998 wurde bei jüngeren Patienten mit erster chronischer Phase der chronischen myeloischen Leukämie (CML) bei Vorhandensein eines geeigneten Spenders eine allogene Stammzelltransplantation angestrebt. Somit war die CML bis um die Jahrtausendwende eine der häufigsten Indikationen für eine allogene Stammzelltransplantation. Inzwischen jedoch stellt die Therapie mit Imatinib und ggf. auch Tyrosinkinaseinhibitoren der folgenden Generationen (Nilotinib, Dasatinib, Ponatinib, Bosutinib) die Erst- und oft auch Zweitlinientherapie bei Patienten mit CML in erster chronischer Phase dar. Die allogene Stammzelltransplantation wird nur noch bei Resistenz oder Intoleranz auf Imatinib oder weiteren TKIs durchgeführt. Allerdings spielt die allogene Stammzelltransplantation bei Patienten in den fortgeschrittenen Stadien der Erkrankung (akzelerierte Phase, Blastenphase) oder bei Vorliegen der BCR-ABL1-Mutation T315I (welche ein hohes Maß an TKI-Resistenz vermittelt) eine große Rolle. Die Selektion von Patienten mit einem Hochrisikoprofil bei CML stellt eine große Herausforderung für die Transplantationsmedizin dar.

4.4.1. "Graft versus Leukämie"-Effekt

Die ersten Beobachtungen, dass das Spenderimmunsystem einen Einfluss auf die Leukämie nach Stammzelltransplantation haben könnte, kamen von der Gruppe aus Seattle. Diese zeigte, dass Patienten mit akuter und chronischer "Graft versus Host"-Erkrankung (GvHD) ein deutlich niedrigeres Risiko für einen Leukämierückfall hatten. Dass die CML eine besonders sensitive Erkrankung auf den allogenen Immuneffekt darstellt, zeigt sich in dem dramatischen Anstieg der Rückfallrate, wenn die immunkompetenten T-Zellen aus dem Stammzelltransplantat depletiert werden [1]. Auch bei der Verwendung von syngenen, d.h. eineiigen Zwillingen, ist die Rückfallrate deutlich höher als bei einem HLA-identischen Geschwisterspender. Am eindrucksvollsten konnte der "Graft versus Leukämie"-Effekt bei Patienten im Rezidiv der CML nach allogener Transplantation gezeigt werden, bei denen durch Spenderlymphozytengabe (DLI) lang anhaltende molekulare Remissionen induziert wurden [2]. Der "Graft versus Leukämie"-Effekt ist ausgeprägter bei geringerer Leukämiezelllast – also bei minimaler Resterkrankung bzw. wenn sich das Rezidiv nur auf molekularer Ebene zeigt, in der chronischen Phase der Erkrankung, beim Auftreten von GvHD und wenn die medikamentöse GvHD-Prävention gering ist. Der "Graft versus Leukämie"-Effekt bei der CML wird initiiert, wenn Spender-T-Zellen Leukämieverwandte Antigene erkennen, die über Histokompatibilitäts-Antigene der Klasse I oder Klasse II von Antigen-präsentierenden Zellen des Empfängers erkannt werden.

Die CML ist unter den myeloischen Neoplasien die einzige mit noch funktionierenden leukämischen Antigen-präsentierenden Zellen einschließlich Monozyten und dendritischen Zellen sowie B-Lymphozyten, d.h. leukämische dendritische Zellen können direkt das Spenderimmunsystem stimulieren. Als die wesentlichen Effektorzellen in der "Graft versus Leukämie"-Reaktion werden zytotoxische $CD4^+$-T-Zellen angesehen, aber auch NK-Zellen scheinen zum „Graft versus Leukämie"-Effekt beizutragen. Welche Antigene schließlich die GvL-Response hervorrufen, ist noch nicht vollständig geklärt, jedoch gibt es zahlreiche Hinweise, dass auch andere Antigene (aber nicht bcr-abl) in die $CD4^+$-T-Zell-Antwort involviert sind. Antigene wie minor Histokompatibilitäts-Antigene, die als Peptide von HLA-Klasse I und II präsentiert werden, aber auch gewebsspezifische Proteine wie Proteinase 3 oder Wilms-Tumor-Gen 1 sind nachweisbar in den "Graft versus Leukämie"-Effekt eingebunden (☞ Kap. 11.).

4.4.2. Ergebnisse der allogenen Stammzelltransplantation bei CML

Seit 30 Jahren wird nun die Familienspendertransplantation bei der CML durchgeführt. Die Ergebnisse der Transplantation zeigten hierbei eine kontinuierliche Verbesserung aufgrund der Reduktion der transplantationsassoziierten Mortalität von ca. 40 % auf <10 %. Von der Deutschen CML-Studiengruppe wurde ein Anstieg des 3-Jahres­überlebens auf >90 % bei Patienten in chronischer Phase der CML berichtet [3].

Durch die zunehmende Verfügbarkeit von unverwandten Spendern nahm die Anzahl der unverwandten Stammzellspendertransplantationen bei CML zu. Dabei haben sich die Ergebnisse der Transplantation von unverwandten Spendern derjenigen der von verwandten Spendern angeglichen. Bei fortgeschrittenen Krankheitsphasen der CML – also den Patienten, welche heute die Majorität der Transplantationspatienten stellen – sind die Ergebnisse ungünstiger als bei Patienten in chronischer Phase der Erkrankung. Allerdings wird selbst bei Patienten in der Blastenphase immer noch ein krankheitsfreies Langzeitüberleben von >30 % mit der allogenen Transplantation erreicht, was in Anbetracht der kritischen Prognose der Blastenphase der CML als Erfolg zu sehen ist. Die Transplantation bei der CML wurde mit myeloablativen Konditionierungsregimes durchgeführt, z.B. auf Basis von Busulfan/Cyclophosphamid. Wie bei anderen Entitäten fand zuletzt die dosisreduzierte Konditionierung ihren Eingang in die Transplantation bei der CML. Somit können auch ältere Patienten oder Patienten mit Komorbidität oder nach intensiven Vortherapien eine allogene Transplantation erhalten. Allerdings sind weitere Studien abzuwarten, um den Stellenwert der dosisreduzierten Konditionierung bei der CML zu definieren.

4.4.3. Faktoren, die den Ausgang nach allogener Transplantation beeinflussen

Die Chronic Leukaemia Working Party der European Group for Blood and Marrow Transplantation (EBMT) hat einen Risiko-Score entwickelt, nach dem das Überleben, aber auch die transplantationsbedingte Mortalität abgeschätzt werden können [4].

4.4.4. Stellenwert der allogenen Stammzelltransplantation in der Ära von Tyrosinkinase-Inhibitoren

Das "European LeukemieNet" hat Empfehlungen bezüglich der Therapie sowie der Interpretation des Ansprechens für Patienten mit CML ausgesprochen [5]. Darüber hinaus wurden auch Indikationen zur allogenen Stammzelltransplantation vom "European Leukemia Net" (ELN) formuliert [5]:

• Fortgeschrittene CML in akzelerierter oder Blastenphase

- Versagen von Tyrosinkinaseinhibitoren der zweiten Generation (Nilotinib, Dasatinib) in der Erstlinientherapie bei Patienten mit chronischer Phase

- Versagen von zwei Tyrosinkinaseinhibitoren oder Intoleranz auf 2 TKIs bei Patienten mit chronischer Phase

- Nachweis einer T315I-Mutation

Auch eine HLA-Typisierung sollte bereits beim Nachweis von Warnsignalen wie dem Auftreten klonaler zytogenetischer Veränderungen in der Philadelphia-positiven Hämatopoese veranlasst werden, da eine solche Philadelphia-positive klonale Evolution oftmals einem Progress der Erkrankung vorausgeht. Auch ein Anstieg der *BCR-ABL1*-Transkripte unter Therapie mit TKIs ist ein Warnsignal.

Mit der Spendersuche sollte bereits bei fraglicher Indikation zur allogenen Stammzelltransplantation bei CML begonnen werden. Außerdem sollte man mit allen Patienten, welche von einer allogenen Stammzelltransplantation profitieren könnten, die Option einer Transplantation zu einem möglichst frühen Zeitpunkt diskutieren. Die Therapie mit Tyrosinkinaseinhibitoren sollte auf keinen Fall vor der allogenen Stammzelltransplantation unterbrochen werden.

4.4.5. Monitoring in der Post-Transplantationsphase

Die Selektion der Patienten mit fortgeschrittenem Krankheitsstadium der CML oder Resistenz auf die TKIs ist mit höheren Rezidivraten in der Post-Transplantationsphase assoziiert. Das Monitoring der Patienten in der Post-Transplantationsphase ist daher von größter Bedeutung. Hier eignet sich die quantitative real-time PCR auf das *BCR-ABL1*-Rearrangement. Kaeda et al. teilten die Patienten nach allogener HSCT in die Kategorien "persistently negative"/"single low level positive result", "fluctuating positive, low level", "persistently positive, low level" und "molecular relapse" ein [6]. Damit war es möglich, die Wahrscheinlichkeit eines Rezidivs der CML in der späteren Post-Transplantationsphase vorauszusagen. Das Monitoring anhand der real-time PCR auf *BCR-ABL1* ist essentiell für die Steuerung der adoptiven Immuntherapie mit Donorlymphozyten bzw. für die Therapie mit Tyrosinkinaseinhibitoren der ersten und zwei-

ten Generation in der Post-Transplantationsphase der CML.

Der Einsatz von Tyrosinkinaseinhibitoren zur Prophylaxe oder Therapie eines Rezidivs ist mittlerweile bei Patienten mit CML in der Posttransplantationsphase weit verbreitet. Es muss große Sorgfalt angewandt werden, da der Einsatz der TKIs in Kombination mit der übrigen Medikation in der Posttransplantationsphase ein vermehrtes Risiko von Nebenwirkungen birgt, zweitens die Patienten aufgrund der intensiven Therapie während der Konditionierung bereits einer erheblichen Toxizität ausgesetzt waren, und schließlich, da man in der Posttransplantationsphase von einer Instabilität der Hämatopoese ausgehen muss. Somit ist hier die Formulierung von Standardtherapiekonzepten wesentlich problematischer als im reinen Pharmakotherapiesetting.

Literatur

1. Horowitz MM, Gale RP, Sondel PM, et al. Graft-versus-leukemia reactions after bone marrow transplantation. Blood 1990; 75: 555-562.

2. Kolb HJ, Mittermuller J, Clemm CH, et al. Donor leukocyte transfusions for treatment of recurrent chronic myelogenous leukemia in marrow transplant patients. Blood 1990; 76: 2462-2465.

3. Saussele S, Lauseker M, Gratwohl A, et al. Allogeneic hematopoietic stem cell transplantation (allo SCT) for chronic myeloid leukemia in the imatinib era: evaluation of its impact within a subgroup of the randomized German CML Study IV. Blood 2010; 115. 1880-1885.

4. Gratwohl A, Hermans J, Goldman JM, et al. Risk assessment for patients with chronic myeloid leukaemia before allogeneic blood or marrow transplantation. Lancet 1998; 352: 1087-1092.

5. Baccarani M, Deininger MW, Rosti G et al. European LeukemiaNet recommendations for the management of chronic myeloid leukemia: 2013. Blood. 2013;122:872-84.

6. Kaeda J, O'Shea D, Szydlo RM, et al. Serial measurement of BCR-ABL transcripts in the peripheral blood after allogeneic stem cell transplantation for chronic myeloid leukemia: an attempt to define patients who may not require further therapy. Blood 2006; 107: 4171-4176.

4.5. Myelodysplastisches Syndrom (MDS) / Myeloproliferatives Syndrom (MPS)

4.5.1. Myelodysplastisches Syndrom (MDS)

Das myelodysplastische Syndrom (MDS) ist eine heterogene Gruppe von hämatologischen Erkrankungen. Die abnormale zelluläre Reifung bedingt die periphere Zytopenie mit einem variablen Risiko zur Progression in eine akute myeloische Leukämie. Die Patienten werden klassifiziert nach der French-American-British-Consensus Conference (FAB), die primär auf der Anzahl der im Knochenmark vorhandenen Blasten beruht.

RA	"Refraktäre Anämie"
RARS	"Refraktäre Anämie" mit Ring-sideroblasten
RAEB	"Refraktäre Anämie" mit Blasten-Exzess (5-20 % Blasten)
RAEB-T	"Refraktäre Anämie mit Blasten-Exzess in Transformation" (zu aku-ter Leukämie) (21-30 % Blasten)
CMML	"Chronische myelomonozytäre Leukämie" (< 20 % Blasten)

Tab. 4.3: FAB-Klassifikation.

In der neuen Klassifikationen der Weltgesundheitsbehörde (WHO)von 2001 und nachher auch von 2008 werden die Dysplasien der verschiedenen Zell-Linien berücksichtigt, CMML wird nicht mehr als Myelodysplastisches Syndrom klassifiziert, 5qminus-Syndroms und MDS-Unklassierbar werden beachtet und sekundäre AML wird bereits klassifiziert ab einer Blastenzahl von ≥ 20 % (☞ Tab. 4.4).

Zur Abschätzung der Prognose hat sich das "International Prognostic Scoring System" (IPSS) [1] zeitlang bewährt. In 2012 wurde diese Klassifikation revidiert, sodass die aktuelle Version die individuelle Zytopenien und die chromosomalen Veränderungen ausführlicher berücksichtigt [36] (☞ Tab. 4.5).

Anhand des IPSS oder IPSS-R ist das individuelle Risiko des Patienten für eine Transformation in eine akute Leukämie und das zu erwartende mediane Überleben erkennbar.

WPSS (*WHO classification-based prognostic scoring system*) dagegen berücksichtigt neben dem Karyotyp die einzelnen Subtypen nach der neuen WHO-Klassifikation und den Transfusionsbedarf und kann nicht nur bei Diagnose, sondern auch in jedem Zeitpunkt in Verlauf appliziert werden (☞ Tab. 4.6).

Trotz vielfältiger neuer konventioneller Therapiemaßnahmen wie demethylierender Substanzen oder Histondeacetylase-Hemmer in der Behandlung des myelodysplastischen Syndroms ist die allogene Knochenmark- oder Blutstammzelltransplantation (vielleicht neben der autologen Transplantation) derzeit der einzige kurative Ansatz für Patienten mit myelodysplastischem Syndrom. Tab. 4.7 zeigt eine Auswahl verschiedener Studien zur allogenen Stammzelltransplantation bei myelodysplastischem Syndrom.

Alle Studien zeigen, dass ca. 30-40 % der Patienten durch die allogene Stammzelltransplantation geheilt werden können. Der für die Patienten limitierende Faktor ist die hohe therapiebedingte Mortalität, die in fast allen Studien bei 30-50 % liegt, so dass diese Therapieform in der Regel nur für jüngere Patienten in Frage kommt. Neuere Studien der *European Group for Blood and Marrow Transplantation* (EBMT) zeigen jedoch eine deutliche Reduzierung der therapiebedingten Mortalität in den letzten Jahren, insbesondere in der Fremdspender-Transplantation [9], so dass die therapiebedingte Mortalität inzwischen - je nach Risikolage - auch für Standardkonditionierung zwischen 10 % und 30 % liegt. Die Rezidivrate liegt bei 30-40 % und hängt stark von den vorhandenen Risikofaktoren ab. Tab. 4.8 zeigt die Faktoren für eine günstige oder ungünstige Überlebenswahrscheinlichkeit nach allogener Stammzelltransplantation.

MDS-Subtyp	Blut	Knochenmark
Refraktäre Zytopenie mit unilineärer Dysplasie (RCUD) RA refr. Anämie RN refr. Neutropenie RT refr. Thrombopenie	<1 % Blasten Uni- oder Bizytopenie	<5 % Blasten, Dysplasien in ≥10 % der Zellen einer Reihe
Refraktäre Anämie mit Ringsideroblasten (RARS)	Anämie, keine Blasten	<5 % Blasten, ≥15 % Ringsideroblasten innerhalb der Erythropoiese, ausschließlich Dyserythropoiese
Refraktäre Zytopenie mit multilineären Dysplasien (RCMD) mit oder ohne Ringsideroblasten	<1 % Blasten Zytopenie(n) <1000/µl Mono	<5 % Blasten, Dysplasiezeichen ≥10 % der Zellen von 2-3 Zellreihen
MDS mit isolierter del(5q)	< 1 % Blasten Anämie, Thrombozyten oft vermehrt	meist typische mononukleäre Megakaryozyten, <5 % Blasten, isolierte del(5q) Anomalie
Refraktäre Anämie mit Blastenvermehrung I, RAEB I	Zytopenie(n) <5 % Blasten <1000/µl Mono	Uni- oder multilineäre Dysplasien, Blasten 5-9 %, keine Auerstäbchen
Refraktäre Anämie mit Blastenvermehrung II, RAEB II	Zytopenie(n) <20 % Blasten <1000/µl Mono	Uni- oder multilineäre Dysplasien, Blasten 10-19 %, Auerstäbchen möglich
Unklassifizierte MDS RCUD mit Panzytopenie RCMD/RCUD mit 1 % Blasten im Blut MDS-typische chromosomale Aberration ohne klare Dysplasiezeichen	< 1 % Blasten <1000/µl Mono	<5 % Blasten

Tab. 4.4: Klassifikation der Weltgesundheitsbehörde (WHO) des Myelodysplastischen Syndroms (2012).

	Score-Punkte						
	0	0,5	1	1,5	2	3	4
Karyotyp*	A	-	B	-	C	D	E
Blasten (%)	≤2	-	>2-<5	-	5-10	-	>10
Hb-Wert (g/dl)	≥10	-	8-<10	<8	-	-	-
Thrombos (/nl)	≥100	50-<100	<50	-	-	-	-
Neutrophile (/nl)	≥800	<800	-	-	-	-	-

Risiko-Score	Punkte
Very Low risk:	≤1,5
Low risk:	2-3
Intermediate risk I	3,5-4,5
Intermediate risk II	5-6
High-risk	>6

Tab. 4.5: Risiko-Score IPSS-R nach Greenberg et al.
*A: Sehr gut (-Y, del(11q)), B: Gut (Normal, del(5q), del(12p), del(20q), Doppel-Klon mit del(5q)), C: Intermediär (del(7q), +8, +19, i(17q), andere Einzel- oder Doppel-Klone)), D: Schlecht (-7, inv(3)/t(3q)/del(3q), Doppel-Klon mit -7/del(7q), komplex (3 Aberrationen)), E: Sehr Schlecht (komplex >3 Aberrationen).

Einzelfaktoren				
Prognosefaktor/Score	0	1	2	3
WHO Kategorie	RA, RARS, 5q-	RDMD, RCMD-RS	RAEB-1	RAEB-2
Karyotyp *	Günstig	Intermediär	Ungünstig	
Transfusionsbedarf **	Nein	Ja		

Risikogruppen			
Risikogruppe	Score-Summe	Risiko maligner Transformation	Mittlere Überlebenszeit (Median)
Sehr geringes Risiko	0	7 % (10 Jahren)	11,3 Jahre
Geringes Risiko	1	-	5,3 Jahre
Intermediär (Int 1)	2	-	3,7 Jahre
Hohes Risiko	3-4	-	1,6 Jahre
Sehr hohes Risiko	5-6	50 % (8 Monate)	0,7 Jahre

Tab. 4.6: Risiko-Score nach dem Weltgesundheitsbehörde (WHO) (WPSS). *wie beim IPSS. ** zumindest eine Bluttransfusion alle 8 Wochen für 4 Monate.

Studie	Anzahl Patienten	Spender	Gesamtüberleben	Rezidivrate	Therapiebedingte Mortalität
EBMT [2]	885	Familie	36 % (3 Jahre)	36 %	37 %
Seattle [3]	251	Familie (181) fremd (70)	40 %	18 %	keine Angabe
EBMT [4]	131	Familie (131)	41 % (5 Jahre)	39 %	44 %
EBMT [5]	118	unverwandt (118)	28 % (2 Jahre)	35 %	58 %
Sutton [6]	71	Familie (71)	32 % (6 Jahre)	48 %	39 %
NMDP [7]	510	unverwandt (510)	29 % (2 Jahre)	14 %	54 %
IBMTR [8]	452	Familie	42 % (3 Jahre)	23 %	37 %

Tab. 4.7: Auswahl verschiedener Studien zur allogenen Stammzelltransplantation bei myelodysplastischem Syndrom (MDS)/sekundärer akuter myeloischer Leukämie (sAML).

Günstig	Ungünstig
• Junges Alter	• Alter > 60 Jahre
• Guter Allgemein-zustand	• Schlechter Allgemein-zustand
• Frühes Krank-heitsstadium (RA, RARS)	• Fortgeschrittenes Krankheitsstadium (RAEB, RAEB-T), lange Krankheitsdauer
• Niedriger IPSS	• Hoher IPSS oder WPSS
	• Eisenüberladung durch Bluttransfusion

Tab. 4.8: Faktoren für eine günstige oder ungünstige Überlebenswahrscheinlichkeit nach allogener Stammzelltransplantation.

Für die Klinik wichtig ist die Frage, welche Patienten in welchem Stadium allogen transplantiert werden sollen. Diese Frage wurde in einer retrospektiven Studie mit transplantierten und nicht-transplantierten Patienten mittels *multi-state-model*-Statistik zu klären versucht. In dieser Studie [10] hatten Patienten mit IPSS-Score Intermediate II- oder Hoch-Risiko die höchste Lebenserwartung, wenn sie sofort transplantiert wurden, während der Überlebensgewinn für Low- oder Intermediate I-Risiko-Patienten dann am größten war, wenn sie nicht sofort, sondern erst bei Progress allogen transplantiert wurden. Trotz methodischer Schwächen dieser retrospektiven Studie hilft sie dennoch im klinischen Alltag bei der Behandlungsentscheidung. Des Weiteren schien auch das WPSS nach einem Bericht der italienischen Gruppe (GIMTO) für das Ergebnis der Transplantation prädiktiv zu sein [11].

In zwei neueren Arbeiten wurde daraufhin gedeutet, dass auch bei gut selektierten Patienten - z.B. Patienten mit niedriger Risikokonstellation nach WPSS ohne erhöhte Blasten oder Patienten mit refraktärer Anämie und zusätzliche Risikofaktoren, die im IPSS nicht erfasst wurden- durch frühzeitige Transplantation ein Überlebensgewinn erzielt werden kann [11, 12].

Neben Ganzkörperbestrahlung ist vor allem Busulfan/Cyclophosphamid als Standardregime anzusehen. Eine Reduzierung der Toxizität und auch der therapiebedingten Mortalität kann hier durch Verwendung von intravenös appliziertem Busulfan bzw. von Serum-Spiegel-gesteuerten Busulfan-Dosen (Targeting-Serum-Level) erreicht werden [13, 14].

Unklar ist nach der derzeitigen Datenlage, ob Patienten mit relativ hohem Blastenanteil vor der Transplantation eine Induktionschemotherapie entsprechend einem AML-Protokoll erhalten sollten. Diese Frage wird gegenwärtig in einer randomisierten Studie der EBMT untersucht. Um die therapiebedingte Mortalität zu senken, aber auch um diese allogene Transplantation älteren Patienten oder Patienten, die nicht für eine Standardtherapie in Frage kommen, anbieten zu können, wurde das Konzept der dosisreduzierten Intensivierung auch bei Patienten mit MDS untersucht. Die deutsche Transplantationsgruppe untersuchte 37 Patienten, die nach dosisreduzierter Konditionierung mit Busulfan und Fludarabin entweder vom verwandten oder unverwandten Spender transplantiert wurden. Die therapiebedingte Mortalität betrug 27 %. Das krankheitsfreie Überleben nach drei Jahren betrug 38 % und das Gesamtüberleben 39 %. Diese Daten sind sehr ermutigend, zumal alle Patienten eine weit fortgeschrittene Erkrankung hatten und bezüglich der Risikofaktoren nicht für eine Standardkonditionierung in Frage kamen. Durch die relativ geringe therapiebedingte Morbidität und Mortalität können mit dieser Transplantationsform Patienten bis zum Alter von 70 Jahren transplantiert werden [15]. In einer retrospektiven Studie der EBMT wurde die dosisreduzierte Konditionierung mit der Standard-Konditionierung verglichen. Die therapiebedingte Mortalität war in der reduziert konditionierten Gruppe, trotz eines höheren medianen Patientenalters von zehn Jahren, signifikant niedriger als bei Patienten mit Standard-

konditionierung. Umgekehrt war jedoch die Rückfallquote signifikant höher bei Patienten mit reduzierter Konditionierung, so dass insgesamt kein Unterschied im krankheitsfreien und Gesamtüberleben gezeigt werden konnte [16]. Derzeit aktivierte randomisierte Studien werden den Stellenwert der dosisreduzierten Transplantation im Vergleich zur Standardkonditionierung aufzeigen. Abb. 4.2 zeigt das Überleben nach allogener Stammzelltransplantation in Abhängigkeit vom Krankheitsstadium. Die Implementierung der demethylierenden Substanzen vor Transplantation zur Reduktion der Krankheitslast, nach Transplantation als Erhaltungstherapie bei den Patienten mit hohem Rezidivrisiko oder bei Rezidivbehandlung. Eisenüberladung scheint auch das Outcome der Transplantation negativ zu beeinflussen [37].

Ob der Einsatz von Eisenchelatoren bei den Patienten mit Eisenüberladung die Prognose verändert muss demnächst weiter evaluiert werden.

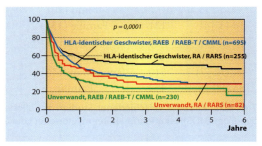

Abb. 4.2: Wahrscheinlichkeit des Überlebens nach allogener Stammzelltransplantation bei myelodysplastischem Syndrom nach FAB-Klassifikation (modifiziert nach [17]).

4.5.2. Chronische myelomonozytäre Leukämie (CMML)

Die chronische myelomonozytäre Leukämie wird nach FAB den myelodysplastischen Syndromen zugerechnet. Nach der neuen WHO-Klassifikation gilt die chronische myelomonozytäre Leukämie jedoch als eigenständige Erkrankung, die in eine hypo- und eine hyperplastische Form unterschieden wird. Mit konventioneller Therapie ist eine Kuration nicht möglich. Durch eine myeloablative allogene Transplantation ist bei knapp einem Viertel der Fälle eine Heilung möglich, jedoch sind auch hier die therapiebedingte Mortalität und die

Rückfallrate recht hoch, sodass das Gesamtüberleben nach 5 Jahren bei ca. 20-40 % liegt [18, 19].

Bei der zunehmenden Evidenz einer Graft vs. Leukemia Wirkung bei CMML [20] wurde in den letzten Jahren die Transplantation häufiger nach dosisreduzierter Konditionierung eingesetzt. Eine retrospektive Studie von der EBMT mit 283 Patienten - von denen ein Drittel nach dosisreduzierter Konditionierung transplantiert wurde - zeigte vergleichbare Ergebnisse für die beiden Konditionierungtypen. Das Gesamtüberleben betrug in dieser Studie 42 %, während die Transplantation später als ein Jahr von der Diagnose und die Abwesenheit der cGvHD mit einem schlechten Überleben einhergingen. TRM war niedriger in Transplantationen mit peripherem Blut und auch nach dem Jahr 2002 [21]. Eine weitere retrospektive Studie ist neulich erschienen mit ermutigenden Langzeitergebnissen. Hier wurden in Seattle 85 allogen transplantierte Patienten mit unterschiedlichen Konditionierungsintensitäten langfristig verfolgt, wobei ein 10-Jahre krankheitsfreies Überleben und Rückfallrisiko um 38 % und 27 % berichtet wurden. Anämie, ungünstige zytogenetische Aberrationen und erhöhtes Alter oder Mortalitätsindex vor Transplantation waren in dieser Studie mit reduziertem krankheitsfreien Überleben assoziiert [22].

Bei trotzdem relativ spärlicher Datenlage bleiben derzeit die Fragen über die besten Zeitpunkte für Transplantation, die beste Konditionierung und die Notwendigkeit einer Blastenreduktion bei eventuell erhöhten Blastenanteilen offen. Eine Verbesserung der Transplantationsergebnisse ist möglicherweise durch den Einsatz der auch bei CMML wirksamen demethylierenden Substanzen vor oder nach der Transplantation zu erzielen. Außerdem wurden zuletzt neue molekulare Marker – z.B. TET2, CBL, RAS, RUNX1 – für CMML entdeckt, die kumulativ in bis zu 70 % der Patienten eintreffen [23]. Auch in den letzten Jahren wurden mehrere Klassifikationssysteme für CMML vorgestellt. Das Mayo Prognosemodell klassifiziert CMML-Patienten basierend auf: erhöhte absolute Monozytenzahl, Anwesenheit von zirkulierenden Blasten, Hämoglobin <10 g/dl und Thrombozyten <100 x 10^9/l in drei Risikogruppen. Die mediane Überlebenszeit betrug 32 Monate, 18,5 Monate und 10 Monate in den niedrigen, mittleren und Hochrisikogruppen [38]. Die französische Gruppe des GFM teilte die CMML Patienten in drei Risikogruppen auf Basis von: Alter> 65 Jahre, WBC> 15 × 10^9/l, Anämie, Thrombozytenwerten <100 x 10^9/l und ASXL1 Mutationsstatus. Nach einem medianen Follow-up von 2,5 Jahren lag das Überleben zwischen 14,4 Monaten in der Hochrisikogruppe bis nicht erreicht in der Niedrigrisikogruppe [39]. Diese Klassifikationssysteme müssen noch validiert werden, bevor sie in der klinischen Praxis benutzt werden können. Angesichts der evidenten Graft- vs. Leukemia-Effekte bei CMML können diese Marker wahrscheinlich in Zukunft zunehmend in präemptiven Strategien für Rezidivprävention genutzt werden.

4.5.3. Osteomyelofibrose (OMF) oder primäre Myelofibrose (PMF)

Die primäre Osteomyelofibrose (neu klassifiziert als primäre Myelofibrose) oder die sekundäre Osteomyelofibrose nach Polycythaemia vera oder essentieller Thrombozytämie hat, wenn sie behandlungsbedürftig ist, mit konventioneller Behandlung nur ein medianes Überleben von drei Jahren. Risikostratifizierung in dieser Krankheit erfolgt aktuell anhand des Dynamic International Prognostic Scoring System (DIPSS) [24] (☞ Tab. 4.9).

Weitere Risikofaktoren, die in IPSS nicht berücksichtigt wurden: Transfusionsbedürftigkeit (medianes Überleben 20 Monaten) [25] und ungünstige zytogenetische Aberrationen, z.B. komplexer Karyotyp, isolierte oder mit einer zweiten Anomalie assoziierte +8, -7/7q-, -5/5q-, i(17q), inv(3), 12p- oder 11q23 Aberration (medianes Überleben 40 Monaten) [26].

Zurzeit wird die allogene Transplantation bei den Patienten mit PMF empfohlen, die bei Diagnose eine mediane Lebenserwartung kürzer als 5 Jahren haben. Patienten mit sekundärer Osteomyelofibrose werden in der Regel schon bei dem Zeitpunkt der fibrotischen Transformation transplantiert.

Durch die allogene Stammzelltransplantation mit Standardkonditionierung beträgt die Wahrscheinlichkeit des Gesamtüberlebens nach fünf Jahren circa 50 % [27, 28]. Da die Osteomyelofibrose, wie andere hämatologische Erkrankungen, eher eine Erkrankung des fortgeschrittenen Lebensalters (medianes Alter bei Diagnose: 65 Jah-

Risikofaktoren		Risikodefinition		Medianes Überleben
1. Alter >65 Jahre	1 Punkt	Geringes Risiko	0 Punkte	nicht erreicht
2. Hämoglobin <10 g/dl	2 Punkte	Intermediäres Risiko-1	1-2 Punkte	14,2 Jahre
3. Leukozyten >25 x10^9/l	1 Punkt	Intermediäres Risiko-2	3-4 Punkte	4 Jahre
4. Konstitutionelle Symptome	1 Punkt	Hohes Risiko	5-6 Punkte	1,5 Jahre
5. Zirkulierende Blasten >1 %	1 Punkt			

Tab. 4.9: Dynamic International Prognostic Scoring System (DIPSS) für PMF [24].

Konditionierung	Pat.	Medianes Alter	Gesamtüberleben	Therapiebeding-te Mortalität
Standardkonditionierung [27]	n = 55	42 Jahre	47 % (5 Jahre)	27 %
Standardkonditionierung [28]	n = 56	43 Jahre	58 % (3 Jahre)	32 %
Reduzierte Konditionierung [30]	n = 21	54 Jahre	84 % (3 Jahre)	16 %
Reduzierte Konditionierung [29]	n = 21	53 Jahre	85 % (3 Jahre)	10 %
Reduzierte Konditionierung [34]	n = 46	51 Jahre	50 % (5 Jahre)	24 %
Reduzierte Konditionierung [31]	n = 103	55 Jahre	67 % (5 Jahre)	16 %
Standard- und reduzierte Konditionierung [35]	n = 289	47 Jahre	HLA-ident. Familienspender 37 % Fremdspender 30 % (5 Jahre)	18 % 35 %

Tab. 4.10: Ergebnisse der Stammzelltransplantation bei Myelofibrose.

re) ist, kommt die allogene Standardtransplantation nur für einen kleinen Teil der Patienten in Frage. Neue dosisreduzierte Konditionierungskonzepte lassen jedoch die allogene Transplantation auch für ältere Patienten als attraktive kurative Therapieoption erscheinen [29, 30]. Immerhin konnte durch die dosisreduzierte Konditionierung in den bisher untersuchten Patienten ein sicheres Engraftment und auch komplette hämatologische Remissionen erzielt werden. Die bisher veröffentlichten Studien zeigen eine rasche Rückbildung der Knochenmarkfibrose und ein Überleben von 80 % nach drei Jahren, jedoch ist eine längere Beobachtung notwendig, um die Rate von Spätrezidiven zu beurteilen. Tab. 4.10 zeigt die Ergebnisse der größten bisher publizierten Patientenserie. Mehrere retrospektive Studien mit heterogenen Patientenkohorten zeigen ein Gesamtüberleben von ca. 40-50 % nach 5 Jahren. Die bisher größte veröffentlichte prospektive Studie der EBMT zeigte eine rasche Rückbildung der Knochenmarkfibrose und ein Überleben bis 67 % nach fünf Jahren, eine Rückfallwahrscheinlichkeit um 22 % nach 3 Jahren. Hierbei waren Alter über 55 Jahre

und der nichtidentische HLA-Spender negative Risikofaktoren für das Überleben [31].

Mit dem Einsatz von dosisreduzierter Konditionierung wurde wie gezeigt die TRM deutlich reduziert. Um eine weitere Verbesserung des Therapieergebnisses zu erzielen, muss demnächst die Patientenselektion durch weitere Untersuchungen optimiert werden. Das hohe Rezidivrisiko stellt noch ein Problem dar. Durch die bei 50 % der Patienten mit OMF vorhandene JAK2-Mutation kann diese bei JAK2-positiven Patienten zur Detektion minimaler molekularer Resterkrankung nach allogener Stammzelltransplantation verwendet werden [32]. Eine neue Untersuchung zeigte zusätzlich für das Vorhandensein einer JAK2-Mutation vor Transplantation eine positive Wirkung auf dem Gesamtüberleben. Des Weiteren zeigte diese Untersuchung, dass die Persistenz dieser Mutation nach Transplantation mit einem erhöhten Rückfallrisiko einhergeht [33]. Durch die neuen Erkenntnisse auf der molekulargenetischen Ebene der PMF (z.B. MPL, TET2, ASXL1, IDH1-2 Mutationen, und neuerdings CALR Mutationen) kann in Zukunft die Detektion der minimalen

Resterkrankung bei mehreren Patienten angestrebt und der Rückfall wahrscheinlich effektiver
behandelt werden. Der Einsatz von JAK-2-Inhi-
bitoren vor Transplantation zur Eliminierung der
konstitutionellen Symptome und Verkleinerung
der Milz scheint vielversprechend, muss jedoch
demnächst in prospektiven Studien geprüft werden [40].

Literatur

1. Greenberg P, Cox C, LeBeau M, et al.: International
scoring system for evaluating prognosis in myelodysplastic syndrome. Blood 1997; 89: 2079-2088

2. de Witte T, Hermans J, Vossen J, et al.: Haematopoietic stem cell transplantation for patients with myelodysplastic syndromes and secondary acute myeloid leukaemias: A report on behalf of the Chronic Leukaemia
Working Party of the European Group for Blood and
Marrow Transplantation (EBMT). Br J Haematol 2000;
110: 620-630

3. Appelbaum FR, Anderson J: Allogeneic bone marrow
transplantation for myelodysplastic syndrome: Outcomes analysis according to IPSS score. Leukemia 1998,
12 (Suppl. 1): 25-29

4. Runde V, de Witte T, Arnold R, et al.: Bone marrow
transplantation from HLA-identical siblings as first-line
treatment in patients with myelodysplastic syndromes:
Early transplantation is associated with improved outcome. Chronic Leukemia Working Party of the European
Group for Blood and Marrow Transplantation. Bone
Marrow Transplant 1998; 21: 255-261

5. Arnold R, de Witte T, van Biezen A, et al.: Unrelated
bone marrow transplantation in patients with myelodysplastic syndromes and secondary acute myeloid leukemia: An EBMT survey. European Blood and Marrow
Transplantation Group. Bone Marrow Transplant 1998;
21: 1213-1216

6. Sutton L, Chastang C, Ribaud P, et al.: Factors influen-
cing outcome in de novo myelodysplastic syndromes
treated by allogeneic bone marrow transplantation: A
long-term study of 71 patients. Blood 1996; 88: 358-365

7. Castro Malaspina H, Harris RE, Gajewski J, et al.: Unrelated donor marrow transplantation for myelodysplastic syndromes: Outcome analysis in 510 transplants fa-
cilitated by the National Marrow Donor Program. Blood
2002; 99: 1943-1951

8. Sierra J, Perez WS, Rozman C, et al.: Bone marrow
transplantation from HLA-identical siblings as treatment for myelodysplasia. Blood 2002; 100(6): 1997-2004

9. Unveröffentlichte Daten der EBMT

10. Cutler CS, Lee SJ, Greenberg P, et al.: A decision analysis of allogeneic bone marrow transplantation for the
myelodysplastic syndromes: delayed transplantation for
low-risk myelodysplasia is associated with improved
outcome. Blood. 2004 Jul 15;104(2):579-85. Epub 2004
Mar 23.

11. Alessandrino EP, Della Porta MG, Bacigalupo A, et
al.: WHO classification and WPSS predict posttransplantation outcome in patients with myelodysplastic
syndrome: a study from the Gruppo Italiano Trapianto
di Midollo Osseo (GITMO). Blood 2008; 112(3): 895-
902

12. de Witte T, Brand R, van Biezen A, et al.: Allogeneic
stem cell transplantation for patients with refractory
anaemia with matched related and unrelated donors: de-
lay of the transplant is associated with inferior survival.
Br J Haematol 2009; 146(6): 627-636

13. Deeg HJ, Storer B, Slattery JT, et al.: Conditioning
with targeted busulfan and cyclophosphamide for hemopoietic stem cell transplantation from related and unrelated donors in patients with myelodysplastic syndrome. Blood 2002; 100 (4): 1201-1207

14. Andersen BS, Gajewski J, Donato M, et al.: Allogeneic
stem cell transplantation (BMT) for AML and MDS following i. v.-busulfan and cyclophosphamide (i. v. BuCy).
Bone Marrow Transplant 2000; 25 (Suppl. 2): 35-38

15. Kröger N, Bornhäuser M, Ehninger G, et al.: Allogeneic stem cell transplantation after a fludarabine/busul-
fan-based reduced-intensity conditioning in patients
with myelodysplastic syndrome or secondary acute myeloid leukemia. Ann Hematol 2003; 82 (6): 336-342

16. Martino R, Iacobelli S, Brand R, et al.; Myelodysplastic Syndrome subcommittee of the Chronic Leukemia
Working Party of the European Blood and Marrow
Transplantation Group. Retrospective comparison of
reduced-intensity conditioning and conventional high-
dose conditioning for allogeneic hematopoietic stem cell
transplantation using HLA-identical sibling donors in
myelodysplastic syndromes. Blood. 2006 Aug
1;108(3):836-46. Epub 2006 Apr 4.

17. International Bone Marrow Transplant Registry.
2002; http:www.ibmtr.org

18. Kröger N, Zabelina T, Guardiola P, et al.: Allogeneic
stem cell transplantation of adult chronic myelomonocytic leukaemia. A report on behalf of the Chronic Leukaemia Working Party of the European Group for Blood
and Marrow Transplantation (EBMT). Br J Haematol
2002; 118 (1): 67-73

19. Kerbauy DM, Chyou F, Gooley T, et al.: Allogeneic
hematopoietic cell transplantation for chronic myelomonocytic leukemia. Biol Blood Marrow Transplant
2005; 11(9): 713-720

20. Elliott MA, Tefferi A, Hogan WJ, et al.: Allogeneic
stem cell transplantation and donor lymphocyte infu-

sions for chronic myelomonocytic leukemia. Bone Marrow Transplant 2006; 37(11): 1003-1008

21. Symeonidis A, Van Biezen A, Mufti G: Alloegenic stem cell transplantation in patients with chronic myelomonicytic leukaemia: the impact of WHO classification and of the conditioning regimen on the transplantation outcome. Annual Meeting of the EBMT 2010, Abstract p803. Bone Marrow Transplant, 45, S241

22. Eissa H, Gooley TA, Sorror ML, et al.: Allogeneic Hematopoietic Cell Transplantation for Chronic Myelomonocytic Leukemia: Relapse-Free Survival is Determined by Karyotype and Comorbidities. Biol Blood Marrow Transplant 2011;17(6):908-15

23. Kohlmann A, Grossmann V, Klein HU, et al.: Next-generation sequencing technology reveals a characteristic pattern of molecular mutations in 72.8 % of chronic myelomonocytic leukemia by detecting frequent alterations in TET2, CBL, RAS, and RUNX1. J Clin Oncol; 28(24): 3858-3865

24. Cervantes F, Dupriez B, Pereira A, et al.: New prognostic scoring system for primary myelofibrosis based on a study of the International Working Group for Myelofibrosis Research and Treatment. Blood 2009; 113(13): 2895-2901

25. Tefferi A, Siragusa S, Hussein K, et al.: Transfusion-dependency at presentation and its acquisition in the first year of diagnosis are both equally detrimental for survival in primary myelofibrosis - prognostic relevance is independent of IPSS or karyotype. Am J Hematol 2010; 85(1): 14-17

26. Caramazza D, Begna KH, Gangat N, et al.: Refined cytogenetic-risk categorization for overall and leukemia-free survival in primary myelofibrosis: a single center study of 433 patients. Leukemia 2011; 25(1): 82-88

27. Guardiola P, Anderson JE, Bandini G, et al.: Allogeneic stem cell transplantation for agnogenic myeloid metaplasia: A European Group for Blood and Marrow Transplantation, Société Française de Greffe de Moelle, Grupo Italiano per il Trapianto del Midollo Osseo, and Fred Hutchinson Cancer Research Center Collaborative Study. Blood 1999; 93 (9): 2381-2388

28. Deeg HJ, Gooley TA, Flowers ME, et al.: Allogeneic hematopoietic stem cell transplantation for myelofibrosis. Blood. 2003 Dec 1;102(12):3912-3918

29. Rondelli D, Barosi G, Bacigalupo A, et al.: Myeloproliferative Diseases-Research Consortium. Allogeneic hematopoietic stem-cell transplantation with reduced-intensity conditioning in intermediate- or high-risk patients with myelofibrosis with myeloid metaplasia. Blood. 2005 May 15;105(10):4115-5119

30. Kröger N, Zabelina T, Schieder H, et al.: Pilot study of reduced-intensity conditioning followed by allogeneic stem cell transplantation from related and unrelated donors in patients with myelofibrosis. Br J Haematol. 2005 Mar; 128(5):690-697

31. Kroger N, Holler E, Kobbe G, et al.: Allogeneic stem cell transplantation after reduced-intensity conditioning in patients with myelofibrosis: a prospective, multicenter study of the Chronic Leukemia Working Party of the European Group for Blood and Marrow Transplantation. Blood 2009; 114(26): 5264-5270

32. Kröger N, Badbaran A, Holler E, et al.: Monitoring of the JAK2-V617F mutation by highly sensitive quantitative real-time PCR after allogeneic stem cell transplantation in patients with myelofibrosis. Blood. 2007 Feb 1;109(3):1316-1321

33. Alchalby H, Badbaran A, Zabelina T, et al.: Impact of JAK2V617F mutation status, allele burden, and clearance after allogeneic stem cell transplantation for myelofibrosis. Blood. 2010;116: 3572-3581

34. Bacigalupo A, Soraru M, Dominietto A, et al.: Allogeneic hemopoietic SCT for patients with primary myelofibrosis: a predictive transplant score based on transfusion requirement, spleen size and donor type. Bone Marrow Transplant 2010; 45: 458-463

35. Ballen KK, Shrestha S, Sobocinski KA, et al.: Outcome of transplantation for myelofibrosis. Biol Blood Marrow Transplant 2010;16: 358-367

36. Greenberg PL, Tuechler H, Schanz J et al. Revised international prognostic scoring system for myelodysplastic syndromes. Blood. 2012;120:2454-65.

37. Lim ZY, Fiaccadori V, Gandhi S et al Impact of pretransplant serum ferritin on outcomes of patients with myelodysplastic syndromes or secondary acute myeloid leukaemia receiving reduced intensity conditioning allogeneic haematopoietic stem cell transplantation. Leuk Res. 2010;34:723-7.

38. Patnaik MM, Padron E, LaBorde RR et al. Mayo prognostic model for WHO-defined chronic myelomonocytic leukemia: ASXL1 and spliceosome component mutations and outcomes. Leukemia. 2013;27:1504-10. Erratum in: Leukemia. 2013;27:2112. Komrokji, RS

39. Itzykson R, Kosmider O, Renneville A et al Prognostic score including gene mutations in chronic myelomonocytic leukemia. J Clin Oncol. 2013;31:2428-36.

40. Stübig T, Alchalby H, Ditschkowski M et al, JAK inhibition with ruxolitinib as pretreatment for allogeneic stem cell transplantation in primary or post-ET/PV myelofibrosis. Leukemia. 2014;28:1736-8.

4.6. Maligne Lymphome

4.6.1. Morbus Hodgkin

Die Rolle der allogenen Stammzelltransplantation im Behandlungskonzept des rezidivierten oder refraktären Morbus Hodgkin wird derzeit kontrovers diskutiert und ist nicht eindeutig [1]. Die Effektivität der allogenen Stammzelltransplantation wurde nur als eine Salvage-Strategie bei Patienten mit einem Rezidiv oder Refraktärität nach autologer Stammzelltransplantation nachgewiesen [2]. Die ersten Ergebnisse der allo-SZT, die sich auf die 1990er Jahre beziehen, zeigten eine erhöhte therapiebedingte Mortalität (ca. 50-60 %), da die Mehrheit der Patienten zur Zeit der allo-SZT intensiv mit Chemo- und/oder Strahlentherapie vorbehandelt wurde und meist weit fortgeschrittene, chemoresistente oder progrediente Erkrankungen hatte. Tab. 4.11 zeigt die gesammelten Patientendaten der internationalen Knochenmarktransplantations-Register IBMTR und EBMT sowie die Erfahrungen des Transplantationszentrums aus Seattle [3-5]. Auffallend sind hier eine sehr hohe therapiebedingte Mortalität und ein nur geringes krankheitsfreies Überleben von in der Regel < 20 %.

Interessante Ergebnisse erbrachte die Analyse der Johns Hopkins University in Baltimore, die über einen Zeitraum von 15 Jahren einerseits rezidivierte jüngere Hodgkin-Patienten, die einen HLA-identischen Familienspender besaßen, einer allogenen Stammzelltransplantation unterzogen und andererseits diejenigen Patienten, die keinen Familienspender hatten, mit einer autologen Transplantation behandelten. Nach einem mittleren Follow-up von drei Jahren betrug das zu erwartende ereignisfreie Überleben nach zehn Jahren 60 % für die allogene Stammzelltransplantation und 40 % für die autologe Stammzelltransplantation bei chemosensitiver Erkrankung. Bei chemore-

fraktärer Erkrankung lag das zu erwartende ereignisfreie Überleben nach zehn Jahren bei 14 % für die allogene und bei 18 % für die autologe Stammzelltransplantation. Es zeigte sich vor allem für die chemosensitive Erkrankung eine signifikant niedrigere Rezidivrate in der allogen transplantierten Gruppe, wobei in der autologen Transplantationsgruppe auch nach mehreren Jahren noch Spätrezidive zu verzeichnen waren [6].

Eine Erweiterung des Therapiespektrums stellt auch die sogenannte dosisreduzierte Konditionierung vor allogener Stammzelltransplantation dar (☞ auch Kap. 6.). Da der überwiegende Teil der Patienten mit einem Rezidiv des Morbus Hodgkin bereits eine autologe Stammzelltransplantation nach Hochdosistherapie erhalten hat, bietet die dosisreduzierte allogene Transplantation eine weitere Therapiemöglichkeit. Tab. 4.12 zeigt die wichtigsten publizierten Ergebnisse der dosisreduzierten Konditionierung bei Morbus Hodgkin, die alle eine deutlich niedrigere therapiebedingte Mortalität im Vergleich zur Standardkonditionierung zeigen. Das Rezidivrisiko nach dosisreduzierter Konditionierung war allerdings höher als nach konventioneller Konditionierung (ca. 50-60 % versus 30 %). Aus diesen Gründen wurde möglicherweise bis jetzt kein Unterschied beim Gesamtüberleben nach dosisreduzierter und konventioneller Konditionierung nachgewiesen [7]. Deswegen wurde die Existenz des Graft-versus-Hodgkin-Effektes nur als "possible" in den bedeutendsten publizierten Studien eingeschätzt [2, 8, 10-11]. Deshalb scheint die Konditionierungsintensivität ein möglicher Schwerpunkt des allogenen Konzeptes bei Morbus Hodgkin zu sein. Der genaue Stellenwert im Behandlungskonzept bleibt weiterhin unklar, da fast ausschließlich Patienten mit weit fortgeschrittener Erkrankung transplantiert wurden. Mögliche Indikationen zur allogenen SZT sind:

Quelle	Anzahl Patienten	Therapieassoziierte Mortalität	Rezidiv	Krankheitsfreies/ progressionsfreies Überleben
IBTMR [3]	100	61 % (3 Jahre)	65 % (3 Jahre)	15 % (3 Jahre)
EBMTR [4]	45	48 %	61 %	15 % (4 Jahre)
Seattle [5]*	53	58 %	48 %	22 % (5 Jahre)

Tab. 4.11: Publizierte Ergebnisse allogener Stammzelltransplantation bei Morbus Hodgkin. *Diese Untersuchung beinhaltete sechs Patienten mit allogener mismatch-related-donor-Stammzelltransplantation und drei Patienten mit allogener matched-unrelated-donor-Stammzelltransplantation.

Autoren	Patienten	Therapieassoziierte Mortalität	Progressionsfreies Überleben	Gesamtüberleben
Robinson et al. [8]	n = 285	21 % (3 J)	25 % (3 J)	29 % (3 J)
Peggs et al. [11]	n = 49	16 % (2 J)	32 % (4 J)	55 % (4 J)
Anderlini et al. [12]	n = 58	15 % (2 J)	32 % (2 J)	64 % (2 J)
Devetten et al. [10]	n = 143	33 % (2 J)	20 % (2 J)	37 % (2 J)
Claviez et al. [9]	n = 91	26 % (5 J)	30 % (5 J)	45 % (5 J)
Sarina et al. [2]	n = 104	13 % (2 J)	31 % (2 J)	57 % (2 J)

Tab. 4.12: Publizierte Ergebnisse nach dosisreduzierter Konditionierung bei Morbus Hodgkin (Auswahl).

- Patienten mit einer primären Refraktärität der Erkrankung
- Patienten mit chemosensitivem Rezidiv nach autologer Stammzelltransplantation

Die Verwendung einer haplo-identen SZT kann mit einer besseren Kontrolle der Erkrankung verbunden sein. Castagna et al. berichteten über Ergebnisse der haplo-identen SZT mit Gabe von Cyclophosphamid post-transplant als GvHD-Prophylaxe bei 49 Patienten mit refraktärem Lymphom (55 % mit HL). Die Patienten mit HL zeigten ein besseres progressionsfreies und Gesamtüberleben in der Univariatanalyse [58]. Da der Remissionsstatus der Patienten vor allo-SZT eine sehr wichtige Rolle besonders für Empfänger einer dosisreduzierten allo-HSCT spielt [59], scheint eine Reduktion der Tumorlast große Bedeutung zu haben. Der aktuell entwickelte monoklonale Anti-CD30-Antikörper (Brentuximab) kann bei geringerer Toxizität ein dauerhaftes Ansprechen bei Patienten mit rezidivierenden Lymphomen (HL oder großzelliges anaplastisches T-NHL) demonstrieren [60]. Die Verwendung der Substanz vor allo-SZT kann zu erniedrigter Rezidivrate und verbessertem progressionsfreiem Überleben führen [61].

4.6.2. High grade-Non-Hodgkin-Lymphome

Die Rolle der allogenen Transplantation bei High grade-Non-Hodgkin-Lymphomen ist nicht klar definiert. Die Existenz eines Graft-versus-Lymphoma (GvL)-Effektes für aggressive NHL ist umstritten. Alle großen Registerstudien konnten eine niedrigere Rezidivrate nach allo-SZT im Vergleich zur auto-SZT zeigen. In Bezug auf das diffus-großzellige Lymphom (DLBCL), die häufigste

Entität von aggressiven NHL, gibt es nur zwei retrospektive nicht-randomisierte Vergleichsstudien (allo-SZT *versus* auto-SZT). Beide Studien zeigten ein erhöhtes Mortalitätsrisiko für Empfänger einer allo-SZT; das Rezidiv-/Progressionsrisiko war in beiden Gruppen gleich [62,63]. Nichtsdestotrotz kann die Existenz des GVL auch indirekt als eine Korrelation zwischen GvHD und Rezidiv/Progression der Erkrankung evaluiert werden. So zeigte eine EBMT-Studie ein signifikant niedrigeres Rezidiv-/Progressionsrisiko für Patienten mit chronischer GvHD als bei Patienten ohne GvHD (0 % vs. 35 %, p=0,02)[14]. In einer weiteren Studie der SFGM-TC Gruppe wurde gezeigt, dass die Abwesenheit einer chronischen GvHD mit einem erniedrigten Gesamt- und progressionfreien Überleben für Empfänger einer RIC-allo-SZT bei DLBCL assoziiert ist (OS: RR 2,28, p=0,02; PFS: RR 1,79, p=0,09) [17].

Es gibt zwar eine Reihe von Studien, in denen das allogene Verfahren bei Patienten mit hochmalignen Non-Hodgkin-Lymphomen untersucht wurde, es ist zur Zeit aber keine randomisierte Studie verfügbar, sodass die Interpretation der Studienergebnisse durch eine gewisse Patientenselektion erschwert ist. Nur in einer Studie wurde die allogene mit der autologen Stammzelltransplantation prospektiv verglichen: Es zeigte sich eine signifikant niedrigere Rezidivrate in der allogen transplantierten Gruppe, die auf Grund der höheren therapiebedingten Mortalität zu einem Trend mit verbessertem krankheitsfreiem Überleben führte [13]. Andere retrospektive Studien bestätigten die geringere Rezidivrate nach allogener Transplantation, jedoch führt die höhere therapiebedingte Mortalität nicht zu einem signifikanten Vorteil im Gesamtüberleben [14]. Allerdings wurden in diese Studien Patienten mit allen Lymphomentitäten aufgenommen (aggressive, intermediate und low-grade).

In einer Registerstudie (CIBMTR) wurde über eine homogene Patientengruppe mit diffus-großzelligem Lymphom, die entweder eine autologe oder allogene SZT zwischen 1995 bis 2003 erhalten hatte, berichtet. Die Patienten, die einer allo-SZT unterzogen wurden, hatten ein größeres Rezidivrisiko (fortgeschrittene Krankheitstadien, chemorefraktäre Erkrankung, Z.n. mehreren Chemotherapiezyklen). Die Ergebnisse für 837 Patienten nach autologer wurden mit denen für 79 Patienten nach allogener (MAC) Familien-SZT verglichen. Die allogene Stammzelltransplantation war mit erhöhter TRM (1. Jahr: RR 4,88, p<0,001), Therapieversagen (RR 2,06, p<0,001), und Mortalität (RR 2,75, p<0,001) verbunden. Das Risiko für eine Progression der Erkrankung war zwischen beiden Patientengruppen gleich (RR 1,12, p=0,59) [62]. In der anderen Vergleichstudie wurden Ergebnisse der 45 Patienten nach einer allo(MUD)-SZT mit denen der 138 Patienten nach auto-SZT verglichen. Alle Patienten hatten ein aggressives diffusgroßzelliges Lymphom. Die Empfänger der allo-SZT waren häufiger chemoresistent und erhielten mehr Chemotherapiezyklen. Die Patienten der auto-SZT-Gruppe waren älter und hatten häufiger fortgeschrittene Erkrankungen. Das 3-Jahres-Gesamt- und ereignisfreie Überleben war in beiden Gruppen identisch. In der multivariaten Analyse wurden folgende Faktoren als prognostisch relevant für die Mortalität gefunden:

- chemosensible Erkrankung (HR 0,3; 95 % CI 0,2-0,4; p<0,001)
- Alter >40 Jahre (HR 2,42; 95 % CI, 1,7-3,4; p<0,001)
- Krankheitstadium bei Erstdiagnose (HR 1,2; 95 % CI, 1,0-1,4; p = 0,04).

Die transplantbedingte Sterblichkeit war signifikant höher in der allo-SZT-Gruppe (51,1 vs 23,9 %), auf der anderen Seite war die Krankheitsassoziierte Sterblichkeit in der auto-SZT-Gruppe höher (43,5 % vs. 26,6 %) [63].

Durch so genannte dosisreduzierte Konditionierung konnte die therapiebedingte Mortalität deutlich gesenkt werden. Die Gruppe des M. D. Anderson Hospital in Houston berichtete über 15 Patienten mit aggressiven (high grade) Non-Hodgkin-Lymphomen, die sich einer dosisreduzierten Konditionierung, gefolgt von allogener Stammzelltransplantation, unterzogen. Die meisten Patienten hatten weit fortgeschrittene Erkrankungen einschl. Rezidiven nach vorherigen autologen Hochdosistherapien. Die Tag 100-Mortalität betrug 0 %, das zu erwartende Gesamtüberleben nach zwei Jahren betrug 71 % und das progressionsfreie Überleben 61 % [15]. In einer veröffentlichten britischen Studie über 48 Patienten mit aggressivem Non-Hodgkin B-Zell-Lymphom und mittlerem Follow-up von 52 Monaten nach allo-SZT lag die Nicht-Rezidiv-bedingte Mortalität nach 2 Jahren bei 32 %. Das 4-Jahres-Gesamt- und das progressionfreie Überleben lagen bei jeweils 47 % und 48 % [16]. Solche Ergebnisse wurden von anderen europäischen Studiengruppen bestätigt [17]. Bei allogener Stammzelltransplantation bei aggressivem Non-Hodgkin B-Zell-Lymphom kann man also ein dauerhaftes Gesamtüberleben von 40-50 % erwarten. Die Gesamtüberlebenskurve erreicht dabei das Plateau nach 2-3 Jahren. Der Remissionsstatus vor allo-SZT hat hierbei wichtige prognostische Bedeutung. In einer großen retrospektiven Studie, die wir mit Kollegen aus dem CIBMTR durchgeführt hatten, wurden verschiedene Konditionierungsarten (myeloablative, dosisreduzierte und nicht-ablative) bei 396 Patienten mit DLBCL verglichen. Die Patienten aus der MAC-Kohorte waren signifikant jünger, hatten eine fortgeschrittene Erkrankung und häufiger eine B-Symptomatik bei der Erstdiagnose. Die Patienten erhielten weniger auto-SZT, Radiotherapie und hatten häufiger eine chemoresistente Erkrankung. Die 5-Jahres-NRM war signifikant höher und das 5-Jahres-Rezidiv/Progressionsrisiko signifikant niedriger in der MAC-Gruppe. In der multivariaten Analyse war nicht-ablative Konditionierung mit einer niedrigeren NRM und reduzierter Karnofsky-Status (<90 %), refraktäre Erkrankung und Fremdspendertransplantation mit einer erhöhten NRM verbunden. In Bezug auf das Rezidivrisiko waren nicht-ablative Konditionierung, keine Rituximab-Therapie und eine refraktäre Erkrankung mit einem erhöhten Rezidiv/Progressionsrisiko assoziiert [64]. Nichtsdestotrotz können Patienten mit einem refraktären malignen Lymphom nach allo-SZT eine langfristige Überlebenswahrscheinlichkeit von ca. 20 % erreichen [65].

> Der Stellenwert der allo-SZT bei Patienten mit hoch-malignen B-Zell-Lymphomen ist noch unklar. Die auto-SZT bleibt die Hochdosistherapie der ersten Wahl [66]. Die allogene SZT kommt angesichts des tumorfreien Transplantates und möglicherweise eines Graft-versus-Lymphom-Effektes bei jüngeren Patienten mit fortgeschrittener bzw. refraktärer Erkrankung in Frage.

Die T-Zell-Non-Hodgkin-Lymphome stellen eine heterogene Krankheitsgruppe dar, so dass trotz der in den letzten Jahren steigenden Transplantationsrate eine Beurteilung ihres Stellenwertes sehr schwierig erscheint [67]. Die allogene Stammzelltransplantation kommt meistens bei Patienten mit einem Rezidiv oder refraktärer Erkrankung in Frage. Eine Arbeitsgruppe aus Italien berichtete von 52 Patienten mit Rezidiv oder refraktärem T-Zell NHL, die eine dosisreduzierte allo-SZT erhalten hatten. Die Mehrheit der Empfänger hatte einen passenden Familienspender. Das 5-Jahres-Gesamtüberleben betrug 50 % und das progressionsfreie Überleben 40 % ohne signifikanten Unterschied zwischen verschiedenen Entitäten. Die Patienten mit chemorefraktärer Erkrankung und einem Alter > 45 Jahre hatten nach allo-SZT eine schlechtere Prognose. Die Rezidivrate nach 5 Jahren war 49 %, bei gleichzeitiger TRM um 12 %. Die Autoren berichteten über ein Ansprechen von 66 % auf post-transplant Infusionen der Spenderlymphozyten (DLI), die bei Progression der Erkrankung appliziert wurden [68]. Eine andere Arbeitsgruppe aus den USA beobachtete ebenfalls eine langzeitige Krankheitskontrolle nach DLI [69].

Eine andere Studie aus dem CIBMTR zeigte ähnliche Ergebnisse. Die Patienten erhielten entweder eine myeloablative oder dosisreduzierte Konditionierung. Die Autoren haben keinen Unterschied zwischen verschiedenen Konditionierungsstrategien und Spendertypen (HLA-passender Familienspender vs. HLA-passender Fremdspender) feststellen können; weder eine akute noch eine chronische GvHD hatte einen Einfluss auf die Rezidivrate oder das Gesamtüberleben [70]. Eine EBMT-Studie, in der Patienten mit angioimmunoblastischem T-Zell NHL nach einer myeloablativen Konditionierung transplantiert wurden, zeigte, dass Patienten mit chronischer GvHD

kein Rezidiv der Erkrankung entwickelt hatten [19].

> Bei aggressiven T-Zell-Non-Hodgkin-Lymphom berichten einige retrospektive Studien über ein dauerhaftes Gesamtüberleben von etwa 35-50 % [18-20] (☞ Tab. 4.13). Diese Ergebnisse unterstützen folglich die klinische Verwendung der dosisreduzierten allogenen Stammzelltransplantation bei aggressivem Non-Hodgkin T-Zell-Lymphom, da die Nicht-Rezidiv-bedingte Mortalität von 10-25 % nach 3-4 Jahren akzeptabel erscheint. Die Verwendung der DLI bei post-transplant Rezidiv/Progression der Erkrankung kann bei 50-60 % der Patienten zu einem Erfolg führen.

4.6.3. Mantelzell-Lymphome

Die autologe Hochdosistherapie in Kombination mit Anti-CD20-Antikörpern ist anscheinend die effektivste konventionelle Therapieform bei chemosensiven Patienten in erster Remission, jedoch haben Patienten mit resistenter oder wiederkehrender Erkrankung nach autologer Transplantation eine hohe Rückfallrate. Die EBMT und das Europäische MZL Netzwerk haben kürzlich ein Konsensus-Projekt in Bezug auf autologe und allogene Stammzelltransplantation veröffentlicht. Die auto-SZT ist ein Standardverfahren der Konsolidierung für alle Patienten mit chemosensibler Erkrankung (CR/PR) nach Induktionstherapie mit Hochdosis-Cytarabin und Rituximab. Die allo-SZT ist für Patienten mit chemosensiblem Rezidiv nach auto-SZT indiziert und zwar nach einer dosisreduzierten Konditionierung. Eine allogene Immuntherapie zum Erreichen des negativen MRD-Status wird empfohlen [71].

Trotzdem erleben viele Patienten nach auto-SZT ein Rezidiv der Erkrankung. In einer aktuellen EBMT-Studie betrug das mediane Gesamtüberleben für Patienten mit einem Rezidiv nach auto-HSCT nur 19 Monate [72]. In diesem Sinne stellt die allo-SZT zur Zeit die einzige kurative Option für solche Patienten dar. Zahlreiche kleinere Serien- und Fallreporte berichten über erfolgreiche allo-SZT bei Mantelzell-Lymphomen und suggerieren einen Graft-versus-Mantelzell-Lymphom-Effekt [24]. Über eine größere Serie von 16 Patienten berichtete das M.D. Anderson Hospital in Houston mit einem krankheitsfreien Überleben

Autoren	Patienten (n)	Therapieassoziierte Mortalität	Progressionsfreies Überleben	Gesamtüberleben
Robinson et. al. (EBMT) [21]	188	37 % (2 J)	13 % (2 J)	47 % (2 J)
Kusumi et al. [22]	112	33 %	56 % (3 J) (für sensitive Erkrankung) 30 % (3 J) für refraktäre Erkrankung)	48 % (3 J)
Morris et al. [23]	37	38 % (3 J)	keine Angaben	34 % (3 J)
Thomson et al. [16]	48	32 % (2 J)	48 % (4 J)	47 % (4 J)
Sirvent et al. [17]	68	23 % (1 J)	44 % (2 J)	49 % (2 J)
Le Gouill et al. [18]	77	34 % (5 J)	53 % (5 J; EFS)	57 % (5 J)
Kyriakou et al. [19]	45	25 % (1 J)	54 % (3 J; EFS)	64 % (3 J)
Corradini et al. [20]	17	6 % (2 J)	64 % (3 J)	81 % (3 J)
Dodero et al. [68]	52	12 % (5 J)	40 % (5 J)	50 % (5 J)
Smith et al. [70]	126	32 % (3 J; MAC) 27 % (3 J; RIC)	36 % (3 J; MAC) 33 % (3 J; RIC)	39 % (3 J; MAC) 52 % (3 J; RIC)

Tab. 4.13: Dosisreduzierte Konditionierung bei hochmalignem Non-Hodgkin-Lymphom.

von 55 % nach drei Jahren [25]. Die dabei durchgeführten molekularen Studien zur minimalen Resterkrankung zeigten einen langsamen Abfall der Tumorlast, vereinbar mit einem Graft-versus-Mantelzell-Lymphom-Effekt. Über dosisreduzierte Konditionierung bei 180 Patienten mit Mantelzell-Lymphom berichtet die EBMT ein Überleben nach fünf Jahren von 31 % [26]. Die britische Society of Blood and Marrow Transplantation berichtet über 37 % 5-Jahres-Überleben nach reduzierter Konditionierung bei 70 Patienten mit rezidiviertem oder refraktärem Mantelzell-Lymphom [27]. In einer großen CIBMTR-Studie mit 88 Patienten mit einem chemosensiblen Rezidiv der Erkrankung (Patienten mit auto-SZT in Vorgeschichte wurden ausgeschlossen), die einer dosisreduzierten allo-SZT unterzogen wurden, betrug das progressionsfreie Überleben nach 5 Jahren nur 24 % bei einer 5-Jahres-Rezidivrate von 51 % und einem Gesamtüberleben von 31 % [73]. Aber eine dauerhafte Remission ist sogar für die Patienten mit chemorefraktärer Erkrankung möglich. Hamadani et al. berichteten über Ergebnisse von 202 solchen Patienten. Das progressionsfreie und Gesamtüberleben nach 3 Jahren betrugen 25 % und 30 % ohne signifikanten Unterschied zwischen myeloablativer und dosisreduzierter Konditionierung. Bei einer Rezidivrate von 32 % hatten die Autoren eine erhöhte NRM-Rate von 43 % unabhängig von der Konditionierung beobachtet [74]. Einer der wichtigsten prognostischen Faktoren für die Empfänger einer allo-SZT scheint die Remissionsdauer nach auto- SZT zu sein. In der oben erwähnten EBMT-Studie mit 360 Patienten hatten diejenigen, die ein Rezidiv >12 Monaten nach auto-SZT entwickelten, ein signifikant besseres Gesamtüberleben [75]. Einige kleine prospektive Studien berichteten über ein besseres Gesamtüberleben (60-80 %) nach einer Fludarabin-basierten RIC-allo-SZT mit Verwendung von Rituximab [76-79]. Verschiedene Arbeitsgruppen haben über ihre Erfahrung mit allo- SZT als Konsolidierungsoption bei Patienten in CR berichtet. Fenske et al. fanden keinen signifikanten Unterschied in Bezug auf das Gesamtüberleben zwischen allo-SZT in erster Remission (CR oder PR) und auto-SZT angesichts der erhöhten Rezidivrate in auto- und erhöhter TRM-Rate in allo-Gruppen [73]. Krüger et al. fanden ebenfalls keinen signifikanten Überlebensvorteil für Patienten in erster CR im Vergleich zu denen, die eine allo-HSCT bei Rezidiv der Erkrankung erhalten hatten [78].

> Die allo-SZT ist eine kurative Option sogar für Patienten mit chemorefraktärem MZL, die v.a. als eine Strategie für Patienten mit Rezidiv nach auto-SZT verwendet werden kann.

4.6.4. Follikuläre Non-Hodgkin-Lymphome

Die niedrigmalignen Non-Hodgkin-Lymphome vom follikulären Typ sind (insbesondere bei fortgeschrittenem Befall mit Knochenmarkbeteiligung) als inkurable Erkrankung zu bezeichnen. Mit konventioneller Chemo- und Immuntherapie gelingt es jedoch, eine eindrucksvolle langanhaltende Remission zu erreichen. Patienten mit fortgeschrittener oder refraktärer Erkrankung haben jedoch eine schlechte Prognose.

In der Prä-Rituximab-Ära zeigte die einzige prospektive randomisierte EBMT-Studie, in der Chemotherapie versus auto-SZT („purged" und „non-purged") verglichen werden sollte (CUP-Trial), die aber vorzeitig wegen schlechter Patientenaufnahme geschlossen wurde, allerdings ein signifikant besseres progressionfreies und Gesamtüberleben für die auto-SZT-Gruppe [80].

In der Rituximab-Ära haben Kollegen aus Frankreich eine Analyse mit 364 Patienten mit einem Rezidiv nach der Induktionstherapie durchgeführt. Die Patienten wurden entweder einer Rituximab-basierten Chemotherapie oder einer autologen SZT unterzogen. Die Autoren beobachteten keinen signifikanten Unterschied im Gesamtüberleben nach 5 Jahren, welches 70 % nach Immunochemotherapie und 93 % nach auto-SZT betrug [81]. Eine andere Studie aus dem Dana-Farber Cancer Institute und dem St. Bartholomew's Hospital deutete eine prolongierte Remissionsdauer bei Patienten mit Rezidiv eines FL nach auto-SZT an, allerdings primär für Patienten in sekundärer kompletter Remission der Erkrankung [82]. Eine EBMT-Studie mit 693 Patienten mit FL zeigte ein Plateau für das progressionsfreie Überleben nach einer Beobachtungszeit von 10 Jahren. Die Autoren vermuteten daher, dass eine auto-SZT doch ein kuratives Potenzial für einige FL-Patienten darstellen kann [83]. Das Risiko für sekundäre Malignome ist bedeutsam und beträgt in einigen großen Studien 5-15 %[82, 83].

Patienten mit refraktärer und weit fortgeschrittener Erkrankung zeigen in kleineren Studien hohe Ansprechraten nach allogener Transplantation. In einer retrospektiven Untersuchung des M.D. Anderson Cancer Center in Houston, USA, wurden 112 Patienten mit rezidivierten fortgeschrittenen niedrigmalignen Non-Hodgkin-Lymphomen, die

nicht suffizient auf eine Salvage-Chemotherapie angesprochen haben, entweder nach autologer (n=68) oder bei Vorhandensein eines HLA-identischen Familienspenders allogen (n=44) nach myeloablativer Standardkonditionierung transplantiert worden waren, miteinander verglichen. Zwar war die transplantationsbedingte Mortalität in der allogenen Gruppe deutlich höher (34 % vs. 6 %), jedoch war das krankheitsfreie Überleben mit 34 % vs. 17 % deutlich besser in der allogen transplantierten Gruppe, da die Rezidivwahrscheinlichkeit nach allogener Transplantation deutlich niedriger lag, was zum einen auf einen potentiellen Graft-versus-Lymphom-Effekt zurückzuführen sein könnte, jedoch andererseits auch auf das tumorfreie Stammzellpräparat zurückzuführen wäre [28]. Zur Unterstützung der Hypothese über das Vorhandensein des Graft-versus-Lymphom-Effektes zählen auch die Beobachtung von signifikantem Tumoransprechen auf das Absetzen der Immunsuppression oder auf die Spenderlymphozytengabe bei Patienten mit einem Lymphomrezidiv nach allo-SZT [84, 85].

In einer weiteren retrospektiven Analyse des International Bone Marrow Transplant Registry zwischen autologer Transplantation (n=727) gegenüber allogener myeloablativer Stammzelltransplantation (n=176) war auch die transplantationsbedingte Mortalität nach allogener Transplantation mit 30 % vs. 14 % deutlich höher, jedoch war die Rückfallquote mit 21 % nach allogener Transplantation gegenüber 58 % nach Autotransplantation (ohne Aufreinigung des Stammzellproduktes) deutlich niedriger (p<0,001). Insgesamt war somit die Wahrscheinlichkeit nach fünf Jahren noch zu leben, mit 51 % vs. 55 % nahezu identisch. Vor allem in der allogen transplantierten Gruppe zeigte sich ein in den letzten Jahren zunehmendes verbessertes Überleben, was wahrscheinlich auf verbesserte Transplantationsstrategien zurückzuführen ist [29]. Der IBMTR-Studie ähnliche Resultate für das Überleben nach myeloablativer allogener Stammzelltransplantation im Vergleich zur autologen Transplantation wurden von der EBMT berichtet [30]. Auf Grund der jetzt auch zur Verfügung stehenden dosisreduzierten Konditionierungsschemata ist für die allogene Transplantation in Zukunft eine niedrigere therapiebedingte Mortalität zu erhoffen. Trotzdem ergaben die großen Registerstudien (EBMT und CIBMTR) keinen signifikanten Unterschied in Bezug auf Toxizität, progressionsfreies und Gesamtüberleben zwischen beiden Konditionierungsstrategien (Tab. 4.14) [86, 87]. Khouri et al. berichteten über 8-jährige Erfahrung mit 47 transplantierten Patienten nach einer dosisreduzierten Konditionierung mit Fludarabin, Cyclophosphamid und Rituximab. Zum Transplantationszeitpunkt waren 62 % der Patienten in einer PR. Nach der allo-SZT erreichten alle Patienten eine CR. Die 1-jährige TRM-Rate war 10 %. Das progressions-freie- und Gesamtüberleben betrugen entsprechend 83 % und 85 % [88].

> Sowohl die auto- als auch die allo-SZT stellen potenziell eine kurative Option für Patienten mit FL dar. Die Verwendung einer dosis-reduzierten allo-SZT kann angesichts des GvL-Effektes für Patienten mit Rezidiv oder refraktärem Lymphom vom Vorteil sein.

4.6.5. Chronische lymphatische Leukämie (CLL)

Die chronische lymphatische Leukämie macht in der westlichen Welt ca 30-40 % aller Leukämien aus, ist jedoch häufig eine Erkrankung des älteren Menschen mit einem medianen Erkrankungsalter bei Diagnose von ca 70 Jahren. Trotz vieler Fortschritte in der Behandlung der chronischen lymphatischen Leukämie wie Antikörpertherapie und Chemotherapie einschließlich autologer Hochdosistherapie, bleibt die chronische lymphatische Leukämie mit Standardtherapie eine inkurable Erkrankung. Mit der klassischen allogenen Transplantation ist zwar mit einer hohen therapiebedingten Mortalität, insbesondere durch Graft-

versus-Host-Erkrankung oder infektiöse Komplikationen zu rechnen, doch im Gegensatz zur autologen Transplantation erreicht die Überlebenskurve ein Plateau bei circa 40 %, so dass die allogene Transplantation für einen Teil der Patienten eine kurative Therapieoption zu sein scheint. Erfolgreiche Spenderlymphozyteninfusionen bei rezidivierten Erkrankungen nach allogener Transplantation beweisen die Existenz eines so genannten Graft-versus-CLL-Effects [34, 35]. Durch die neueren, dosisreduzierten Therapiekonzepte ist die therapiebedingte Mortalität deutlich gesunken. Erste vorläufige Resultate der Deutschen Transplantationsgruppe zeigen, dass nach dosisreduzierter Konditionierung mit Busulfan und Fludarabin die therapiebedingte Mortalität auf 15 % reduziert und ein krankheitsfreies Überleben nach zwei Jahren von 67 % erreicht werden konnte. Die erzielten kompletten Remissionen waren auch auf molekularem Niveau mittels klonspezifischer Polymerase-Kettenreaktion negativ [36].

Durch die in den letzten Jahren gewonnenen Erkenntnisse in der Pathophysiologie der Erkrankung und die Charakterisierung prognostischer Faktoren kann heute eine risikoadaptierte Therapiestrategie durchgeführt werden. Als Hochrisiko-Faktoren gelten derzeit 17p- und 11q-chromosomale Aberrationen, hohe Expression von CD38 und ZAP70 sowie ein nicht-mutierter Status der variablen Region des Immunglobulin-Schwerketten-Gens (IgVH). In Tab. 4.15 ist eine Auswahl der Transplantationsstudien bei CLL zusammengefasst.

Autoren	Patienten (n)	Medianes Alter (J)	Therapieassoziierte Mortalität	Krankheitsfreies Überleben	Gesamtüberleben
UK Multicenter [23]	41	48	11 %	65 %	73 %
UK Multicenter [33]	28	46	16 %	69 %	73 %
MD Anderson [32]	47	53	11 %	85 %	88 %
EBMT [86]	131	51 (RIC)	33 % (3 J; RIC)	49 % (3 J; RIC)	53 % (3 J; RIC)
		42 (MAC)	37 % (3 J; MAC)	43 % (3 J; MAC)	47 % (3 J; MAC)
CIBMTR [87]	208	51 (RIC)	28 % (3 J; RIC)	55 % (3 J; RIC)	62 % (3 J; RIC)
		44 (MAC)	25 % (3 J; MAC)	67 % (3 J; MAC)	71 % (3 J; MAC)
MD Anderson [88]	47	53	n.a.	83 %	85 %

Tab. 4.14: Allogene Transplantationsstudien nach dosisreduzierter Konditionierung bei follikulärem Non-Hodgkin-Lymphom (Auswahl).

4.6.6. Multiples Myelom (MM)

Das multiple Myelom ist eine monoklonale B-Zell-Erkrankung der terminal differenzierten B-Zellen. Mit konventioneller Chemotherapie kann zwar eine Verlängerung der Remissionszeit und des Überlebens erreicht werden, trotzdem bleibt das multiple Myelom eine inkurable Erkrankung, und mit Standardchemotherapie beträgt das mediane Überleben nur 30-36 Monate. Durch die Einführung von Hochdosischemotherapien, gefolgt von autologem Blutstammzell-Support, konnte zwar das krankheitsfreie Gesamtüberleben gegenüber der Standardtherapie verbessert werden, jedoch sind nach fünf Jahren nur 15 % der Patienten krankheitsfrei am Leben [39]. Die einzig potentiell kurable Therapieoption für das multiple Myelom stellt die allogene Stammzelltransplantation dar. In den letzten zehn Jahren sind verschiedene Studien durchgeführt worden, die, zumindest für einen Teil der Patienten, das potentiell kurative Potential dieser Therapieform belegen [40-44]. Tab. 4.16 zeigt die wesentlichen Ergebnisse verschiedener Studiengruppen nach Standardkonditionierung beim MM.

Das größte Hindernis für eine breitere Anwendung dieser Therapieform stellt die hohe therapiebedingte Mortalität von 17-56 % dar. Daher wird diese Therapieform nur bei jüngeren Patienten (in der Regel <55 Jahre) und Vorhandensein eines HLA-identischen Geschwisters durchgeführt. Die bisher veröffentlichen vereinzelten Fallberichte über unverwandte Stammzelltransplantation nach Standardkonditionierung beim MM sind durch eine noch höhere therapiebedingte Mortalität gekennzeichnet. Durch verbesserte supportive Maßnahmen ist es im Laufe der letzten Jahre zu einer deutlichen Verringerung der therapiebedingten Mortalität nach allogener Stammzelltransplantation gekommen [45]. Trotzdem bleibt die allogene Stammzelltransplantation nach Standardkonditionierung nur für einen geringen Teil der Patienten als Therapieoption offen. Ein direkter Vergleich zwischen der autologen und der allogenen Stammzelltransplantation zeigt ähnliche Ergebnisse für das Gesamtüberleben, wobei nach autologer Transplantation die therapiebedingte Mortalität und nach allogener Stammzelltransplantation die Rezidivwahrscheinlichkeit deutlich niedriger ist. Verringerte Rezidivwahrscheinlich-

Autoren	Patienten anzahl	Medianes Alter (J.)	Therapieassoziierte Mortalität	Krankheitsfreies Überleben	Gesamt- überleben
Standardkonditionierung					
IBMTR/EBMT [34]	54	41	46 %	37 %	46 %
Pavletic [37]	23	46	38 %	30 %	33 %
Reduzierte Konditionierung					
Dreger [38]	73	53	19 %	58 %	70 %
Schetelig [36]	30	50	15 %	67 %	72 %

Tab. 4.15: Klinische Studien zur allogenen Stammzelltransplantation bei CLL (Auswahl).

Studie	Therapiebedingte Mortalität	Anzahl Patienten	Komplette Remission	Gesamt- überleben	Progressionsfreies Überleben
Gahrton et al. (EBMTR) [40]	25 %	162	44 %	32 % (4 Jahre) 18 % (9 Jahre)	keine Angabe
Bensinger et al. (Seattle) [41]	56 %	80	36 %	24 % (5 Jahre)	20 % (5 Jahre)
Alyea et al. (Boston) [42]	24 %	66	22 %	39 % (4 Jahre)	23 % (4 Jahre)
Reece et al. (Vancouver) [43]	19 %	26	50 %	46 % (3 Jahre)	40 % (3 Jahre)
Kröger [44]	17 %	18	53 %	77 % (6 Jahre)	31 % (6 Jahre)

Tab. 4.16: Allogene Stammzelltransplantation beim multiplen Myelom (myeloablative Konditionierung).

keit nach allogener Stammzelltransplantation ist auf einen inzwischen gut dokumentierten Graft-versus-Myeloma-Effekt zurückzuführen.

So ist, neben der hohen therapiebedingten Mortalität, auch die hohe Rezidivrate nach allogener Stammzelltransplantation die Hauptursache, dass in der Regel nur 20-30 % der Patienten nach allogener Stammzelltransplantation ein langes krankheitsfreies Überleben erreichen. Die hohe Rezidivrate ist in erster Linie auf die nicht vollständige Eradikation des MM nach Transplantation zurückzuführen. Trotz einer hohen Rate an kompletten Remissionen rezidiviert der Großteil der Patienten, was in der Regel auf die geringe Sensitivität der Methoden zur Bestimmung der kompletten Remission zurückzuführen ist. Entscheidend für das lange krankheitsfreie Überleben sind molekulare Remissionen, so dass dem molekularen Monitoring und dem Erreichen einer molekularen Remission eine hohe Bedeutung zukommt. In einer Studie der EBMT zeigten diejenigen Patienten nach allogener Stammzelltransplantation, die mittels PCR-Diagnostik durch so genannte patientenspezifische Primer negativ waren, ein langes krankheitsfreies Überleben, während diejenigen Patienten, die zwar klinisch in kompletter Remission waren, aber mittels PCR-Diagnostik noch eine molekulare Resterkrankung aufwiesen, alle rezidivierten [46].

4.6.6.1. Dosisreduzierte Konditionierung

Die Einführung der dosisreduzierten (oder auch "nicht-myeloablativen") Transplantation bei hämatologischen Erkrankungen stellt insbesondere für das MM eine Attraktion dar, da die Patienten mit MM in der Regel älter sind und man sich durch die dosisreduzierte Konditionierung auch eine Senkung der therapiebedingten Mortalität ohne Verlust des Graft-versus-Myeloma-Effekts verspricht. Verschiedene Studien wurden durchgeführt, und Tab. 4.17 zeigt die wesentlichen klinischen Ergebnisse dieser Studien. Meist wurden Melphalan/Fludarabin-haltige Regime verwendet, aber auch Mikro-Transplantationen mit Ganzkörperbestrahlung (2 Gy) wurde von der Arbeitsgruppe in Seattle evaluiert. Zusammenfassend kann man sagen, dass alle Therapiestrategien mit einer deutlich niedrigeren therapiebedingten Mortalität als bei Standardkonditionierung einhergehen und dass alle Regime auch bei chemorefraktären Erkrankungen eine hohe Rate an kompletten Remissionen erreichen. Während bei chemosensitiven Patienten ohne ausgedehnte Vorbehandlung die therapiebedingte Mortalität bei circa 10 % liegt, steigt sie bei Patienten mit fortgeschrittener Erkrankung, insbesondere bei therapierefraktärer Erkrankung und bei vorherigem Rezidiv nach autologer Transplantation auf > 20 %. Auch mit unverwandten Spendern ist jetzt eine Transplantation mit einem vertretbaren therapiebedingten

Autor	Anzahl Patienten	Konditionierung	Komplette Remission	Gesamt-überleben	Progres-sionsfreies Überleben	Therapie-bedingte Mortalität
Badros [49]	31	Melphalan + Fludarabin	61 %	15 Monate (median)		30 %
Peggs [50]	20	Melphalan + Fludarabin + Campath	10 %	71 % (2 Jahre)	30 % (2 Jahre)	15 %
Einsele [51]	22	Cyclophosphamid + Fludarabin +/- ATG +/- 26 Gy-TBI	59 % (PR+CR)	62 % (2 Jahre)	26 % (2 Jahre)	23 %
Perez-Simon [52]	29	Melphalan + Fludarabin	keine Angabe	60 % (2 Jahre)	33 % (2 Jahre)	21 %
Kröger [48]	49	Melphalan + Fludarabin +/- ATG	46 %	26 % (5 Jahre)	20 % (5 Jahre)	25 %

Tab. 4.17: Dosisreduzierte Konditionierung, gefolgt von allogener Stammzelltransplantation beim MM.

Mortalitätsrisiko durchführbar [47, 48]. Das Hauptproblem ist, ähnlich wie bei der Standardkonditionierung, die hohe Rezidivwahrscheinlichkeit, die jedoch am höchsten ist, wenn Patienten chemorefraktär zum Zeitpunkt der Transplantation sind oder bereits auf eine vorherige autologe Hochdosistherapie rezidivierten.

Erfolg versprechend scheint eine Kombination aus einer autologen Transplantation, gefolgt von einer allogenen Mini-Transplantation im Abstand von zwei bis drei Monaten, zu sein [53, 54]. Derzeitige randomisierte Studien prüfen diesen Therapieansatz für Hochrisiko-Patienten im Vergleich zur einfachen bzw. zweifachen autologen Transplantation. Bisher sind zwei Studien zu dieser Fragestellung publiziert: Eine französische Studie verglich bei Hochrisikopatienten (del(13q14) mit hohem β_2-Mikroglobulin) nach einer autologen Hochdosistherapie eine zweite autologe Hochdosistherapie mit einer dosisreduzierten (Busulfan 4 mg/kg//Fludarabin) allogenen Konditionierung und konnte keinen Unterschied im Überleben feststellen [55]. In dieser Studie wurde bei Familienspender eine hohe Dosis Anti-Thymozyten-Globulin (12,5 µg/kg KG) verwendet, was die hohe Rezidivrate sicherlich begünstigt hat. Eine identische Studie, die keine Risikostratifizierung vornahm, konnte für allogen transplantierte Patienten (2 Gy TBI/Fludarabin) einen signifikanten Überlebensgewinn (Median 80 vs. 54 Monate, p=0,02) gegenüber autolog transplantierten Pa-

tienten nachweisen [56]. Tab. 4.18 zeigt die derzeit vorhandenen Daten der vergleichenden Studien zwischen auto-auto- und auto-allo-Tandem-Transplantation.

Die Effizienz von Spenderlymphozyten bietet sich als Erhaltungstherapie für diejenigen Patienten an, die keine molekulare Remission erreichten. Auch weitere Erhaltungstherapien wie Vakzinierungsstrategien oder Entwicklung von T-Zell-spezifischen immunologischen Strategien nach der allogenen Transplantation werden in Zukunft das potentielle kurative Potential dieser Therapieform erhöhen [57].

Literatur

1. Klyuchnikov E, Bacher U, Kröger N, et al. The role of allogeneic stem cell transplantation in relapsed/refractory Hodgkin's lymphoma patients. Adv Hematol 2011: 974658

2. Sarina B, Castagna L, Farina L, et al. Allogeneic transplantation improves the overall and progression-free survival of Hodgkin lymphoma patients relapsing after autologous transplantation: a retrospective study based on the time of HLA typing and donor availability. Blood 2010. 115:3671-3677.

3. Gajewski JL, Phillips GL, Sobocinski KA, et al.: Bone marrow transplants from HLA-identical siblings in advanced Hodgkin's disease. J Clin Oncol 1996; 14: 572-578

4. Milpied N, Fielding AK, Pearce R, et al. for the European Group for Blood and Marrow Transplantation: Allogeneic bone marrow transplant is not better than autolo-

Studiengruppe	Regime	Anzahl Pat.	Therapiebedingte Mortalität	Kompl. Remission	Krankheitsfreies Überleben	Gesamtüberleben
IFM nur high risk	Auto: Mel 200/220 mg/m^2 Allo: Mel 200 Bu/Flu/ATG	219 65	5 % 11 %	33 % 33 %	0 % (5y) 0 % (5y)	44 % (5y) 33 % (5y)
Italy HLA-ident	Auto: Mel 200 mg/m^2 Allo: Mel 200 2 Gy TBI	80 80	4 % 10 %	26 % 53 %	20 % (4y) 42 % (4y)	53 % (4y) 75 % (4y)
Spain HLA-ident	Auto: Bu-Mel/Mel/CBV Allo: Flu/Mel 140	88 26	5 % 16 %	11 % 33 %	med: 30 m med 19 m	med: 57 m med: n.r.
Hovon HLA-ident	Auto: Mel 200/FN vs Thal Auto: Mel 2 Gy TBI	141 126	nv 14 %	42 % 45 %	med: 30 m med 30 m	med: 60 m med: 50 m
EBMT HLA-ident	Auto: Mel 200 Allo: Mel 200 2 Gy TBI	249 91	4 % 16 %	41 % 52 %	18 % (5y) 35 % (5y)	58 % (5y) 65 % (5y)
DSMM nur Del13 HLA-ident + MUD	Auto: Mel 200 mg/m^2 x 2 Allo: Mel Mel 140/Flu/ ATG	73 126	nv 16 %	32 % 59 %	nv nv	70 % (3y) 60 % (3y)

Tab. 4.18: Randomisierte Studien zwischen Tandem-autologer und auto-allogener (RIC) Transplantation.

gous transplant for patients with relapsed Hodgkin's disease. J Clin Oncol 1996; 14: 1291-1296

5. Anderson JE, Litzow MR, Appelbaum FR, et al.: Allogeneic, syngeneic and autologous marrow transplantation for Hodgkin's disease: The 21-year Seattle experience. J Clin Oncol 1993; 11: 2342-2350

6. Akpek G, Ambinder RF, Piantadosi S, et al.: Long-term follow-up of bone marrow transplantation for Hodgkin's disease: Evidence for a graft-versus-tumor effect. Proc Am Soc Clin Oncol 1999; 18: 53a [abstract]

7. Sureda A, Robinson S, Canals C, et al. Reduced-intensity conditioning compared with conventional allogeneic stem-cell transplantation in relapsed or refractory Hodgkin's lymphoma: an analysis from the lymphoma working party of EBMT. J Clin Oncol 2008, 26:455-462

8. Robinson et al. Reduced intensity conditioning allogeneic stem cell transplantation for Hodgkin's Lymphoma: identification of prognostic factors predicting outcome. 2009. Haematologica 94:230-238.

9. Claviez A, Canals C, Dierickx D, et al. Allogeneic hematopoietic stem cell transplantation in children and adolescents with recurrent and refractory Hodgkin's lymphoma: an analysis of the EBMT. Blood 2009. 114:2060-2067.

10. Devetten MP, Hari NP, Carreras J, et al. Unrelated donor reduced-intensity allogeneic hematopoietic stem cell transplantation for relapsed and refarctory Hodgkin's lymphoma. BBMT. 2009. 15:109-117

11. Peggs KS, Hunter A, Chopra R, et al. Clinical evidence of a graft-versus-Hodgkin's-lymphoma effect after reduced-intensity allogeneic transplantation. Lancet. 2005 Jun 4-10;365(9475):1934-41.

12. Anderlini et al. Fludarabine-melphalan as a preparative regimen for reduced-intensity conditioning allogeneic stem cell transplantation in relapsed and refractory Hodgkin's lymphoma: the updated M.D. Anderson Cancer Center experience. 2008. Haematologica 93: 257-264.

13. Ratanatharathorn V, Uberti J, Karanes C, et al.: Prospective comparative trial of autologous versus allogeneic bone marrow transplantation in patients with non-Hodgkin's lymphoma. Blood 1994; 84: 1050-1055

14. Chopra R, Goldstone AH, Pearce R, et al.: Autologous versus allogeneic bone marrow transplantation for non-Hodgkin's lymphoma: A case-controlled analysis of the European Bone Marrow Transplant Group Registry data. J Clin Oncol 1992; 10: 1690-1695

15. Khouri IF, Saliba R, Giralt S, et al.: Long term remission and low mortality achieved with cisplatin, fludarabine, cytarabine nonablative preparative regimen and allogeneic stem cell transplantation (AST) for histological-ly aggressive non-Hodgkin's lymphoma (NHL). Blood 2001; 98: 190a

16. Thomson KJ, Morris EC, Bloor A, et al. Favorable long-term survival after reduced-intensity alogeneic transplantation for multiple-relapse aggressive non-Hodgkin's lymphoma. J Clin Oncol. 2009, 27:426-432

17. Sirvent A, Dhedin N, Michallet M, et al. Low non-relapsed mortality and prolonged long-term survival after reduced-intensity allogeneic stem cell transplantation for relapsed or refractory diffuse large B-cell lymphoma: report of the Societe Francaise de Grefe de Moelle et de Therapie Cellulaire. BBMT 2010. 16:78-85

18. Le Gouil S, Milpied N, Buzyn A, et al. Graft-versus-Lymphoma Effekt for aggressive T-cell lymphomas in adults: a study by the Societe Francaise de Grefe de Moelle et de Therapie Cellulair. J Clin Oncol 2008;26:2264-2271

19. Kyriakou C, Canals C, Finke J, et al. Allogeneic stem cell transplantation is able to induce long-term remission in angioimmunoblastic T-cell lymphoma: a retrospective study from the lymphoma working party of EBMT. J Clin Oncol 2009; 27:3951-3958

20. Corradini et al. Graft-versus-lymphoma effect in relapsed peripheral T-cell non-Hodgkin's Lymphoma after reduced intensity conditioning followed by allogeneic transplantation of hematopoietic cells. J Clin Oncol. 2004. 22:2172-2176.

21. Robinson SP, Goldstone AH, Mackinnon S, et al.; Lymphoma Working Party of the European Group for Blood and Bone Marrow Transplantation. Chemoresistant or aggressive lymphoma predicts for a poor outcome following reduced-intensity allogeneic progenitor cell transplantation: an analysis from the Lymphoma Working Party of the European Group for Blood and Bone Marrow Transplantation. Blood. 2002 Dec 15;100(13):4310-6.

22. Kusumi E, Kami M, Kanda Y, et al. Reduced-intensity hematopoietic stem-cell transplantation for malignant lymphoma: a retrospective survey of 112 adult patients in Japan. Bone Marrow Transplant. 2005 Aug;36(3):205-13.

23. Morris E, Thomson K, Craddock C, et al.: Outcomes after alemtuzumab-containing reduced-intensity allogeneic transplantation regimen for relapsed and refractory non-Hodgkin lymphoma. Blood. 2004 Dec 15;104(13):3865-71. Epub 2004 Aug 10.

24. Kröger N, Hoffknecht M, Krüger W, et al.: Allogeneic bone marrow transplantation for refractory mantle cell lymphoma. Ann Hematol 2000; 79: 578-580

25. Khouri I, Lee MS, Romaguera J, et al.: Allogeneic hematopoietic transplantation for mantle-cell lymphoma: molecular remissions and evidence of graft-versus-malignancy. Ann Oncol 1999; 10: 1293-1299

26. Robinson S, Taghipour G, Canals C, et al.: Reduced intensity conditioning and allogeneic stem cell transplantation in mantle cell lymphoma: an update from the Lymphoma Working Party of the EBTM. Bone Marrow Transplant 2006; 37 (Suppl 1): 236 (abstr)

27. Cook G, Smith GM, Kirkland K, et al. Clinical Trials Committee (CTC) of the British Society for Blood and Marrow Transplantation (BSBMT). Outcome following Reduced-Intensity Allogeneic Stem Cell Transplantation (RIC AlloSCT) for relapsed and refractory mantle cell lymphoma (MCL): a study of the British Society for Blood and Marrow Transplantation. Biol Blood Marrow Transplant. 2010 Oct;16(10):1419-27.

28. Hosing C, Saliba RM, McLaughlin P, et al.: Long-term results favor allogeneic over autologous hematopoietic stem cell transplantation in patients with refractory or recurrent indolent non-Hodgkin's lymphoma. Ann Oncol 2003; 14: 737-744

29. Van Besien K, Loberiza FR, Bajorunaite R jr., et al.: Comparison of autologous and allogeneic hematopoietic stem cell transplantation for follicular lymphoma. Blood 2003 Nov 15; 102(10): 3521-3529

30. Peniket AJ, Ruiz de Elvira MC, Taghipour G, et al.: European Bone Marrow Transplantation (EBMT) Lymphoma Registry. An EBMT registry matched study of allogeneic stem cell transplants for lymphoma: allogeneic transplantation is associated with a lower relapse rate but a higher procedure-related mortality rate than autologous transplantation. Bone Marrow Transplant. 2003 Apr;31(8):667-78.

31. Robinson SP, Mackinnon S, Goldstone AH, et al.: Higher than expected transplant-related mortality and relapse following non-myeloablative stem cell transplantation for lymphoma adversely effects progression free survival. Blood 2000; 96: 554a

32. Khouri IF, Saliba RM, Giralt SA, et al.: Nonablative allogeneic hematopoietic transplantation as adoptive immunotherapy for indolent lymphoma: Low incidence of toxicity, acute graft-versus-host disease, and treatment related mortality. Blood 2001; 3595-3599

33. Faulkner RD, Craddock C, Byrne JL, et al.: BEAM-alemtuzumab reduced-intensity allogeneic stem cell transplantation for lymphoproliferative diseases: GVHD, toxicity, and survival in 65 patients. Blood. 2004 Jan 15;103(2):428-34.

34. Michallet M, Archimbaud E, Bandini G, et al.: HLA-identical sibling bone marrow transplantation in younger patients with chronic lymphocytic leukemia. Ann Intern Med 1996; 124: 311-315

35. Rondon G, Giralt S, Huh Y, et al.: Graft-versus-leukemia effect after allogeneic bone marrow transplantation for chronic lymphocytic leukemia. Bone Marrow Transplant 1996; 18: 669-672

36. Schetelig J, Thiede C, Bornhäuser M, et al.: Evidence of a graft-versus-leukemia effect in chronic lymphocytic leukemia after reduced-intensity conditioning after allogeneic stem-cell transplantation. The Cooperative German Transplant Study Group. J Clin Oncol 2003; 21 (14): 2747-2753

37. Pavletic SZ, Khouri IF, Haagenson M, et al.: Unrelated donor marrow transplantation for B-cell chronic lymphocytic leukemia after using myeloablative conditioning: results from the Center for International Blood and Marrow Transplant research. J Clin Oncol. 2005 Aug 20;23(24):5788-94. Epub 2005 Jul 25.

38. Dreger P, Brand R, Milligan D, et al.: Reduced-intensity conditioning lowers treatment-related mortality of allogeneic stem cell transplantation for chronic lymphocytic leukemia: a population-matched analysis. Leukemia. 2005 Jun;19(6):1029-33.

39. Attal M, Harousseau JL, Stoppa AM, et al.: A prospective, randomized trial of autologous bone marrow transplantation and chemotherapy in multiple myeloma. Intergroupe Français du Myelome. N Engl J Med 1996; 335: 91-97

40. Gahrton G, Tura S, Ljungman P, et al.: Prognostic factors in allogeneic bone marrow transplantation for multiple myeloma. J Clin Oncol 1995; 13: 1323-1322

41. Bensinger WI, Buckner CD, Anasetti C, et al.: Allogeneic marrow transplantation for multiple myeloma: An analysis of risk factors on outcome. Blood 1996; 88: 2787-2793

42. Alyea E, Weller E, Schlossman R, et al.: Outcome after autologous and allogeneic stem cell transplantation for patients with multiple myeloma: Impact of graft versus myeloma effect. Blood 2001; 98 (4): 934-939

43. Reece DE, Shepherd JD, Klingemann HG, et al.: Treatment of myeloma using intensive therapy and allogeneic bone marrow transplantation. Bone Marrow Transplant 1993; 15: 117-123

44. Kröger N, Einsele H, Wolff D, et al.: Myeloablative intensified conditioning regimen with in vivo T cell depletion (ATG) followed by allografting in patients with advanced multiple myeloma. A phase I/II study of the German Study-Group Multiple Myeloma (DSMM). Bone Marrow Transplant 2003; 31:973-979

45. Gahrton G, Svensson H, Cavo M, et al.: Progress in allogenic bone marrow and peripheral blood stem cell transplantation for multiple myeloma: A comparison between transplants performed 1983-93 and 1994-98 at European Group for Blood and Marrow Transplantation centres. Br J Haematol 2001; 113: 209-216

46. Corradini P, Cavo M, Lokhorst H, et al.: Molecular remission after myeloablative allogeneic stem cell transplantation predicts a better relapse-free survival in pa-

tients with multiple myeloma. Blood 2003; 102 (5): 1927-1929

47. Kröger N, Sayer HG, Schwerdtfeger R, et al.: Unrelated stem cell transplantation in multiple myeloma after reduced-intensity conditioning with pretransplantation antithymocyte globulin is highly effective with low transplantation-related mortality. Blood 2002; 100:3919-3924

48. Kröger N, Shimoni A, Schilling G, et al. Unrelated stem cell transplantation after reduced intensity conditioning for patients with multiple myeloma relapsing after autologous transplantation. Br J Haematol. 2010 Jan;148(2):323-31.

49. Badros A, Barlogie B, Siegel E, et al.: Improved outcome of allogeneic transplantation in high-risk multiple myeloma patients after nonmyeloablative conditioning. J Clin Oncol 2002; 20 (5): 1295-1303

50. Peggs KS, Mackinnon S, Williams CD, et al.: Reduced-intensity transplantation with in vivo T-cell depletion and adjuvant dose-escalating donor lymphocyte infusions for chemotherapy-sensitive myeloma: Limited efficacy of graft-versus-tumor activity. Biol Blood Marrow Transplant 2003; 9(4): 257-265

51. Einsele H, Schafer HJ, Hebart H, et al.: Follow-up of patients with progressive multiple myeloma undergoing allografts after reduced-intensity conditioning. Br J Haematol 2003; 121(3): 411-418

52. Perez-Simon JA, Martino R, Alegre A, et al.: Chronic but not acute graft-versus-host disease improves outcome in multiple myeloma patients after nonmyeloablative allogeneic transplantation. Br J Haematol 2003; 121:104-108

53. Kröger N, Schwerdtfeger R, Kiehl M, et al.: Autologous stem cell transplantation followed by a dose-reduced allograft induces high complete remission rate in multiple myeloma. Blood 2002; 100(3): 755-760

54. Maloney DG, Molina AJ, Sahebi F, et al.: Allografting with non-myeloablative conditioning following cytoreductive autografts for the treatment of patients with multiple myeloma. Blood 2003; Jul 10 (Epub ahead of print)

55. Garban F, Attal M, Michallet M, Hulin C, et al. Prospective comparison of autologous stem cell transplantation followed by dose-reduced allograft (IFM99-03 trial) with tandem autologous stem cell transplantation (IFM99-04 trial) in high-risk de novo multiple myeloma. Blood. 2006 May 1;107(9):3474-80.

56. Bruno B, Rotta M, Patriarca F, et al. A comparison of allografting with autografting for newly diagnosed myeloma. N Engl J Med. 2007 Mar 15;356(11):1110-20.

57. Kröger N. Mini-Midi-Maxi? How to harness the graft-versus-myeloma effect and target molecular remission after allogeneic stem cell transplantation. Leukemia. 2007;21:1851-8.

58. Castagna L, Bramanti S, Furst S, et al. Nonmyeloablative conditioning, unmanipulated haploidentical SCT and post-infusion CY for advanced lymphomas. Bone Marrow Transplant. 2014;49(12):1475-80

59. Marcais A, Porcher R, Robin M et al. Impact of disease status and stem cell source on the results of reduced intensity conditioning transplant for Hodgkin's lymphoma: a retrospective study from the French Society of Bone Marrow Transplantation and Cellular Therapy (SFGM-TC). Hematologica 2013;98:1467-75

60. Younes A, Bartlett NL, Leonard JP et al.Brentuximab vedotin (SGN-35) for relapsed CD30-positive lymphomas. NEJM 2010; 363(19):1812-21

61. Chen R, Palmer JM, Tsai NC et al. Brentuximab vedotin is associated with improved progression-free survival after allogeneic transplantation for Hodgkin lymphoma. BBMT 2014;20: 1864–1868

62. Lazarus HM, Zhang MJ, Carreras J et al. A comparison of HLA-identical sibling allogeneic versus autologous transplantation for diffuse large B cell lymphoma: a report from the CIBMTR. Biol Blood Marrow Transplant. 2010;16:35-45.

63. Aksentijevich I, Jones RJ, Ambinder RF et al. Clinical outcome following autologous and allogeneic blood and marrow transplantation for relapsed diffuse large-cell non-Hodgkin's lymphoma. Biol Blood Marrow Transplant. 2006;12:965-72.

64. Bacher U, Klyuchnikov E, Le-Rademacher J et al.; Lymphoma Working Committee of the CIBMTR. Conditioning regimens for allotransplants for diffuse large B-cell lymphoma: myeloablative or reduced intensity? Blood. 2012;120:4256-62.

65. Hamadani M, Benson DM Jr, Hofmeister CC et al. Allogeneic stem cell transplantation for patients with relapsed chemorefractory aggressive non-hodgkin lymphomas. BBMT 2009;15:547-53

66. Philip T, Chauvin F, Armitage J et al. Parma international protocol: pilot study of DHAP followed by involved-field radiotherapy and BEAC with autologous bone marrow transplantation. Blood. 1991;77:1587-92.

67. P. Dreger III Role of allotransplantation for non-Hodgkin lymphoma and chronic lymphocytic leukemia. Ann Oncol (2011) 22 (suppl 4): iv36-iv39

68. Dodero A1, Spina F, Narni F, et al. Allogeneic transplantation following a reduced-intensity conditioning regimen in relapsed/refractory peripheral T-cell lymphomas: long-term remissions and response to donor lymphocyte infusions support the role of a graft-versus-lymphoma effect. Leukemia. 2011;26:520-6

69. Jacobsen ED, Kim HT, Ho VT et al. A large single-center experience with allogeneic stem-cell transplantation for peripheral T-cell non-Hodgkin lymphoma and advanced mycosis fungoides/Sezary syndrome. Ann Oncol. 2011;22: 1608-13

70. Smith SM, Burns LJ, van Besien K et al. Hematopoietic cell transplantation for systemic mature T-cell non-Hodgkin lymphoma. J Clin Oncol. 2013;31:3100-9

71. Robinson et al. BBMT 2014;pre-published online

72. Dietrich S, Boumendil A, Finel H et al. Outcome and prognostic factors in patients with mantle-cell lymphoma relapsing after autologous stem-cell transplantation: a retrospective study of the European Group for Blood and Marrow Transplantation (EBMT). Ann Oncol. 2014;25:1053-1058

73. Fenske TS, Zhang MJ, Carreras J et al. Autologous or reduced-intensity conditioning allogeneic hematopoietic cell transplantation for chemotherapy-sensitive mantle-cell lymphoma: analysis of transplantation timing and modality. J Clin Oncol. 2014;32:273-281

74. Hamadani M, Saber W, Ahn KW et al. Allogeneic hematopoietic cell transplantation for chemotherapy-unresponsive mantle cell lymphoma: a cohort analysis from the center for international blood and marrow transplant research. Biol Blood Marrow Transplant. 2013;19:625-31.

75. Dietrich S, Boumendil A, Finel H, et al. Outcome and prognostic factors in patients with mantle-cell lymphoma relapsing after autologous stem-cell transplantation: a retrospective study of the European Group for Blood and Marrow Transplantation (EBMT). Ann Oncol. 2014;25:1053-1058

76. Khouri IF, Lee MS, Saliba RM et al. Nonablative allogeneic stem-cell transplantation for advanced/recurrent mantle-cell lymphoma. J Clin Oncol. 2003;21:4407-4412

77. Maris MB, Sandmaier BM, Storer BE et al. Allogeneic hematopoietic cell transplantation after fludarabine and 2 Gy total body irradiation for relapsed and refractory mantle cell lymphoma. Blood 2004;104:3535-3542

78. Krüger WH, Hirt C, Basara N, et al. Allogeneic stem cell transplantation for mantle cell lymphoma—final report from the prospective trials of the East German Study Group Haematology/Oncology (OSHO). Ann Hematol. 2014;93(9):1587-97

79. Cruz JG, Martino R, Balsalobre P, et al. Long-Term Results of Fludarabine/Melphalan as a Reduced-Intensity Conditioning Regimen in Mantle Cell Lymphoma: The GELTAMO Experience. Ther Adv Hematol.2011;2:5-10

80. Schouten HC, Qian W, Kvaloy S et al. High-dose therapy improves progression-free survival and survival in relapsed follicular non-Hodgkin's lymphoma: results from the randomized European CUP trial. J. Clin. Oncol. 2003; 21: 3918-3927

81. Sebban C, Brice P, Delarue R et al. Impact of rituximab and/or high-dose therapy with autotransplant at time of relapse in patients with follicular lymphoma: a GELA study. JCO 2008;26:3614-20

82. Rohatiner AZ, Nadler L, Davies AJ et al. Myeloablative therapy with autologous bone marrow transplantation for follicular lymphoma at the time of second or subsequent remission: long-term follow-up. JCO 2007; 25:2554-9

83. Montoto S, Canals C, Rohatiner AZ, et al. Long-term follow-up of high-dose treatment with autologous haematopoietic progenitor cell support in 693 patients with follicular lymphoma: an EBMT registry study. Leukemia 2007; 21:2324-31

84. van Besien KW, de Lima M, Giralt SA, et al. Management of lymphoma recurrence after allogeneic transplantation: the relevance of graft-versus-lymphoma effect. Bone Marrow Transplant. 1997;19:977-82

85. Mandigers CM, Verdonck LF, Meijerink JP, et al. Graft-versus-lymphoma effect of donor lymphocyte infusion in indolent lymphomas relapsed after allogeneic stem cell transplantation. Bone Marrow Transplant. 2003;32:1159-63

86. Avivi I, Montoto S, Canals C, et al. Matched unrelated donor stem cell transplant in 131 patients with follicular lymphoma: an analysis from the Lymphoma Working Party of the European Group for Blood and Marrow Transplantation. Br J Haematol 2009;147:719-28

87. Hari P, Carreras J, Zhang MJ, et al. Allogeneic transplants in follicular lymphoma: higher risk of disease progression after reduced-intensity compared to myeloablative conditioning. Biol. Blood Marrow Transplant. 2008 14:236-45

88. Khouri IF, McLaughlin P, Saliba RM, et al. Eight-year experience with allogeneic stem cell transplantation for relapsed follicular lymphoma after nonmyeloablative conditioning with fludarabine, cyclophosphamide, and rituximab. Blood 2008;111:5530-6

4.7. Indikationen zur allogenen Stammzelltransplantation in der Pädiatrie

4.7.1. Allogene hämatopoetische Stammzelltransplantation für maligne Erkrankungen des Kindes- und Jugendalters

Die allogene hämatopoetische Stammzelltransplantation (HSCT) wird hauptsächlich für bestimmte Patienten mit akuter lymphatischer Leukämie (ALL) oder akuter myeloischer Leukämie (AML) eingesetzt. Wesentlich seltener treten im Kindes- und Jugendalter die chronische myeloische Leukämie (CML) sowie die juvenile myelomonozytäre Leukämie (JMML) auf. Im Folgenden werden diese Entitäten im Kontext der HSCT diskutiert, wobei die meisten grundsätzlichen Fragen wegen der geringen Patientenzahlen im Kindes- und Jugendalter in der Regel bei Patienten mit ALL untersucht wurden. Die allogene HSCT für solide Tumoren hat weiterhin hochexperimentellen Charakter und wird hier nicht besprochen.

4.7.1.1. Akute lymphatische Leukämie

Die Heilungsraten der akuten lymphatischen Leukämie im Kindes- und Jugendalter mit konventioneller Chemotherapie nach den Studienprotokollen von ALL-BFM und COALL liegen über 80 %. Von den rezidivierten Patienten erreichen weniger als die Hälfte eine anhaltende Remission. Nach einem weiteren Rezidiv liegt die Überlebenswahrscheinlichkeit unter 20 %. Die Indikationen zur allogenen hämatopoetischen Stammzelltransplantation (HSCT) wurden erstmals im Studienprotokoll ALL SZT-BFM 2003 zusammengefasst. Hierbei wurden für das Risikoprofil nicht nur Ansprechen auf die Primärtherapie, Messung der Minimal Residual Disease (MRD) und Zytogenetik, sondern auch die vorhandenen Spender berücksichtigt. In erster Remission wurden hauptsächlich Patienten mit ungünstiger Zytogenetik, schlechtem Ansprechen auf Prednison (ggf. mit zusätzlichem Risikofaktor) sowie Patienten mit positivem MRD nach der Induktion transplantiert. Patienten, die rezidivierten wurden in zweiter Remission transplantiert, wenn es sich um ein sehr frühes oder frühes Rezidiv handelte. Darüber hinaus haben zusätzlich Patienten eine Transplantationsindikation, wenn sie in der Rezidivchemotherapie nicht MRD negativ werden. Neue Studien zur Spenderauswahl werden zukünftige Behandlungsprotokolle beeinflussen. So konnte gezeigt werden, dass es keinen signifikanten Unterschied zwischen einem hochauflösend HLA-identischen Geschwister und einem Fremdspender besteht. In einer anderen Studie konnte kein Unterschied zwischen 10/10 und 9/10 HLA-identischen Spendern gezeigt werden. Darüber hinaus lässt sich kein signifikanter Unterschied finden, wenn man in ausreichend großen Zentren haploidentische Spender

(Eltern) mit HLA-identischen Fremdspendern vergleicht. Bei der Auswahl des Elternteils bildet sich ein Trend zum besseren Outcome, wenn die Mutter als Spenderin dient. Der Einfluss von weiteren Merkmalen wie der sogenannte KIR Mismatch bleibt noch umstritten.

Die Konditionierung bei Patienten, die älter als 2 Jahre sind, erfolgt unter Einschluss einer Ganzkörperbestrahlung, während jüngere Patienten wegen der Nebenwirkungen auf das sich entwickelnde Gehirn eine Busulfan-basierte Konditionierung erhalten. Darüber hinaus gibt es Hinweise, dass bei Patienten, die ein spätes Rezidiv erleiden, eine Ganzkörperbestrahlung keinen Vorteil bietet. Rückläufige Zahlen für transplantationsassoziierte Todesfälle durch verbessertes HLA-Matching, antivirale und antimykotische Substanzen sowie medikamentöse Prophylaxe gegen Veno Occlussive Disease der Leber werden Eingang finden bei der Indikationsstellung zur HSCT bei Patienten mit intermediärem Risikoprofil.

Das krankheitsfreie Überleben ist sehr unterschiedlich zwischen den einzelnen Indikationsgruppen und liegt zwischen über 80 % in der günstigsten Gruppe und unter 20 % in der ungünstigsten Gruppe mit erheblicher MRD zum Zeitpunkt der Transplantation.

Die Stammzelltransplantation nutzt auch die immunologische Aktivität des Transplantats gegen residuelle Leukämiezellen. Die Bedeutung der GvHD für das Überleben von pädiatrischen Patienten mit ALL nach HSCT ist nicht geklärt. Zukünftige Entwicklungen zeichnen sich vor allem im Bereich der Immuntherapie ab, die die Stammzelltransplantation als Plattform für Antikörperbasierte Therapien ansieht.

4.7.1.2. Akute myeloische Leukämie

Die jährliche kumulative Inzidenz der akuten myeloischen Leukämie (AML) bei Kindern im deutschen Sprachraum ist mit 100 pro 1 Mio. Kindern deutlich geringer als die der ALL mit 600 pro 1 Mio. Kindern. Etwa 30 % der Kinder mit AML erleiden einen Rückfall und qualifizieren sich damit für eine allogene HSCT. Insgesamt beträgt die Überlebenswahrscheinlichkeit für Kinder in Remission vor allogener HSCT etwa 40 %, wobei der Zeitabstand des Rezidivs zur Primärtherapie sowie das Ansprechen in der Rezidivtherapie den stärksten Einfluss haben. In einem aktuellen Studienprotokoll wird nun darüber hinaus auch Kindern mit Nichtansprechen in der Primärtherapie oder schlechtem Ansprechen in der Rezidivtherapie eine allogene HSCT angeboten. Hier wird im pädiatrischen Bereich erstmals das FLAMSA-Protokoll umgesetzt. Weitere Konzepte, die immunologische Grundlagen ausnutzen berücksichtigen wiederum den sogenannten KIR-Mismatch zwischen NK-Zellen des Spenders und HLA-Molekülen des Empfängers.

4.7.1.3. Chronische myeloische Leukämie

Jährlich erkranken in Deutschland mindestens 25 Kinder und Jugendliche unter 18 Jahren an einer chronischen myeloischen Leukämie (CML), die meistens durch die Translokation 9;22 (Philadelphia-Chromosom) charakterisiert ist. Das entstehende Fusionsprotein BCR-ABL stellt eine deregulierte Tyrosinkinase dar, die durch Imatinib und Folgesubstanzen gehemmt werden kann. Im Verlauf der Behandlung entwickeln sich häufig Resistenzen gegen Tyrosinkinaseinhibitoren, so dass es zu einem Blastenschub kommen kann, der die Prognose verschlechtert. Darüber hinaus traten bei Patienten, die im Kindesalter mit Tyrosinkinaseinhibitoren behandelt wurden, schwere Kardiomyopathien auf. Aus diesem Grund wird gegenwärtig empfohlen, die Initialbehandlung mit einem Tyrosinkinaseinhibitor auf zwei Jahre zu begrenzen, wenn ein HLA-identischer Stammzellspender vorhanden ist und eine komplette molekulare Remission erreicht wurde. Obwohl eine ständige Verbesserung der Überlebenswahrscheinlichkeit nach allogener HSCT vom HLA-identischen Fremdspender stattfindet (vor 1994 etwa 45 %, seit 2000 etwa 60 %), sind die Ergebnisse ungleich besser, wenn ein HLA-identisches Geschwister die Stammzellen spendete (Überlebenswahrscheinlichkeit 87 %).

4.7.1.4. Juvenile myelomonozytäre Leukämie

Die juvenile myelomonozytäre Leukämie (JMML) ist eine selten und macht etwa 1-2 % der kindlichen Leukämien aus. Das mittlere Alter der Kinder bei Erstdiagnose ist 2 Jahre. Bereits früh fiel eine überdurchschnittlich häufige Assoziation einer JMML-ähnlichen Erkrankung mit dem Noonan-Syndrom auf. In beiden Krankheitsbildern ist auf unterschiedliche Weise der RAS Signalweg gestört.

Bei der JMML wurden aktivierende Mutationen in den Genen NF1, NRAS, KRAS, PTPN11 und CBL in etwa 80 % der Patienten gefunden. Diese führen zu einer Überempfindlichkeit für den Granulozyten-Makrophagen-Kolonie stimulierenden Faktor (GM-CSF). Im Knochenmark liegen gleichzeitig Zeichen der Myelodysplasie und der Myeloproliferation vor. Patienten mit JMML sprechen kaum auf Chemotherapie an und die Überlebenswahrscheinlichkeit ohne allogene HSCT liegt unter 10 %. Bei Patienten mit Noonan-Syndrom wurden allerdings wiederholt Spontanremissionen beobachtet. Derzeit liegt das ereignisfreie Überleben nach myeloablativer Konditionierung mit Busulfan, Cyclophosphamid und Melphalan und allogener HSCT bei JMML-Patienten bei etwa 50 %. Weder eine Splenektomie vor, noch Infusion von Spenderlymphozyten nach allogener HSCT haben dieses Ergebnis bisher verbessern können. Allerdings gibt es Hinweise auf einen GvL-Effekt bei den Patienten mit GvHD. Interessanterweise hat sich eine Zweittransplantation bei den 30 % rezidivierten Patienten als erfolgversprechend gezeigt [1].

4.7.1.5. Myelodysplastisches Syndrom

Das myelodysplastische Syndrom (MDS) tritt bei den unter 15jährigen Kindern mit einer jährlichen Inzidenz von 1,8 pro Million auf und macht somit 4 % der hämatologischen Malignome aus. Im Kindesalter manifestiert sich das MDS in der Hälfte der Fälle als Refraktäre Zytopenie, in der im Gegensatz zum Erwachsenenalter das Knochenmark eine Hypozellularität aufweist. Ebenfalls im Unterschied zum MDS im Erwachsenenalter werden Thrombozytopenie und Granulozytopenie häufiger beobachtet als eine Anämie. Der Übergang in ein hochgradiges MDS mit Blasten und Monosomie 7 wird bei Kindern im Mittel bereits innerhalb von zwei Jahren nach Diagnosestellung beobachtet. Diese Transformation geht mit einer schlechteren Gesamtprognose einher und kann in eine MDR-AML münden. Während das ereignisfreie Überleben für Patienten mit MDS bei 80 % lag, war dieses für Patienten mit erhöhter Blastenzahl (RAEB/RAEB-T/AML) nur 50 %.

4.7.2. Allogene hämatopoetische Stammzelltransplantation für nicht-maligne Erkrankungen des Kindes- und Jugendalters

Die transplantationsbezogene Mortalität in der Pädiatrie konnte insbesondere seit Beginn des Jahrtausends u. a. durch verbesserte Methoden der HLA-Typisierung, Monitoring des Chimärismus, neue antivirale und antimykotische Medikamente sowie Reduktion der Konditionierungsintensität deutlich gesenkt werden. Dadurch entwickelte sich die allogene HSCT zu einer Therapieoption auch für nichtmaligne Erkrankungen innerhalb und außerhalb des blutbildenden Systems. In diese Kategorie nichtmaligner Erkrankungen fallen die schwere aplastische Anämie (SAA), Hämoglobinopathien sowie kongenitale Immun- und Stoffwechseldefekte. Von den malignen hämatologischen Erkrankungen unterscheidet sich die allogene HSCT hier insofern, als noch häufiger eine Abwägung von Nutzen und Risiko sowie dem geeigneten Zeitpunkt stattfinden muss. Da hier besonders auch die Lebensqualität nach HSCT (z.B. neuropsychologische Entwicklung, Wachstum, Fertilität etc.) zu berücksichtigen ist, werden vorwiegend Konditionierungen reduzierter Intensität verwendet. Immer wieder sieht man sich in der Situation, dass eine Grunderkrankung nicht unmittelbar lebensbedrohlich ist, aber die Erfolgsaussicht einer HSCT durch Verlagerung auf einen späteren Zeitpunkt geringer wird bzw. ihr Risiko steigt. Oft fällt es allen Beteiligten schwer, ein Kind zu einem Zeitpunkt guter Lebensqualität der eingreifenden HSCT zuzuführen. Hier ist die Beratung in spezialisierten Zentren hilfreich.

4.7.2.1. Schwere Aplastische Anämie

Ursache der schweren aplastischen Anämie (SAA) ist eine T-Zell-vermittelte Destruktion der Hämatopoese. Die Ätiologie der SAA ist vielfältig und oftmals nicht genau zu fassen. Neben Immunreaktionen nach Virusinfekten werden knochenmarktoxische Medikamente oder bestimmte Chemikalien angeschuldigt. Darüber hinaus gehen einige genetisch determinierte Erkrankungen mit Symptomen der SAA einher, wie z. B. Fanconi-Anämie, Blackfan-Diamond-Anämie, paroxysmale nächtliche Hämoglobinurie. Die Diagnose der SAA verlangt den Nachweis einer Hypozellularität im Knochenmark unter 25 % der Altersnorm, ferner das Vorhandensein von zwei der drei Kriterien Neutropenie unter 0.5×10^9/l, Thrombozytopenie unter 20×10^9/l und/oder Retikulozytopenie unter 60×10^9/l. Patienten mit einer Neutropenie unter 0.2×10^9/l werden als "very severe aplastic anemia" (VSAA) gesondert klassifiziert. In einem erheblichen Anteil der Fälle tritt anfangs begleitend eine Hepatopathie auf [2].

Vitale Bedrohungen ergeben sich für Patienten mit einer SAA vor allem durch Blutungen oder Infektionen. Darüber hinaus kann die SAA im Verlauf von Jahren in ein MDS mit chromosomalen Aberrationen übergehen. Im Kindes- und Jugendalter wird nach der Diagnosesicherung in zwei Knochenmarkstanzen und Ausschluss anderer Ursachen der Aplasie eine immunsuppressive Therapie (IST) begonnen, wenn kein HLA-identisches Geschwister als Spender für eine Stammzelltransplantation vorhanden ist. Die IST sieht die Gabe von anti-Thymozytenglobulin (ATG), Ciclosporin A (CsA) sowie Prednisolon vor und wird anfangs von Granulozyten-Kolonie stimulierendem Faktor (GCSF) begleitet. 68 % der Patienten mit VSAA und 45 % der Patienten mit SAA erreichen mit dieser Therapie eine komplette Remission [3]. Kommt es nicht zu einer kompletten Remission, wird spätestens nach einem Jahr das CsA ausgeschlichen und die Indikation zur Stammzelltransplantation gestellt [4]. Patienten mit einem HLA-identischen Geschwister erhalten keine IST, sondern werden drei Monate nach Erstdiagnose knochenmarktransplantiert. Da es sich nicht um eine Stammzellerkrankung handelt, stellt die Konditionierung lediglich eine starke Immunsuppression dar. Mit einer Konditionierung aus Cyclophosphamid vor Geschwistertransplantation bzw. Cyclophosphamid, Fludarabin und ATG bei Fremdspendern werden bei Kindern Langzeitüberlebensraten von über 90 % bzw. 75 % erreicht [5].

4.7.2.2. Paroxysmale nächtliche Hämoglobinurie

Die paroxysmale nächtliche Hämoglobinurie (PNH) stellt eine seltene Erkrankung im Kindes- und Jugendalter dar. Sie beruht auf der klonalen Expansion einer Stammzellpopulation mit einer Mutation im PIG-A Gen. Dessen Produkt wird für die Biosynthese von Glycerolphosphatidylinositolanker benötigt, das zahlreiche Proteine in der Zellmembran verankert. Zwei dieser Proteine sind

CD59 (hemmt die Bildung des *Membrane Attacking Complex*) und CD55 (hemmt C3 Konvertasen), die für die Komplementregulierung notwendig sind. Ihre Defizienz macht PNH Erythrozyten anfällig für intravasale (durch Fehlen von CD59) und extravasale (durch Fehlen von CD55) Hämolyse. Erstere ist hauptsächlich für die hämolytischen Krisen, Thrombosen und Nephropathien bei Patienten mit PNH verantwortlich [6]. Durch die Einführung des Inhibitors des Komplementinhibitors Eculizumab, einem humanisierten Antikörpers gegen C5, in die Therapie kann vor allem diese intravasale Hämolyse stark verringert werden [7]. Allerdings stellt dies keine ursächliche Behandlung dar und beeinflusst ein Knochenmarkversagen kaum. Die Indikationsstellung zur HSCT ist komplex, denn die Registerdaten der EBMT zeigen, dass die Überlebenswahrscheinlichkeit stark von der Krankheitsgeschichte abhängt: Lagen nur rekurrente hämolytische Krisen vor, beträgt die Überlebenswahrscheinlichkeit annähernd 90 %, sind darüber hinaus die Kriterien der SAA erfüllt, beträgt sie nur noch 70 %, haben bereits thrombotische Ereignisse stattgefunden, sinkt sie unter 60 %.

Hier zeigt sich bereits erstmals das Dilemma der Stammzelltransplantation bei nicht-malignen Erkrankungen in der Pädiatrie. Bei vorhandener medikamentöser Therapie wird der Verlauf der Erkrankung über eine gewisse Zeit günstig beeinflusst, aber die Erfolgsaussicht für eine kurative HSCT mit all ihren Risiken immer ungünstiger durch das Fortschreiten der Grunderkrankung, ggf. auch durch Transfusionen oder Infektionen.

4.7.2.3. Thalassämie

Adultes Hämoglobin besteht aus vier Untereinheiten, zwei α-Globinketten und zwei β-Globinketten. Autosomal rezessiv vererbte Mutationen in diesen Genen können zu einer verminderten Synthese der entsprechenden Hämoglobinketten führen. Das Krankheitsbild wird Thalassämie genannt, wobei die β-Thalassämie aus mehreren Gründen deutlich häufiger als die α-Thalassämie ist. Bei der Thalassämia minor (heterozygote Merkmalsträger) zeigen sich in der Regel abgesehen von einer leichten mikrozytären Anämie keine klinischen Symptome. Die Merkmalsträger der homozygoten Form, der Thalassämia major (Cooley-Anämie), zeigen hingegen einen hohen Trans-

fusionsbedarf bei ineffektiver Erythropoese und weisen eine Hepato- und Splenomegalie, Wachstumsstörungen und Knochendysplasien auf. Unbehandelt führt die Erkrankung im frühen Kindesalter zum Tod.

Weltweit rechnet man mit ca. 270 Millionen Trägern einer β-Thalassämie. Die Erkrankung ist im Mittelmeerraum, im mittleren Osten und im ostasiatischen Raum weit verbreitet. Die homozygote β-Thalassämia major findet sich allein im Mittelmeerraum bei ~200.000 Patienten. Zwar ist es möglich, durch Transfusionsprogramme begleitet von einer intensiven Eisen-Chelationstherapie die Lebenserwartung homozygoter Patienten deutlich zu verbessern, jedoch kommt es selbst unter diesem Regime in vielen Fällen zu einer transfusionsbedingten Hämosiderose mit einer Kardiomyopathie und endokrinologischen Störungen [8].

Die einzige kurative Option für die Thalassämie stellt die allogene HSCT dar. Die erste erfolgreiche Knochenmarktransplantation bei einer β-Thalassämie wurde 1982 durch Thomas et al. durchgeführt [9]. Bislang wurden weltweit bereits mehrere tausend allogene Transplantationen bei Thalassämia major durchgeführt [10]. Mit Hilfe der Risikofaktoren Hepatomegalie (> 2 cm unter dem rechten Rippenbogen), Leberfibrose und jahrelanger inadäquater Chelat-Therapie kann man die Patienten mit einer β-Thalassämie in drei Risikogruppen für die Transplantation einteilen (Pesaro Klassifikation) [10].

Die optimale Konditionierungsstrategie ist bei der β-Thalassämie noch in Diskussion. Standard war bislang die myeloablative Konditionierung mit Busulfan und Cyclophosphamid. Als Stammzellspender dienten HLA-idente Familienspender, HLA-idente Fremdspendern [12, 13] und Nabelschnurblut [14-16]. Darüber hinaus wurden auch haploidentische Transplantationen von mütterlichen Stammzellen auf das Kind durchgeführt [17]. Auch nichtmyeloablative Konditionierungsregimes sind in Erprobung. Unter diesen stellt sich häufiger ein partieller Chimärismus ein, der aber völlig ausreichend sein kann, um eine Thalassämia major in eine transfusionsunabhängige β-Thalassämia intermedia zu konvertieren [18], was aber noch der definitiven Klärung bedarf [19].

Die Überlebenswahrscheinlichkeit von Patienten mit Pesaro Klasse 1 und 2 nach Fremdspendertransplantation (!) beträgt 96 %, das krankheits-freie Überleben 80 % [20]. In Pesaro Klasse 3 über-lebten in der gleichen Studie 79 %, wobei 65 % krankheitsfrei waren. Die transplantationsassozi-ierte Mortalität (TRM) beträgt bei der β-Thalassä-mie 5-30 % je nach individuellem Risikoprofil und Alter der Patienten. Bis zu 10 % der Patienten ent-wickeln ein Markversagen (graft-failure) [12, 21]. Meist ist eine Abstoßung der Spenderzellen mit ei-nem Rezidiv der Thalassämie assoziiert, was durchaus mit längerem Überleben vereinbar ist.

Variante	Klinisches Bild	Therapie
Minor	Geringgradige Anämie	Keine
Intermedia	Mittelgradige Anämie	Transfusionen
Major (Cooley-Anämie)	Schwergradige Anämie, transfu-sionsabhängig; Knochendefor-mationen; He-patosplenome-galie	Transfusionen; Chelat-Therapie; Knochenmark-transplantation

Tab. 4.19: β-Thalassämie.

4.7.2.4. Sichelzellanämie

Die Sichelzellanämie wird durch eine Punktmuta-tion in der β-Kette des Hämoglobins verursacht, wodurch HbS produziert wird. Die Erkrankung wird autosomal-rezessiv vererbt. Nur homozygote Merkmalsträger oder β-Varianten zeigen klinische Symptome, da heterozygote Träger noch genü-gend normales Hämoglobin bilden. Die Sichelzel-lanämie ist vor allem in den Malariagebieten Afri-kas und Asiens verbreitet mit ca. 25-40 % hetero-zygoten Merkmalsträgern in Äquatorialafrika. In Europa sind meistens Einwanderer aus diesen Re-gionen betroffen. Das Hauptproblem stellt eine ge-störte Mikrozirkulation durch die veränderten Ei-genschaften der Erythrozyten dar. Die Mikrozir-kulationsstörungen und andere Mechanismen führen zu Organschäden wie zerebralen Insulten, Kardiomyopathie, Hepatopathie, proliferative Re-tinopathie, Milz- oder Lungeninfarkte, Osteone-krosen, Priapismus etc. Sichelzellkrisen werden z.B. durch Infektionen, Dehydratation, Azidose oder Medikamente ausgelöst. Sie gehen mit schwe-ren Schmerzen im Brustkorb oder gelegentlich im Bauch einher. Die klinische Manifestation der Si-chelzellanämie liegt in der Regel nach dem sech-sten Lebensmonat, da zuvor fetales Hämoglobin (HbF) in den Erythrozyten enthalten ist.

Die allogene HSCT stellt die einzige kurative Maß-nahme bei Patienten mit einer Sichelzellanämie dar. Bislang wurden hauptsächlich Patienten im fortgeschrittenen Stadium mit pulmonalen und neurologischen Vaskulopathien allogen trans-plantiert [22]. Angesichts verbesserter Möglich-keiten in der Transfusionsmedizin und der Thera-pie mit Hydroxyurea oder Hydroxyxarbamid kann man bei den allermeisten Patienten mit Sichelzel-lanämie mit konservativen Methoden über lange Zeiträume eine befriedigende Stabilisierung erzie-len. Gerade in letzter Zeit werden aber zunehmend auch jüngere Kinder mit schweren Komplikatio-nen der Erkrankung transplantiert, so dass die In-dikationsstellung zur HSCT bei der Sichelzellanä-mie im Wandel ist [22]. Die Stammzelltransplan-tation liefert exzellente Ergebnisse und sollte vor dem 16. Lebensjahr durchgeführt werden [23]. Dann darf eine Überlebenswahrscheinlichkeit von über 90 % und ein Rückfallrisiko von etwa 10 % er-wartet werden [23, 24]. In Belgien wurde eine Stu-die durchgeführt, in der Kinder sehr früh vom HLA-identen Familienspender allogen transplan-tiert wurden. Diese Kinder hatten bis zur Trans-plantation kaum Bluttransfusionen erhalten. Hier lag das Langzeitgesamtüberleben bei 100 % [25]. Auch ein gemischter Chimärismus in den kernhal-tigen Zellen nach HSCT kann ausreichend sein, um eine Symptomkontrolle bei Sichelzellanämie zu erreichen [26].

Vor diesem Hintergrund ist die KMT von einem vorhandenen gesunden oder heterozygoten Ge-schwister als Standard of Care anzusehen. Die in 2015 veröffentlichte S2-Leitlinie der GPOH sieht nun erstmals nach sorgfältiger Nutzen-Risiko-Abwägung die Empfehlung zur KMT von sym-ptomfreien präpubertären Kindern vor, wenn ein geeignetes Geschwister als Spender vorhanden ist [114]. Der Stellenwert der MUD und haplo-identischen KMT wird derzeit diskutiert. Bei rechtzeitiger Transplantation kann mit höchster Wahrscheinlichkeit eine exzellente Lebensqualität erhalten werden. Konditionierungsschemata, die das Potenzial zur Fertilitätserhaltung haben, wer-den erprobt.

4.7.2.5. Angeborene Anämien mit intaktem Hämoglobin

4.7.2.5.1. Fanconi-Anämie

Die Fanconi-Anämie (FA) manifestiert sich um das 7. Lebensjahr unter den zunehmenden Symptomen einer aplastischen Anämie und ist in der ganz überwiegenden Mehrheit der Fälle vergesellschaftet mit angeborenen Fehlbildungen (am häufigsten sind betroffen: Radius, Daumen, Herz, Ohren, Nieren, Ösophagus), Minderwuchs, Mikrozephalie sowie Café au lait-Flecken. Das Risiko, ein Malignom zu entwickeln ist 500fach gegenüber der Normalbevölkerung erhöht. Auch die aplastische Anämie dieser Patienten geht gehäuft mit chromosomalen Aberrationen einher wie Monosomie 7 oder Duplikation 3q und entwickelt sich zu einem MDS oder einer Leukämie [27]. Betroffen von der FA sind etwa 10 von einer Million Neugeborenen. Ihr liegen Defekte in einem von mindestens 13 Genorten zugrunde, die einen DNA-Reparaturdefekt verursachen. Sie werden autosomal rezessiv vererbt, außer dem FANCB-Gen, das auf dem X-Chromosom lokalisiert ist. Am häufigsten ist eine Mutation im Fanconi-Anämie A-Gen (FANCA) auf Chromosom 16, die knapp zwei Drittel der Patienten aufweisen. Die mittlere Überlebensdauer liegt bei etwa 20 Jahren ohne HSCT [28].

Die Behandlung besteht immer noch zunächst in Androgenen oder Wachstumsfaktoren. Allerdings zeigen die bisherigen Erfahrungen, dass die derzeit einzige kurative Therapie der aplastischen Anämie bei FA-Patienten die HSCT ist [29]. Ihre Erfolgsaussichten werden darüber hinaus sogar geschmälert, wenn zuvor eine Androgen-Behandlung stattgefunden hat, das Patientenalter über 10 Jahre liegt oder Seropositivität für Cytomegalievirus bei Spender oder Empfänger vorliegt [30]. In der gleichen Registeranalyse wurde gezeigt, dass auf Bestrahlung in der Konditionierung verzichtet werden kann. Gegenwärtig wird Cyclophosphamid als Alkylans aufgrund der DNA-Reparaturstörung in der Konditionierung verlassen oder auf ein Drittel reduziert. Dafür wird Fludarabin als Antimetabolit häufiger verwendet [31]. Bei kaum einer anderen Erkrankung ist der Einfluss des Konditionierungsregimes und die Abhängigkeit vom Jahr der Transplantation so deutlich zu sehen wie bei der FA. Die aktuellsten Daten zeigen ein Überleben nach einer Geschwistertransplantation von über 80 % und nach einer Fremdspendertransplantation von über 60 % [30-32]. Die Häufigkeit von Malignomen nach bestrahlungsfreien Konditionierungsregimes mit reduzierter Intensität sowie die Fertilität können derzeit noch nicht beurteilt werden.

4.7.2.5.2. Diamond-Blackfan-Anämie

Diamond-Blackfan-Anämie (DBA) manifestiert sich klassischerweise im ersten Lebensjahr durch eine isolierte normochrome und häufig makrozytäre Anämie bei normalen Thrombozyten und Leukozyten, Fehlbildungen in 50 % und Entwicklungsverzögerung in 30 % der Kinder [33]. Übergänge in MDS und AML sind ebenso beschrieben wie eine Häufung von soliden Tumoren. Ursächlich kann in der Hälfte der Fälle eine autosomal dominante Mutation in einem von neun Genen identifiziert werden, die für ribosomale Proteine kodieren [34]. Die Inzidenz der DBA liegt bei etwa 1 pro 100.000 Geburten. Die Behandlung besteht zunächst in der Administration von Prednisolon, wobei 20 % der DBA-Patienten in Remission kommen, 40 % weiterhin Steroide benötigen und 40 % transfusionspflichtig sind [35]. Die HSCT stellt für die transfusionspflichtigen Patienten eine kurative Therapie dar. Das Überleben liegt bei 92 % nach einer Geschwistertransplantation für Kinder unter 10 Jahre mit einer kurzen Transfusionsanamnese und bei etwa 65 % über alle Konstellationen [35-37].

4.7.2.5.3. Shwachman-Diamond-Syndrom

Das Shwachman-Diamond-Syndrom ist charakterisiert durch exokrine Pankreasinsuffizienz, Gedeihstörung, metaphysäre Chondrodysplasie und hämatologischen Symptomen. Letztere reichen von einer intermittierenden Neutropenie, über eine dauerhafte Neutropenie bis zur Insuffizienz aller drei Reihen und Übergang in ein MDS sowie AML [38]. Mutationen im SBDS-Gen wurden in 90 % der Fälle gefunden, ohne dass die Funktion des Genproduktes genau geklärt ist [39, 40]. In der Regel wurden schwere hämatologische Symptome zum Anlass genommen, eine HSCT durchzuführen. Von den an das Register der EBMT gemeldeten Patienten mit sehr heterogenen Transplantationsmodalitäten überlebten zwei Drittel [41].

4.7.2.6. Primäre Immundefekte

Die kongenitalen Immundefekte (*primary immune deficiency*; PID) umfassen ein weites Spektrum. Sie werden nach der WHO und IUIS Klassifikation in sieben Gruppen eingeteilt [42]:

> 1. T- und B-Zell Immundefekte
> 2. Immundefekte, bei denen der Antikörpermangel im Vordergrund steht
> 3. Andere gut definierte Immundefekt-Syndrome
> 4. Störungen der Immunregulation
> 5. Defekte der Phagozytenzahl und -funktion
> 6. Defekte der natürlichen Immunität (innate immunity)
> 7. Komplementdefekte

Obwohl für immer mehr der PID die genetische Grundlage identifiziert wird, ergibt sich nicht selten die Situation, dass funktionelle Assays alleine den schweren Immundefekt diagnostizieren [43]. In jedem einzelnen Fall bietet der Umgang mit dem Patienten die Möglichkeit, das menschliche Immunsystem besser zu verstehen. Von einigen Erkrankungen ist der natürliche Verlauf gut beschrieben und ihre molekulare Diagnose stellt häufig bereits die Indikation zur Stammzelltransplantation. Bei einigen monogen verursachten schweren Immundefekten sind darüber hinaus gentherapeutische Behandlungsansätze in der klinischen Erprobung [44-49]. Findet man jedoch zum funktionellen nicht den genetischen Defekt, wird häufig der individuelle Verlauf zur Indikationsstellung einer Stammzelltransplantation herangezogen. Damit ist eine Bewertung des Transplantationserfolges erheblich erschwert, weil der Zeitpunkt von den Zentren jeweils sehr unterschiedlich gewählt wird. Wie für die anderen Erkrankungen kann jedoch gerade für die schweren Immundefekte festgehalten werden, dass eine frühzeitige Stammzelltransplantation mit einer höheren Überlebenswahrscheinlichkeit korreliert. Obwohl Patienten mit schwerer PID seit 40 Jahren transplantiert werden, hat sich die Konditionierung ständig geändert. Heute liegt sie zwischen myeloablativer Konditionierung und keinerlei Konditionierung, je nach Immundefekt [50]. Aus diesem Grund ist ein möglichst umfassendes Verständnis des einzelnen Immundefektes für die Therapieentscheidung essentiell.

4.7.2.6.1. Schwerer kombinierter Immundefekt

Ein schwerer kombinierter Immundefekt (*severe combined immune deficiency*, SCID) zeichnet sich durch einen T-Zell-Defekt sowie weitere Defizienzen bei B- oder NK-Zellen aus [51, 52]. Er tritt bei Kindern in einer Inzidenz von $0,2$-$1{:}10^5$ auf und manifestiert sich meistens zwischen dem 3. Und 6. Lebensmonat durch eine schwere pulmonale Infektion (häufig opportunistische Erreger wie Pneumocystis), Diarrhoe, Gedeihstörung oder Erythem durch mütterliche T-Zellen. Es werden immer mehr molekulare Ursachen identifiziert (☞ Abb. 4.3) [42]. Etwa die Hälfte der Patienten weist eine Mutation in der X-chromosomal kodierten γ-Kette des IL-2-Rezeptors auf, die zweithäufigsten Mutationen betreffen die Adenosindesaminase [53]. Diese Defekte werden rezessiv vererbt und können bei positiver Familienanamnese im ersten Trimenon bereits pränatal diagnostiziert werden. Unbehandelt führt die Erkrankung im frühesten Kindesalter zum Tod [51, 54].

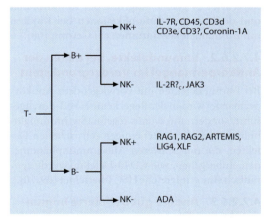

Abb. 4.3: Beispiele für genetische Grundlagen bestimmter Lymphozytenkonstellationen bei SCID-Patienten.

Die ersten allogenen Knochenmarktransplantationen bei SCID wurden 1968 durchgeführt [55-57]. Die frühe Diagnosestellung ist entscheidend für den Behandlungserfolg, so dass in Großbritannien ein Neugeborenenscreening initiiert wurde [58, 59]. Heute liegt die Überlebenswahrscheinlichkeit der SCID-Patienten nach einer HLA-identischen Geschwistertransplantation bei über 90 % und nach einer HLA-identischen Fremdspendertransplantation bei über 80 % [60, 61].

Die Rekonstitution des T-Zell-Systems verläuft nach HSCT gewöhnlich rasch, wenn ein Thymus angelegt ist [62]. Hingegen bleibt bei SCID die Rekonstitution des Spender-B-Zell-Systems in vielen Fällen aus und die Patienten bleiben dauerhaft auf die Substitution mit Immunglobulinen angewiesen. Dies führt zu einer langanhaltenden Diskussion um die Konditionierungstherapie vor HSCT [63]. Während eine Konditionierungstherapie von einigen Autoren aufgrund des guten Langzeitüberlebens ohne diese Maßnahme als nicht für notwendig befunden wurde [64], berichteten andere Autoren über eine geringere Frequenz von graft failure sowie über eine höhere Rate von B-Spenderzellrekonstitutionen nach Konditionierung [65, 66]. Bei T-Zell-positiven SCID ("*leaky*" SCID), in der Regel auch bei den hypomorphen Mutationen im Rahmen des Omenn Syndroms, ist eine Konditionierung notwendig, um ein Engraftment zu ermöglichen [67]. Die dosisreduzierte Konditionierung verzeichnete bei SCID-Patienten mit einem Langzeitüberleben von > 80 % gute Erfolge. Dies ist gerade aufgrund der Komorbidität und der schweren Komplikationen bei Kindern mit Immundefektsyndromen ein Gewinn [68].

4.7.2.6.2. Immundefekte, bei denen der Antikörpermangel im Vordergrund steht

Bei Immundefekten mit vorwiegendem Antikörpermangel wird in der Regel keine HSCT durchgeführt, sondern intravenös regelmäßig Immunglobuline verabreicht. Bei einigen sehr seltenen Defekten, die mit schweren Autoimmunphänomenen einhergehen, wie CD40-Defekte, wurde sporadisch eine erfolgreiche HSCT berichtet [69, 70].

4.7.2.6.3. Andere gut definierte Immundefekt-Syndrome

Zu der Gruppe der gut definierten Immundefekt-Syndrome werden u. a. Wiskott-Aldrich-Syndrom (WAS), Ataxia teleangectasia, Nijmegen Breakage Syndrom und DiGeorge-Syndrom gezählt. Das **Wiskott-Aldrich-Syndrom** (WAS) mit einer Inzidenz von 1-4:10^6 im Kindesalter ist durch eine Thrombozytopenie, eine atopische Dermatitis und rekurrente Infektionen charakterisiert. Ursache sind Mutationen im WASP-Gen auf dem X-Chromosom. Der Schweregrad und die betroffenen Immunzellsysteme sind sehr variabel. ~10 %

der Patienten entwickeln sekundäre hämatologische Neoplasien. Die Behandlung von WAS-Patienten mit einer HSCT hat bei Durchführung zu einem frühen Zeitpunkt ein Gesamtüberleben bei HLA-identischen Geschwisterspendern von über 80 % und bei HLA-identischen Fremdspendern von 75 % [71-73]. Dagegen haben Patienten mit einem kompletten DiGeorge-Syndrom, die wegen schwerer Lymphopenie transplantiert worden sind, ein vergleichsweise schlechtes Gesamtüberleben von nur 40 % bei allerdings sehr geringer Fallzahl [74].

4.7.2.6.4. Störungen der Immunregulation

Störungen der Immunregulation liegen vor bei Chediak-Higashi-Syndrom, Griscelli-Syndrom Typ 2, Hermannsky-Pudlak-Syndrom Typ 2 sowie lymphoproliferativen Syndromen (XLP, ALPS, IPEX etc.). Die häufigste Entität dieser Gruppe ist jedoch die **familiäre hämophagozytäre Lymphohistiozytose (HLH)** mit autosomal-rezessivem Erbgang. Mehrere Mutationen konnten in den Genen für Perforin, Munc-13-4, und Syntaxin-11 identifiziert werden [75-77]. Diese Mutationen setzen die T-Zell-vermittelte und natürliche Zytotoxizität herab. Knochenmark und solide Organe wie Leber und Milz sind durch aktivierte Makrophagen und polyklonale T-Suppressorzellen infiltriert. Schwere Schübe treten bei verschiedenen Virusinfektionen auf. Mehr als die Hälfte aller Patienten hat darüber hinaus einen neurologischen Befall. Immunsuppressive Therapie und Chemotherapie können längere Remissionen induzieren. Die einzige kurative Option ist jedoch die allogene HSCT, die nach myeloablativer Konditionierung ein Langzeitüberleben von 55-65 % bietet [78-80]. Diese Patientengruppe ist besonders durch eine transplantationsassoziierte Mikroangiopathie der Leber gefährdet. In einer ersten Studie mit dosisreduziertem Konditionierungsregime konnte jedoch ein Gesamtüberleben von 92 % berichtet werden [81]. Der hohe Anteil an Patienten mit gemischtem Chimärismus ist jedoch bei dieser Erkrankung problematisch, da ein Rezidiv befürchtet werden muss. Folgestudien werden eine intermediäre Intensität anstreben müssen.

4.7.2.6.5. Defekte der Phagozytenzahl und -funktion

Von den Immundefekten mit gestörter Funktion oder Zahl der Granulozyten und Makrophagen sind vor allem schwere kongenitale Neutropenien (SCN), Leukozytenadhäsionsdefekte, die septische Granulomatose und der IFNγ-Rezeptordefekt für die Stammzelltransplantation relevant. **Schwere kongenitale Neutropenien** können häufig durch die Administration von *Granulocyte Colony Stimulating Factor* (GCSF) behandelt werden. Allerdings können sie refraktär werden oder in ein MDS sowie in eine Leukämie übergehen [82]. Die Überlebenswahrscheinlichkeit der präleukämischen Patienten liegt bei etwa 65 % [83, 84]. Betrachtet man die Patienten mit Leukozytenadhäsionsdefekt I, findet man ein etwas besseres Gesamtüberleben nach HSCT mit myeloablativer Konditionierung von 75 % [85]. Diese Patientengruppe profitierte besonders von einer Transplantation im ersten Lebensjahr. Die **septische Granulomatose** (CGD) resultiert aus einer fehlerhaften NADPH Oxidase aufgrund verschiedener genetischer Aberrationen und kommt bei 1 von 120.000 Neugeborenen vor [86]. Von den Patienten im europäischen Register wurden nur 24 Patienten (6 %) transplantiert [87]. In einem neueren Bericht wurde nach einem myeloablativen Konditionierungsregime ein Gesamtüberleben von 85 % und krankheitsfreies Überleben von 81 % gefunden [88].

4.7.3. HSCT bei angeborenen Stoffwechseldefekten

Fratantoni und Neufeld zeigten 1968 an Fibroblastenkulturen von Patienten mit Mucopolysaccharidosen, dass diese Zellen lysosomale Enzyme aufnehmen und damit ihren Stoffwechsel korrigieren konnten [89]. Diese Versuche bildeten die Grundlage für die Enzymersatztherapie ebenso wie für die HSCT und Gentherapie bei lysosomalen Speichererkrankungen (lysosomal storage diseases; LSD). Die Enzymersatztherapie mit intravenöser Gabe eines rekombinant hergestellten Enzyms kämpft mit drei Hauptproblemen: (i) Das jeweilige lysosomale Enzym hat größte Schwierigkeiten, die Blut-Hirn-Schranke zu überwinden; (ii) die Patienten sind immunkompetent und generieren mit fortschreitender Therapiedauer in nicht unerheblichem Umfang Antikörper gegen das Fremdprotein; (iii) die Therapie kostet jedes Jahr etwa

drei Mal so viel wie eine HSCT, die man im günstigsten Fall nur einmal durchführen muss. Bei der HSCT ist die Vorstellung, dass nach der Transplantation die Leukozyten lysosomale Enzyme freisetzen und enzymdefiziente Zellen diese aufnehmen. Da die Mikroglia hämatologischen Ursprungs ist und einem gewissen Turnover unterliegt, können Zellen aus dem Knochenmark in das ZNS einwandern, die Blut-Hirn-Schranke überwinden und dort Enzyme freisetzen. In jüngerer Zeit rückt jedoch ein anderer Mechanismus mehr in den Vordergrund, da eine inflammatorische Reaktion im ZNS häufig der Neurodegeneration vorausgeht [90]. Man geht davon aus, dass Makrophagen von pathologischen Metaboliten angelockt werden, diese phagozytieren und da sie ebenfalls vor HSCT den Enzymdefekt haben nicht abbauen können. Dabei setzen die Makrophagen proinflammatorische Zytokine frei und üben oxidativen Stress aus, so dass die Neurodegeneration voranschreitet. Enzymgesunde Makrophagen nach einer HSCT unterhalten diesen Kreislauf nicht, sondern bauen die betreffenden Metabolite ab [91]. Die erste allogene HSCT bei einer angeborenen Stoffwechselkrankheit wurde durch Hobbs et al. im Jahre 1981 an einem Patienten mit M. Hurler, der Mukopolysaccharidose (MPS) Typ I, vorgenommen [92]. Seither wurden über 1000 allogene HSCT bei Patienten mit Stoffwechselkrankheiten durchgeführt, in der Mehrzahl der Fälle bei lysosomalen und peroxisomalen Speicherkrankheiten [93]. Da bereits relativ geringe Enzymaktivitäten für einen normalen Lysosomenstoffwechsel ausreichen, nehmen viele Zentren auch einen gemischten Chimärismus in Kauf. Im günstigsten Fall kommt es zur Hydrolyse der Ablagerungen und zur Reduktion der Organomegalie mit einer Stabilisierung der Organfunktion. Bei der Mukopolysaccharidose I (MPSI) beispielsweise verkleinern sich Leber und Milz rasch [92]. Demgegenüber werden die Mikrogliazellen erst im Verlauf von Monaten durch die Spenderzellen ersetzt werden und es dauert daher vom Zeitpunkt der Transplantation an 6-12 Monate, bis sich z.B. bei der Adrenoleukodystrophie Effekte im ZNS nachweisen lassen [94].

Die HSCT für die genannten Erkrankungen ist aus hämatologischer Sicht eher komplikationsarm, da die Patienten ohne chemotherapeutische Vorbehandlung zur HSCT kommen und immunkompetent sind. Dennoch sind jeweils Besonderheiten zu beachten, wie z. B. aus anästhesiologischer Sicht bei Kindern mit MPS. Die Dokumentation des Transplantationserfolges in der Literatur beschränkt sich häufig auf das hämatologische Outcome, was nach 2000 durchweg sehr gut ist [95, 96]. Jedoch sind die krankheitsspezifischen Verlaufsdaten erst in den letzten Jahren substanzieller geworden. Es scheinen nicht alle Speicher- und Stoffwechselkrankheiten gleich gut auf eine allogene Transplantation anzusprechen (☞ Tab. 4.20) [93, 97]. Die größten Erfahrungen liegen für M. Hurler, M. Krabbe, Metachromatische Leukodystrophie und X-chromosomale Adrenoleukodystrophie vor [93]. Darüber hinaus gibt es für diese Erkrankungen auch gentherapeutische Ansätze in unterschiedlichem experimentellen Stadium [98]. Kinder mit **M. Hurler**, der Mukopolysaccharidose Typ I mit einer α-Iduronidase-Defizienz, werden unbehandelt meist nicht älter als 5 Jahre und entwickeln u. a. eine mentale Retardierung, obstruktive Ventilationsstörungen, kardiale Komplikationen und eine Hepatosplenomegalie [99]. In mittlerweile über 500 transplantierten Patienten hat die frühe allogene HSCT die neurologische Entwicklung begünstigt und die Lebenserwartung deutlich über 30 Jahre gehoben [100, 101]. Die **Globoidzell-Leukodystrophie** (M. Krabbe) ist durch eine periventrikuläre Demyelinisierung mit der Folge von Spastik und mentaler Retardierung gekennzeichnet [102]. Eine frühe allogene HSCT

kann ein Fortschreiten der Erkrankung verhindern und die neurologischen Symptome sogar bessern [103]. Bei der frühen Form verhindert eine HSCT im präsymptomatischen Stadium den Ausbruch der Erkrankung [104]. Die **X-chromosomale Adrenoleukodystrophie** stellt eine peroxisomale Erkrankung mit einer Störung der Oxidation langkettiger Fettsäuren dar. Die allogene HSCT ist die einzig effektive Therapie für die kindliche Form mit ZNS-Beteiligung [105]. Eine frühzeitige HSCT verhindert neurologische Symptome, während die endokrinologischen Symptome behandlungsbedürftig bleiben. Bereits eingetretene schwere neurologische Schäden sind irreversibel [107]. Bei der **Metachromatischen Leukodystrophie (MLD)**, die durch einen Mangel an Arylsulphatase A bewirkt wird, kann in eine spät-infantile, juvenile und adulte Form unterschieden werden [108]. Obwohl nur geringe Fallzahlen vorliegen, scheint der Transplantationserfolg gut zu sein im präsymptomatischen Stadium. Bei symptomatischen Patienten scheint die Dauer der Symptomatik ein wichtiger Parameter zu sein [95, 109].

Für eine Reihe weiterer Erkrankungen dieses Formenkreises gibt es Fallberichte. Die Bedeutung der allogenen HSCT kann an weiteren lysosomalen Speicherkrankheiten verdeutlicht werden: Beim M. Farber, der von Gelenkkontrakturen und -Schwellungen charakterisiert ist, lässt sich durch allogene HSCT eine verbesserte Mobilität und eine verbesserte Gelenkfunktion erreichen (☞ Abb.

Erkrankung	Defekt	Einfluss der HSCT
Hurler-Syndrom (MPS I)	α-Iduronidase	Hepatosplenomegalie ↓, Myokardhypertrophie ↓, Klappendeformitäten unbeeinflusst, Atemwegsobstruktion ↓, Schlafapnoe ↓, neurologische Entwicklung ↑, Visus ↑, Wachstumsgeschwindigkeit ↑, Funktionalität der oberen Extremität ↑, der unteren Extremität unbeeinflusst [100]
Hunter-Syndrom	Iduronat-Sulfatase	Hepatosplenomegalie ↓, Gelenkbeweglichkeit ↑, Hörvermögen ↑, Kognition variabel [106]
Metachromatische Leukodystrophie	Arylsulfatase A	Präsymptomatisch: Verhinderung des Krankheitsausbruchs, frühsymptomatisch Stabilisierung, spätsymptomatisch Progression
Globoidzellen-Leukodystrophie	Galakto-cerebrosidose	Präsymptomatisch: Verhinderung des Krankheitsausbruchs, frühsymptomatisch: Stabilisierung und vereinzelt Verbesserung der Symptomatik [104]
Adrenoleuko-dystrophie	Peroxisomal	Im frühen symptomatischen Stadium Stabilisierung und langsame neurologische Besserung [107]

Tab. 4.20: Knochenmarktransplantation für lysosomale und peroxisomale Speicherkrankheiten.

4.4a-c) [110]. Beim M. Wolman kommt es nach allogener HSCT zur Hydrolyse der Lipidablagerungen in den verschiedenen Organsystemen, wodurch eine Rückbildung der Leberzirrhose und der respiratorischen Probleme sowie eine normale Entwicklung der Kinder ermöglicht wird [111]. Der M. Gaucher wird im Kindesalter nicht einer HSCT zugeführt.

Auch bei Osteopetrosis [112] und Osteogenesis imperfecta [113] ist die allogene HSCT bereits zum Einsatz gekommen.

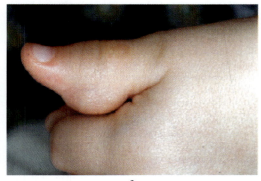

a

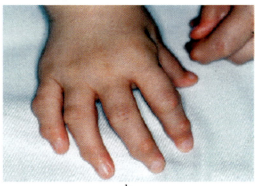

b

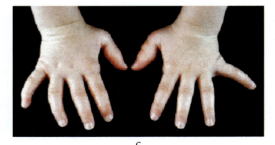

c

Abb. 4.4a-c: Hände eines Kindes mit M. Farber vor (a, b) und nach (c) HSCT [103].

Literatur

1. Yoshimi, A., M. Mohamed, M. Bierings, et al. Second allogeneic hematopoietic stem cell transplantation (HSCT) results in outcome similar to that of first HSCT for patients with juvenile myelomonocytic leukemia. Leukemia 2007;21:556-560.

2. Locasciulli, A., A. Bacigalupo, B. Bruno, et al. Hepatitis-associated aplastic anaemia: epidemiology and treatment results obtained in Europe. A report of The EBMT aplastic anaemia working party. Br.J.Haematol. 2010;149:890-895.

3. Führer, M., U. Rampf, I. Baumann, et al. Immunosuppressive therapy for aplastic anemia in children: a more severe disease predicts better survival. Blood 2005;106:2102-2104.

4. Führer, M. Risk-adapted procedures for HSCT from alternative donor in children with severe aplastic anaemia. Bone Marrow Transplant. 2008;42 Suppl 2:S97-100.

5. Locasciulli, A., R. Oneto, A. Bacigalupo, et al. Outcome of patients with acquired aplastic anemia given first line bone marrow transplantation or immunosuppressive treatment in the last decade: a report from the European Group for Blood and Marrow Transplantation (EBMT). Haematologica 2007;92:11-18.

6. Rother, R. P., L. Bell, P. Hillmen, and M. T. Gladwin. The clinical sequelae of intravascular hemolysis and extracellular plasma hemoglobin: a novel mechanism of human disease. JAMA 2005;293:1653-1662.

7. Brodsky, R. A., N. S. Young, E. Antonioli, et al. Multicenter phase 3 study of the complement inhibitor eculizumab for the treatment of patients with paroxysmal nocturnal hemoglobinuria. Blood 2008;111:1840-1847.

8. Borgna-Pignatti,C., Rugolotto,S., De,S.P., et al. Survival and complications in patients with thalassemia major treated with transfusion and deferoxamine. Haematologica 2004, 89, 1187-1193.

9. Thomas,E.D., Sanders,J.E., Buckner,C.D., et al. Marrow transplantation for thalassemia. Ann.N.Y.Acad.Sci. 1985, 445, 417-427.

10. Lucarelli,G., Clift,R.A., Galimberti,M., et al. Bone marrow transplantation in adult thalassemic patients. Blood 1999, 93, 1164-1167.

12. Hongeng,S., Pakakasama,S., Chuansumrit,A., et al. Outcomes of transplantation with related- and unrelated-donor stem cells in children with severe thalassemia. Biol.Blood Marrow Transplant 2006, 12, 683-687.

13. La,N.G., Argiolu,F., Giardini,C., et al. Unrelated bone marrow transplantation for beta-thalassemia patients: The experience of the Italian Bone Marrow Transplant Group. Ann.N.Y.Acad.Sci. 2005, 1054, 186-195.

14. Jaing,T.H., Hung,I.J., Yang,C.P., et al. Rapid and complete donor chimerism after unrelated mismatched cord blood transplantation in 5 children with beta-thalassemia major. Biol.Blood Marrow Transplant 2005, 11, 349-353.

15. Locatelli,F., Rocha,V., Reed,W., et al. Related umbilical cord blood transplantation in patients with thalassemia and sickle cell disease. Blood 2003, 101, 2137-2143.

16. Walters,M.C., Quirolo,L., Trachtenberg,E.T., et al. Sibling donor cord blood transplantation for thalassemia major: Experience of the Sibling Donor Cord Blood Program. Ann.N.Y.Acad.Sci. 2005, 1054, 206-213.

17. Sodani, P., A. Isgro, J. Gaziev, et al. Purified T-depleted, CD34+ peripheral blood and bone marrow cell transplantation from haploidentical mother to child with thalassemia. Blood 2010;115:1296-1302.

18. Andreani,M., Nesci,S., Lucarelli,G., et al. Long-term survival of ex-thalassemic patients with persistent mixed chimerism after bone marrow transplantation. Bone Marrow Transplant 2000, 25, 401-404.

19. Iannone,R., Casella,J.F., Fuchs,E.J., et al. Results of minimally toxic nonmyeloablative transplantation in patients with sickle cell anemia and beta-thalassemia. Biol.Blood Marrow Transplant 2003, 9, 519-528.

20. La Nasa, G., F. Argiolu, C. Giardini, et al. Unrelated bone marrow transplantation for beta-thalassemia patients: The experience of the Italian Bone Marrow Transplant Group. Ann.N.Y.Acad.Sci. 2005;1054:186-195.

21. Storb,R., Yu,C., Sandmaier,B.M., et al. Mixed hematopoietic chimerism after marrow allografts. Transplantation in the ambulatory care setting. Ann.N.Y.Acad.Sci. 1999, 872, 372-375.

22. Walters,M.C., Storb,R., Patience,M., et al. Impact of bone marrow transplantation for symptomatic sickle cell disease: an interim report. Multicenter investigation of bone marrow transplantation for sickle cell disease. Blood 2000, 95, 1918-1924.

23. Bhatia, M. and M. C. Walters. Hematopoietic cell transplantation for thalassemia and sickle cell disease: past, present and future. Bone Marrow Transplant. 2008;41:109-117.

24. Majumdar, S., Z. Robertson, A. Robinson, et al. Outcome of hematopoietic cell transplantation in children with sickle cell disease, a single center's experience. Bone Marrow Transplant. 2010;45:895-900.

25. Vermylen,C., Cornu,G., Ferster,A., et al. Haematopoietic stem cell transplantation for sickle cell anaemia: the first 50 patients transplanted in Belgium. Bone Marrow Transplant 1998, 22, 1-6.

26. Andreani, M., M. Testi, J. Gaziev, et al. Quantitatively different red cell/nucleated cell chimerism in patients with long-term, persistent hematopoietic mixed chimerism after bone marrow transplantation for thalassemia

major or sickle cell disease. Haematologica 2011;96:128-133.

27. Kutler, D. I., B. Singh, J. Satagopan, et al. A 20-year perspective on the International Fanconi Anemia Registry (IFAR). Blood 2003;101:1249-1256.

28. Dufour, C. and J. Svahn. Fanconi anaemia: new strategies. Bone Marrow Transplant. 2008;41 Suppl 2:S90-S95.

29. Chao MM, Ebell W, Bader P, Beier R, Burkhardt B, Feuchtinger T, Handgretinger R, Hanenberg H, Koehl U, Kratz C, Kremens B, Lang P, Meisel R, Müller I, Rossig C, Sauer M, Schlegel PG, Schulz A, Strahm B, Thol F, Sykora KW. Konsensus Empfehlungen Deutscher Transplantationszentren zur hämatopoetischen Stammzelltransplantation bei Fanconi Anämie. Klin. Pädiatrie, in press.

30. Pasquini, R., J. Carreras, M. C. Pasquini, et al. HLA-matched sibling hematopoietic stem cell transplantation for fanconi anemia: comparison of irradiation and nonirradiation containing conditioning regimens. Biol.Blood Marrow Transplant. 2008;14:1141-1147.

31. Stepensky, P., M. Y. Shapira, D. Balashov, et al. Bone Marrow Transplantation for Fanconi Anemia Using Fludarabine-Based Conditioning. Biol.Blood Marrow Transplant. 2011

32. Wagner, J. E., M. Eapen, M. L. MacMillan, et al. Unrelated donor bone marrow transplantation for the treatment of Fanconi anemia. Blood 2007;109:2256-2262.

33. Clinton, C. and H. T. Gazda. Diamond-Blackfan Anemia. 1993

34. Boria, I., E. Garelli, H. T. Gazda, et al. The ribosomal basis of Diamond-Blackfan Anemia: mutation and database update. Hum.Mutat. 2010;31:1269-1279.

35. Vlachos, A. and E. Muir. How I treat Diamond-Blackfan anemia. Blood 2010;116:3715-3723.

36. Lipton, J. M., E. Atsidaftos, I. Zyskind, and A. Vlachos. Improving clinical care and elucidating the pathophysiology of Diamond Blackfan anemia: an update from the Diamond Blackfan Anemia Registry. Pediatr.Blood Cancer 2006;46:558-564.

37. Roy, V., W. S. Perez, M. Eapen, et al. Bone marrow transplantation for diamond-blackfan anemia. Biol.Blood Marrow Transplant. 2005;11:600-608.

38. Smith, O. P., I. M. Hann, J. M. Chessells, et al. Haematological abnormalities in Shwachman-Diamond syndrome. Br.J.Haematol. 1996;94:279-284.

39. Rommens, J. M. and P. R. Durie. Shwachman-Diamond Syndrome. 1993

40. Woloszynek, J. R., R. J. Rothbaum, A. S. Rawls, et al. Mutations of the SBDS gene are present in most patients with Shwachman-Diamond syndrome. Blood 2004;104:3588-3590.

41. Cesaro, S., R. Oneto, C. Messina, et al. Haematopoietic stem cell transplantation for Shwachman-Diamond disease: a study from the European Group for blood and marrow transplantation. Br.J.Haematol. 2005;131:231-236.

42. Notarangelo, L. D., A. Fischer, R. S. Geha, et al. Primary immunodeficiencies: 2009 update. J.Allergy Clin.Immunol. 2009;124:1161-1178.

43. Wahn, V. and von Bernuth, H. Diagnostisches Vorgehen beim Verdacht auf einen Primären Immundefekt (PID). Journal of Laboratory Medicine 2009;33, 179-187.

44. Aiuti, A. and M. G. Roncarolo. Ten years of gene therapy for primary immune deficiencies. Hematology.Am.Soc.Hematol.Educ.Program. 2009;682-689.

45. Blaese, R. M., K. W. Culver, A. D. Miller, et al. T lymphocyte-directed gene therapy for ADA- SCID: initial trial results after 4 years. Science 1995;270:475-480.

46. Boztug, K., M. Schmidt, A. Schwarzer, et al. Stem-cell gene therapy for the Wiskott-Aldrich syndrome. N.Engl.J.Med. 2010,363:1918-1927.

47. Cavazzana-Calvo, M., S. Hacein-Bey, B. G. de Saint, et al. Gene therapy of human severe combined immunodeficiency (SCID)-X1 disease. Science 2000;288:669-672.

48. Stein, S., M. G. Ott, S. Schultze-Strasser, et al. Genomic instability and myelodysplasia with monosomy 7 consequent to EVI1 activation after gene therapy for chronic granulomatous disease. Nat.Med. 2010;16:198-204.

49. Weil, W. M., G. F. Linton, N. Whiting-Theobald, et al. Genetic correction of p67phox deficient chronic granulomatous disease using peripheral blood progenitor cells as a target for retrovirus mediated gene transfer. Blood 1997;89:1754-1761.

50. Gennery, A. R., M. A. Slatter, L. Grandin, et al. Transplantation of hematopoietic stem cells and long-term survival for primary immunodeficiencies in Europe: entering a new century, do we do better? J.Allergy Clin.Immunol. 2010;126:602-610.

51. Buckley, R. H. Molecular defects in human severe combined immunodeficiency and approaches to immune reconstitution. Annu.Rev.Immunol. 2004;22:625-655.

52. Fischer, A., F. Le Deist, S. Hacein-Bey-Abina, et al. Severe combined immunodeficiency. A model disease for molecular immunology and therapy. Immunol.Rev. 2005;203:98-109.

53. Buckley, R. H. The multiple causes of human SCID. J.Clin.Invest 2004;114:1409-1411.

54. Fischer, A. Severe combined immunodeficiencies (SCID). Clin.Exp.Immunol. 2000, 122, 143-149.

55. Gatti, R.A., Meuwissen, H.J., Allen, H.D., et al. Immunological reconstitution of sex-linked lymphopenic immunological deficiency. Lancet 1968, 2, 1366-1369.

56. De, K.J., Van Bekkum, D.W., Dicke, K.A., et al. Transplantation of bone-marrow cells and fetal thymus in an infant with lymphopenic immunological deficiency. Lancet 1969, 1, 1223-1227.

57. Bach, F.H., Albertini, R.J., Joo,P., et al. Bone-marrow transplantation in a patient with the Wiskott-Aldrich syndrome. Lancet 1968, 2, 1364-1366.

58. Brown, L., J. Xu-Bayford, Z. Allwood, et al. Neonatal diagnosis of severe combined immunodeficiency leads to significantly improved survival outcome: the case for newborn screening. Blood. 2011

59. Myers, L. A., D. D. Patel, J. M. Puck, and R. H. Buckley. Hematopoietic stem cell transplantation for severe combined immunodeficiency in the neonatal period leads to superior thymic output and improved survival. Blood 2002;99:872-878.

60. Grunebaum, E., E. Mazzolari, F. Porta, et al. Bone marrow transplantation for severe combined immune deficiency. JAMA 2006;295:508-518.

61. Antoine, C., Muller, S., Cant, A., et al. Long-term survival and transplantation of haemopoietic stem cells for immunodeficiencies: report of the European experience 1968-99. Lancet 2003, 361, 553-560.

62. Borghans, J.A., Bredius, R.G., Hazenberg, M.D., et al. Early determinants of long-term T-cell reconstitution after hematopoietic stem cell transplantation for severe combined immunodeficiency. Blood 2006, 108, 763-769.

63. Sullivan, K.M., Parkman, R., & Walters, M.C. Bone Marrow Transplantation for Non-Malignant Disease. Hematology (Am Soc.Hematol Educ.Program) 2000, 319-338.

64. Buckley, R.H., Schiff, S.E., Schiff, R.I., et al. Hematopoietic stem-cell transplantation for the treatment of severe combined immunodeficiency. N.Engl.J Med. 1999, 340, 508-516.

65. Parkman, R. The biology of bone marrow transplantation for severe combined immune deficiency. Adv.Immunol. 1991, 49, 381-410.

66. Keever, C.A., Small, T.N., Flomenberg, N., et al. Immune reconstitution following bone marrow transplantation: comparison of recipients of T-cell depleted marrow with recipients of conventional marrow grafts. Blood 1989, 73, 1340-1350.

67. Buckley, R. H. Transplantation of hematopoietic stem cells in human severe combined immunodeficiency: longterm outcomes. Immunol.Res. 2010

68. Veys, P., Rao, K., & Amrolia, P. Stem cell transplantation for congenital immunodeficiencies using reduced-

intensity conditioning. Bone Marrow Transplant 2005, 35 Suppl 1, S45-S47.

69. Mazzolari, E., G. Lanzi, C. Forino, et al. First report of successful stem cell transplantation in a child with CD40 deficiency. Bone Marrow Transplant. 2007;40:279-281.

70. Tsuji, Y., K. Imai, Y. Morinishi, et al. Successful unrelated cord blood transplantation for a patient with CD40 ligand deficiency. Haematologica 2007;92:1727-1728.

71. Ochs, H. D., A. H. Filipovich, P. Veys, et al. Wiskott-Aldrich syndrome: diagnosis, clinical and laboratory manifestations, and treatment. Biol.Blood Marrow Transplant. 2009;15:84-90.

72. Ozsahin, H., M. Cavazzana-Calvo, L. D. Notarangelo, et al. Long-term outcome following hematopoietic stem-cell transplantation in Wiskott-Aldrich syndrome: collaborative study of the European Society for Immunodeficiencies and European Group for Blood and Marrow Transplantation. Blood 2008;111:439-445.

73. Pai, S. Y. and L. D. Notarangelo. Hematopoietic cell transplantation for Wiskott-Aldrich syndrome: advances in biology and future directions for treatment. Immunol.Allergy Clin.North Am. 2010;30:179-194.

74. Janda, A., P. Sedlacek, M. Honig, et al. Multicenter survey on the outcome of transplantation of hematopoietic cells in patients with the complete form of DiGeorge anomaly. Blood 2010;116:2229-2236.

75. Feldmann, J., Callebaut, I., Raposo, G., et al. Munc13-4 is essential for cytolytic granules fusion and is mutated in a form of familial hemophagocytic lymphohistiocytosis (FHL3). Cell 2003, 115, 461-473.

76. Stepp, S.E., Dufourcq-Lagelouse, R., Le, D.F., et al. Perforin gene defects in familial hemophagocytic lymphohistiocytosis. Science 1999, 286, 1957-1959.

77. zur Stadt U., Schmidt, S., Kasper, B., et al. Linkage of familial hemophagocytic lymphohistiocytosis (FHL) type-4 to chromosome 6q24 and identification of mutations in syntaxin 11. Hum.Mol.Genet. 2005, 14, 827-834.

78. Henter, J.I., Samuelsson-Horne, A., Arico, M., et al. Treatment of hemophagocytic lymphohistiocytosis with HLH-94 immunochemotherapy and bone marrow transplantation. Blood 2002, 100, 2367-2373.

79. Horne, A., Janka, G., Maarten, E.R., et al. Haematopoietic stem cell transplantation in haemophagocytic lymphohistiocytosis. Br.J Haematol. 2005, 129, 622-630.

80. Ouachee-Chardin, M., Elie, C., de Saint, B.G., et al. Hematopoietic stem cell transplantation in hemophagocytic lymphohistiocytosis: a single-center report of 48 patients. Pediatrics 2006, 117, e743-e750.

81. Marsh, R. A., G. Vaughn, M. O. Kim, et al. Reduced-intensity conditioning significantly improves survival of patients with hemophagocytic lymphohistiocytosis undergoing allogeneic hematopoietic cell transplantation. Blood 2010;116:5824-5831.

82. Welte, K. and C. Zeidler. Severe congenital neutropenia. Hematol.Oncol.Clin.North Am. 2009;23:307-320.

83. Elhasid, R. and J. M. Rowe. Hematopoetic stem cell transplantation in neutrophil disorders: severe congenital neutropenia, leukocyte adhesion deficiency and chronic granulomatous disease. Clin.Rev.Allergy Immunol. 2010;38:61-67.

84. Zeidler, C., K. Welte, Y. Barak, et al. Stem cell transplantation in patients with severe congenital neutropenia without evidence of leukemic transformation. Blood 2000;95:1195-1198.

85. Qasim, W., M. Cavazzana-Calvo, E. G. Davies, et al. Allogeneic hematopoietic stem-cell transplantation for leukocyte adhesion deficiency. Pediatrics 2009;123:836-840.

86. Seger, R. A. Advances in the diagnosis and treatment of chronic granulomatous disease. Curr.Opin.Hematol. 2010

87. van den Berg, J. M., K. E. van, A. Ahlin, B. H. Belohradsky, et al. Chronic granulomatous disease: the European experience. PLoS.One. 2009;4:e5234.

88. Seger, R. A. Hematopoietic stem cell transplantation for chronic granulomatous disease. Immunol.Allergy Clin.North Am. 2010;30:195-208.

89. Fratantoni,J.C., Hall,C.W., & Neufeld,E.F. The defect in Hurler and Hunter syndromes. II. Deficiency of specific factors involved in mucopolysaccharide degradation. Proc.Natl.Acad.Sci.U.S.A 1969, 64, 360-366.

90. Paintlia, A. S., A. G. Gilg, M. Khan, et al. Correlation of very long chain fatty acid accumulation and inflammatory disease progression in childhood X-ALD: implications for potential therapies. Neurobiol.Dis. 2003;14:425-439.

91. Eichler, F. and H. K. Van. Immune response in leukodystrophies. Pediatr.Neurol. 2007;37:235-244.

92. Hobbs, J.R., Hugh-Jones, K., Barrett, A.J., et al. Reversal of clinical features of Hurler's disease and biochemical improvement after treatment by bone-marrow transplantation. Lancet 1981, 2, 709-712.

93. Boelens, J.J. Trends in haematopoietic cell transplantation for inborn errors of metabolism. J Inherit.Metab Dis. 2006, 29, 413-420.

94. Shapiro, E., Krivit, W., Lockman, L., et el. Long-term effect of bone-marrow transplantation for childhood-onset cerebral X-linked adrenoleukodystrophy. Lancet 2000, 356, 713-718.

95. Orchard, P. J. and J. Tolar. Transplant outcomes in leukodystrophies. Semin.Hematol. 2010;47:70-78.

96. Prasad, V. K. and J. Kurtzberg. Transplant outcomes in mucopolysaccharidoses. Semin.Hematol. 2010;47:59-69.

97. Peters, C. & Steward,C.G. Hematopoietic cell transplantation for inherited metabolic diseases: an overview of outcomes and practice guidelines. Bone Marrow Transplant 2003, 31, 229-239.

98. Cartier, N. and P. Aubourg. Hematopoietic stem cell gene therapy in Hurler syndrome, globoid cell leukodystrophy, metachromatic leukodystrophy and X-adrenoleukodystrophy. Curr Opin Mol Ther. 2008;10:471-478.

99. Muenzer, J., J. E. Wraith, and L. A. Clarke. Mucopolysaccharidosis I: management and treatment guidelines. Pediatrics 2009;123:19-29.

100. Aldenhoven, M., J. J. Boelens, and T. J. de Koning. The clinical outcome of Hurler syndrome after stem cell transplantation. Biol.Blood Marrow Transplant. 2008;14:485-498.

101. Boelens, J. J., V. Rocha, M. Aldenhoven, et al. Risk factor analysis of outcomes after unrelated cord blood transplantation in patients with hurler syndrome. Biol.Blood Marrow Transplant. 2009;15:618-625.

102. Pastores, G. M. Krabbe disease: an overview. Int.J.Clin.Pharmacol.Ther. 2009;47 Suppl 1:S75-S81.

103. Escolar, M.L., Poe, M.D., Provenzale, J.M., et al. Transplantation of umbilical-cord blood in babies with infantile Krabbe's disease. N.Engl.J Med. 2005, 352, 2069-2081.

104. Krivit, W. Allogeneic stem cell transplantation for the treatment of lysosomal and peroxisomal metabolic diseases. Springer Semin.Immunopathol. 2004;26:119-132.

105. Moser, H.W. Adrenoleukodystrophy: phenotype, genetics, pathogenesis and therapy. Brain 1997, 120 (Pt 8), 1485-1508.

106. Guffon, N., Y. Bertrand, I. Forest, et al. Bone marrow transplantation in children with Hunter syndrome: outcome after 7 to 17 years. J.Pediatr. 2009;154:733-737.

107. Peters, C., L. R. Charnas, Y. Tan, et al. Cerebral X-linked adrenoleukodystrophy: the international hematopoietic cell transplantation experience from 1982 to 1999. Blood 2009;104:881-888.

108. Gieselmann, V. and I. Krageloh-Mann. Metachromatic leukodystrophy - an update. Neuropediatrics 2010;41:1-6.

109. Gorg, M., W. Wilck, B. Granitzny, et al. Stabilization of juvenile metachromatic leukodystrophy after bone marrow transplantation: a 13-year follow-up. J.Child Neurol. 2007;22:1139-1142.

110. Ehlert, K., Roth,J., Frosch,M., et al. Farber's disease without central nervous system involvement: bone-marrow transplantation provides a promising new approach. Ann.Rheum.Dis. 2006, 65, 1665-1666.

111. Stein, J., Zion,G.B., Dror, et al. Successful treatment of Wolman disease by unrelated umbilical cord blood transplantation. Eur.J Pediatr. 2006

112. Coccia, P.F., Krivit, W., Cervenka,J., et al. Successful bone-marrow transplantation for infantile malignant osteopetrosis. N.Engl.J Med. 1980, 302, 701-708.

113. Horwitz, E.M., Prockop, D.J., Fitzpatrick, L.A., et al. Transplantability and therapeutic effects of bone marrow-derived mesenchymal cells in children with osteogenesis imperfecta. Nat.Med. 1999, 5, 309-313.

114. H. Cario, R. Grosse, A. Jarisch, A. Kulozik, J. Kunz, S. Lobitz. AWMF-Leitlinie 025/016, Sichelzellkrankheit. http://www.awmf.org/leitlinien/detail/ll/025-016.html

4.8. Hämatopoetische Stammzelltransplantation für nicht-maligne Erkrankungen bei Erwachsenen

In die Kategorie nichtmaligner Erkrankungen, bei denen die allogene hämatopoetische Stammzelltransplantation (HSCT) eingesetzt wird, fallen die schwere aplastische Anämie (SAA), Hämoglobinopathien wie die Thalassämie und die Sichelzellanämie, sowie verschiedene kongenitale Immun- und Stoffwechseldefekte. Eine künftige Erweiterung dieses Spektrums ist beispielsweise hinsichtlich der Autoimmunerkrankungen möglich. Von den malignen hämatologischen Erkrankungen unterscheidet sich die allogene HSCT hier insofern, als eine Eliminierung maligner Zellen nicht notwendig ist, und damit einer intensiven Konditionierungstherapie nicht der gleiche Stellenwert zukommt. Auch hinsichtlich der Interpretation eines partiellen Chimärismus können Unterschiede bestehen. Die Transplantation von Hämoglobinopathien, der Thalassämie, der Stoffwechseldefekte sowie der Immundefekte werden in Kap. 4.7. beschrieben.

4.8.1. Hämatopoetische Stammzelltransplantation (HSCT) bei Schwerer Aplastischer Anämie (SAA)

Ursache der SAA ist eine T-Zell-vermittelte Destruktion der Hämatopoese [1]. Aktivierte T-Zellen weisen eine exzessive Produktion von IFN-γ oder TNF-α auf und induzieren über eine gesteigerte Fas-Rezeptor-Expression den programmierten Zelltod CD34+-positiver Stammzellen. Die Ätiologie der SAA ist vielfältig: Das Spektrum reicht von Immunreaktionen nach Virusinfekten über knochenmarktoxische Medikamente oder bestimmte Chemikalien bis zu über kongenitalen

Syndromen wie der Fanconi-Anämie (☞ Tab. 4.21).

Erworben	Angeboren
• Idiopathisch • Toxine (Benzol- und Petrolprodukte, Insektizide etc.) • Medikamente (Antikonvulsiva, Thyreostatika, Gold, D-Penicillin, Sulfonamide, Chloramphenicol u.a.) • Viren (Hepatitis, EBV, CMV) • Bestrahlung • Chemotherapie (z.B. Busulfan)	• Fanconi-Anämie • Dyskeratosis congenita • Blackfan-Diamond-Anämie

Tab. 4.21: Ätiologie der schweren aplastischen Anämie (SAA).

Die Diagnose der SAA verlangt den Nachweis einer Hypozellularität im Knochenmark < 25 % der altersentsprechenden Norm, ferner das Vorhandensein von zwei der drei Kriterien Neutropenie < 0,5 x 10^9/l, Thrombozytopenie < 20 x 10^9/l und Retikulozytopenie < 60 x 10^9/l. Fälle mit einer Neutropenie < 0,2 x 10^9/l werden als "very severe aplastic anemia" (vSAA) gesondert klassifiziert, da sie ein höheres Infektionsrisiko haben. Vitale Bedrohungen ergeben sich für Patienten mit einer SAA vor allem durch Blutungen oder Infektionen.

Bei Patienten im jüngeren oder mittleren Erwachsenenalter wird bei Verfügbarkeit eines HLA-identen Familienspenders die allogene HSCT als Erstlinientherapie angestrebt. Die obere Altersgrenze zur upfront-Transplantation bei Verfügbarkeit eines HLA-identen Familienspenders befindet sich weiterhin in Diskussion [2]. Die Deutsche Gesellschaft für Hämatologie und Onkologie (DGHO) empfiehlt die allogene HSCT vom HLA-identen Familienspender als Primärtherapie bei schwerer aplastischer Anämie (SAA) für Patienten ≤ 30 Jahre. Bei Vorliegen einer sehr schweren aplastischen Anämie (vSAA) wird die allogene HSCT für Patienten im Alter < 40 Jahre empfohlen. Somit wird die Altersgrenze zur upfront-Transplantation vom Schweregrad der aplastischen Anämie abhängig gemacht [3].

Mit einer Konditionierung aus Cyclophosphamid in einer Gesamtdosis von 200 mg/kg Körpergewicht mit und ohne Antithymozyten-Globulin (ATG) werden bei HLA-identer Familienspendertransplantation Langzeitüberlebensraten bis über > 80 % erzielt; dabei ist ein primäres graft failure selten [4, 5]. Nach Möglichkeit sollte die Transplantation im ersten Jahr nach Diagnosestellung erfolgen, da dies die Ergebnisse positiv beeinflusst. Generell ist eine Vorgeschichte mit vielen Bluttransfusionen ein Risikofaktor für die allogene HSCT bei Patienten mit aplastischer Anämie. Da eine vorhergehende Allo-Immunisierung das Risiko einer Transplantatabstoßung erhöht ("graft rejection"), sollten vor Transplantation keine Bluttransfusionen vom künftigen Spender oder anderen Verwandten gegeben werden.

Schwieriger gestaltet sich die Situation, wenn kein HLA-identer Familienspender zur Verfügung steht bzw. bei höherem Alter des Patienten. In diesen Fällen wird in der Regel zunächst eine immunsuppressive Therapie mit ATG und Ciclosporin A durchgeführt [6-9]. Diese führt in ~50 % der Fälle zu einem Rückgang des Transfusionsbedarfs. Allerdings ist das Ansprechen selten dauerhaft. Die jährliche Rezidivrate beträgt ~35 %. Ferner droht die Gefahr der Transformation der SAA in eine paroxysmale nächtliche Hämaturie (PNH), ein myelodysplastisches Syndrom (MDS), oder in eine sekundäre akute myeloische Leukämie (s-AML) unter alleiniger immunsuppressiver Therapie.

Falls die Patienten nicht auf die immunsuppressive Therapie ansprechen, jedoch kein HLA-identer Familienspender zur Verfügung steht, ist eine allogene HSCT auch vom nichtverwandten Fremdspender oder vom HLA-differenten Familienspender möglich. Jedoch ist eine stärkere immunsuppressive Konditionierung erforderlich, um ein Engraftment zu erreichen, und die Ergebnisse sind weniger günstig als bei HLA-identer Familienspendertransplantation. Bei Fremdspendertransplantation bei SAA ist die Inzidenz der GvHD, der Transplantat-Abstoßung und schwerer Infektionen höher. Allerdings haben sich die Ergebnisse der Fremdspendertransplantation bei Patienten mit aplastischer Anämie in den letzten Jahren verbessert, und es wurde ein 5-Jahres-Überleben > 55 % erreicht. Fortschritte in der HLA-Typisierung und damit eine bessere Patienten-

/Fremdspenderkompatibilität mögen eine Rolle für die besseren Ergebnisse spielen [10].

Bei konstitutioneller SAA, einschließlich der Fanconi-Anämie, ist die allogene HSCT der einzige kurative Ansatz [9].

Bei Nachweis von zytogenetischen Aberrationen wie beim MDS oder der AML sollte sich die Intensität der Konditionierungstherapie nach den jeweiligen Krankheitsbildern richten.

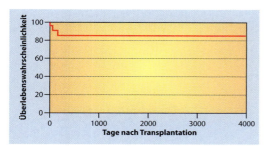

Abb. 4.5: Krankheitsfreies Überleben nach allogener, HLA-identischer Familienspendertransplantation bei schwerer aplastischer Anämie [4].

4.8.2. Die allogene HSCT bei Autoimmunerkrankungen

Eine weitere Indikation zur allogenen HSCT könnte sich evtl. in den nächsten Jahren auf dem Gebiet der Autoimmunerkrankungen ergeben.

So finden sich in der Literatur einige Fallberichte über Patienten mit einer Autoimmunerkrankung (M. Crohn, Dermatitis herpetiformis, insulinpflichtigen Diabetes mellitus, Lupus erythematodes, Vaskulitiden, Psoriasis, rheumatoide Arthritis und Multiple Sklerose), die später hämatologische Neoplasien entwickelten, deretwegen eine allogene HSCT durchgeführt wurde [11-15]. Nach allogener HSCT ließ sich eine partielle oder komplette Rückbildung der Autoimmunerkrankungen feststellen. Seifert et al. berichteten über einen Patienten mit autoimmunbedingter alopecia universalis, welcher nach allogener HSCT bei CML einen normalen Haarwuchs entwickelte. Im weiteren Verlauf kam es im Rahmen des Verlusts des kompletten Chimärismus und eines Rezidivs der CML erneut zum Haarausfall [16].

Ferner wurden erste allogene Transplantationen bei Autoimmunerkrankungen durchgeführt. Nash et al. berichteten über zwei Patienten mit einer weit fortgeschrittenen Sklerodermie, welche mit konventioneller Konditionierung transplantiert wurden. Bei beiden Patienten kam es zu einer Besserung der Symptome, allerdings verstarb einer der beiden Patienten nach 18 Monaten an einer Sepsis [17]. Oyama et al. erzielten bei einer Patientin mit schwerer rheumatoider Arthritis durch eine allogene HSCT eine komplette Remission [18]. Kürzlich wurde über die erfolgreiche dosisreduzierte allogene HSCT bei vier Patienten mit IPEX-Syndrom berichtet, einer Autoimmunerkrankung, welche durch Mutationen im FOXP3-Gen mit der Folge einer Regulationsstörung der T-Zellen gekennzeichnet ist. Die betroffenen Patienten entwickeln eine Polyendokrinopathie und eine Enteropathie und bedürfen einer lebenslangen intensiven immunsuppressiven Therapie. Nach HSCT wurde eine Normalisierung des Immunsystems und eine Verbesserung der gastrointestinalen Symptome erreicht [19]. Diese ersten Berichte deuten weitere Einsatzmöglichkeiten der allogenen HSCT bei Autoimmunerkrankungen an.

Literatur

1. Young, N.S. Acquired aplastic anemia. Ann. Intern. Med. 2002, 136, 534-546.

2. Marsh et al. Guidelines for the diagnosis and management of aplastic anaemia. Br J Haematology 2009; 147: 43-70

3. Raghavachar A; Schrezenmeier H; "Aplastische Anämie und verwandte Zytopenien"; Leitlinien der DGHO; http://www.dgho.de/informationen/leitlinien/nicht-onkologische-erkrankungen/Aplastische %20Anaemie %20und %20verwandte %20Zytopenien.pdf.

4. Kröger, N., Zabelina, T., Renges, H., et al. Long-term follow-up of allogeneic stem cell transplantation in patients with severe aplastic anemia after conditioning with cyclophosphamide plus antithymocyte globulin. Ann.Hematol 2002, 81, 627-631.

5. Storb, R., Etzioni, R., Anasetti, C., et al. Cyclophosphamide combined with antithymocyte globulin in preparation for allogeneic marrow transplants in patients with aplastic anemia. Blood 1994, 84, 941-949.

6. Bacigalupo, A., Bruno, B., Saracco, P., et al. Antilymphocyte globulin, cyclosporine, prednisolone, and granulocyte colony-stimulating factor for severe aplastic anemia: an update of the GITMO/EBMT study on 100 patients. European Group for Blood and Marrow Transplantation (EBMT) Working Party on Severe Aplastic Anemia and the Gruppo Italiano Trapianti di Midolio Osseo (GITMO). Blood 2000, 95, 1931-1934.

7. Frickhofen, N., Kaltwasser, J.P., Schrezenmeier, H., et al. Treatment of aplastic anemia with antilymphocyte globulin and methylprednisolone with or without cyclosporine. The German Aplastic Anemia Study Group. N.Engl.J Med. 1991, 324, 1297-1304.

8. Rosenfeld, S., Follmann, D., Nunez, O., & Young, N.S. Antithymocyte globulin and cyclosporine for severe aplastic anemia: association between hematologic response and long-term outcome. JAMA 2003, 289, 1130-1135.

9. Ljungman et al; Allogeneic and autologous transplantation for hematological diseases… Bone Marrow Transplantation 2006 37: 439-449

10. Viollier et al; Recent improvement in outcome of unrelated donor transplantation for aplastic anemia. Bone Marrow Transplantation 2008; 41: 45-50

11. Baldwin, J.L., Storb, R., Thomas, E.D., & Mannik,M. Bone marrow transplantation in patients with gold-induced marrow aplasia. Arthritis Rheum. 1977, 20, 1043-1048.

12. Lopez-Cubero, S.O., Sullivan, K.M., & McDonald, G.B. Course of Crohn's disease after allogeneic marrow transplantation. Gastroenterology 1998, 114, 433-440.

13. McAllister, L.D., Beatty, P.G., & Rose, J. Allogeneic bone marrow transplant for chronic myelogenous leukemia in a patient with multiple sclerosis. Bone Marrow Transplant 1997, 19, 395-397.

14. Eedy, D.J., Burrows, D., Bridges, J.M., & Jones, F.G. Clearance of severe psoriasis after allogenic bone marrow transplantation. BMJ 1990, 300, 908.

15. Jacobs, P., Vincent, M.D., & Martell, R.W. Prolonged remission of severe refractory rheumatoid arthritis following allogeneic bone marrow transplantation for drug-induced aplastic anaemia. Bone Marrow Transplant 1986, 1, 237-239.

16. Seifert, B., Passweg, J.R., Heim, D., et al. Complete remission of alopecia universalis after allogeneic hematopoietic stem cell transplantation. Blood 2005, 105, 426-427.

17. Nash, R.A. Allogeneic HSCT for autoimmune diseases: conventional conditioning regimens. Bone Marrow Transplant 2003, 32 Suppl 1, S77-S80.

18. Oyama, Y., Traynor, A.E., Barr, W., & Burt, R.K. Allogeneic stem cell transplantation for autoimmune diseases: nonmyeloablative conditioning regimens 1. Bone Marrow Transplant 2003, 32 Suppl 1, S81-S83.

19. Rao, A., Kamani, N., Filipovich, A., et al. Successful bone marrow transplantation for IPEX syndrome after reduced-intensity conditioning. Blood 2007, 109, 383-385.

5. Alternative Spender

Die allogene hämatopoetische Stammzelltransplantation ist eine etablierte kurative Therapie für eine Vielzahl von hämatologischen und nicht-hämatologischen malignen Erkrankungen. Genotypisch HLA-identische Geschwister gelten weltweit als am besten geeignete Stammzellspender, jedoch haben nur circa 30 % der Patienten ein HLA-identisches Geschwister. Auf Grund des kurativen Potentials der allogenen Stammzelltransplantation ist es ein vordringliches Ziel, für die verbleibenden 70 % einen adäquaten alternativen Spender ausfindig zu machen.

Gegenwärtig bestehen für Patienten ohne genotypisch HLA-identisches Geschwister folgende Optionen, auf die nachfolgend näher eingegangen wird:

- HLA-kompatible Fremdspendertransplantation
- HLA-identischer oder partiell HLA-identischer Familienspender (außer Geschwister)
- Transplantation von Nabelschnurblut (Cord Blood)
- Haplo-identische Transplantation

5.1. HLA-kompatible Fremdspendertransplantation

Die Fortschritte in der Histokompatibilitäts-Typisierungstechnik und der Aufbau von weltweiten Dateien mit freiwilligen Knochenmarkspendern haben seit 1990 zu einer zunehmenden Akzeptanz der Fremdspendertransplantation bei nicht-vorhandenem Familienspender geführt. Inzwischen stehen weltweit mehr als 20 Millionen freiwillige Stammzellspender zur Verfügung, so dass die Wahrscheinlichkeit, für einen Patienten der kaukasischen Rasse einen passenden Spender zu finden, inzwischen bei fast 90 % liegt.

Prinzipiell ist bei der Verwendung von Fremdspendern im Vergleich zu HLA-identischen Geschwistern mit Folgendem zu rechnen:

- Erhöhte Graft-failure-Rate
- Häufigere Spender-gegen-Wirt-Reaktionen (Graft-versus-Host Disease = GvHD)
- Häufigere Infektionsprobleme durch verzögerte Immunrekonstitution

5.1.1. Graft failure

In einer Analyse von 5.000 unverwandten Knochenmarktransplantationen wurde ein primäres Graft-Versagen (primary graft failure) in 4 % der Patienten beobachtet [1]. Das Vorhandensein eines Mismatches für HLA-C oder eines oder mehrerer Allel-Mismatches der Klasse I war mit einem erhöhten Risiko eines Graft failure assoziiert. Krankheiten mit einem besonders hohen Risiko für Graft failure sind: Chronische myeloische Leukämie (CML), Fanconi-Anämie, aplastische Anämie und primäre bzw. post ET/PV Myelofibrose. Das Engraftment kann durch verstärkte Immunsuppression von verbleibenden Host-T-Zellen verbessert werden. Hier kommen klinisch prätransplant-*in vivo*-T-Zell-Depletionsstrategien mit Anti-Lymphozyten oder Anti-Thymozyten-Globulin (ATG) oder monoklonalen Antikörpern wie Alemtuzumab (Campath 1H) oder Anti-CD3 (OKT-3) zum Einsatz. Im Gegensatz dazu führt eine *ex vivo*-T-Zell-Depletion des Grafts zu einer erhöhten Graft failure-Inzidenz.

5.1.2. Spender-gegen-Wirt-Reaktionen (Graft-versus-Host Disease = GvHD)

Das Risiko der akuten und chronischen Graft-versus-Host-Reaktion ist ein limitierender Faktor bei der allogenen Stammzelltransplantation durch nicht-verwandte oder haplo-idente Spender. So muss bei der Transplantation von unmanipuliertem Knochenmark vom nicht-verwandten Spender mit einer Inzidenz von 70 % akuter GvHD Grad II-IV gerechnet werden, während die Inzidenz auf bis zu 95 % bei Vorhandensein eines HLA-Antigen-Mismatch ansteigt [2-4]. Diese hohe Rate an akuter Graft-versus-Host-Reaktion ist verbunden mit einer hohen frühen therapiebedingten Mortalität und auch mit einer hohen Rate an chronischer GvHD von > 55 % bei HLA-kompatiblen Fremdspendern und ca. 80 % bei Antigen-Mismatch-Fremdspendern [5].

Um die schweren akuten Graft-versus-Host-Erkrankungen und damit auch die hohe therapiebedingte Mortalität zu senken, wurde versucht, T-zelldepletiertes Knochenmark von Mismatch- und HLA-kompatiblen Fremdspendern zu transplantieren. Damit konnte zwar die Rate an GvHD signifikant gesenkt werden, jedoch wird eine verbesserte Überlebensrate nicht erreicht, da die niedrige GvHD erkauft wird mit einer höheren Rate an Graft failure, einer schlechteren Immunrekonstitution, verbunden mit vermehrten opportunistischen Infektionen, einer erhöhten Rate EBV-assoziierter lymphoproliferativer Erkrankungen und vor allem einer höheren Rezidivrate. Durch die Verwendung so genannter *in vivo*-T-Zellstrategien mit monoklonalen Antikörpern oder Anti-Thymozyten-Globulin gelingt es zumindest, die Graft failure-Rate und die Rate von schweren GvHDs zu senken. Zumindest in einer retrospektiven Analyse für die chronische myeloische Leukämie konnte ein Vorteil für diejenigen Patienten im Gesamtüberleben nachgewiesen werden, die mit Anti-Thymozyten-Globulin behandelt wurden [6-9]. Eine randomisierte Studie bei Fremdspender zeigte für ATG eine niedrigere Rate an akuter und chronischer GvHD ohne die Rezidivrate zu erhöhen [10].

5.1.3. Überleben

Auf Grund der erhöhten Risikofaktoren wie Graft failure, Spender-gegen-Wirt-Reaktion und vermehrten Infektionen ist das Gesamtüberleben im Vergleich zur HLA-identischen Transplantation in Registry-Studien schlechter [11]. Trotzdem ist es im Laufe der letzten Jahre durch verbesserte molekulare Techniken in der HLA-Typisierung, die Identifizierung von HLA-C und -DQB1 als wichtigem Locus und die verbesserten supportiven Möglichkeiten (insbesondere die Beherrschung von CMV-Infektionen) zu einer stetigen Verbesserung der Ergebnisse in der Fremdspendertransplantation gekommen. So berichtet die Arbeitsgruppe aus Seattle bei Patienten < 40 Jahren mit chronischer myeloischer Leukämie über ein Gesamtüberleben von 84 %. Weltweit wird in größeren Transplantationszentren, die allogene Fremd-

spendertransplantationen durchführen, eine zunehmende Verbesserung der Ergebnisse erzielt, so dass kaum noch nennenswerte Unterschiede im Überleben im Vergleich zur Geschwistertransplantation berichtet werden [12].

Die nachfolgend genannten Faktoren beeinflussen das Überleben nach Fremdspendertransplantation negativ:

- Zunehmendes Patientenalter
- Fortgeschrittene Erkrankung
- HLA-Mismatch
- CMV-positiver Serostatus des Empfängers
- Unterschiedliches Geschlecht von Spender und Empfänger
- Zunehmendes Spenderalter

5.2. HLA-identische oder partiell HLA-identische Familienspender (außer Geschwister)

Für den Fall, dass für den Patienten kein HLA-identisches Geschwister ausgemacht werden kann, findet man in seltenen Fällen einen verwandten HLA-identischen oder partiell HLA-identischen Spender. Die Risiken des partiell HLA-identischen Verwandtenspenders sind, insbesondere hinsichtlich Graft failure, akuter GvHD und Infektionskomplikationen, denen der unverwandten Transplantation ähnlich (☞ Tab. 5.1).

In einer kürzlich publizierten vergleichenden Studie konnte kein Unterschied im Gesamtüberleben zwischen HLA-identischer Geschwistertransplantation, partiell HLA-identischer Verwandtentransplantation und HLA-kompatibler Fremdspendertransplantation ausfindig gemacht werden, auch wenn die GvHD-Rate und die Graft failure-Rate bei den partiell HLA-kompatiblen verwandten und nicht-verwandten Spendern höher war als bei den Familienspendern. Die Autoren empfehlen daher, dass bei Fehlen eines passenden Geschwisters und Vorhandensein eines partiell HLA-identischen Verwandten diese Transplantation bei klinischer Notwendigkeit dann durchgeführt werden sollte, wenn keine Zeit mehr bleibt, einen kompatiblen Fremdspender ausfindig zu machen [12].

	HLA-identisches Geschwister	Partiell HLA-identischer Verwandter	HLA-kompatibler Fremdspender
Szydlo et al. [3]			
Anzahl der Patienten	1.224	340	491
Akute GvHD Grad II-IV	29 %	HLA 5/6: 44 % HLA 4/6: 50 %	HLA 6/6: 54 % HLA 5/6: 63 %
Krankheitsfreies Überleben (3 Jahre)	low risk: 66 % high risk: 12 %	low risk: 33 % high risk: 15 %	low risk: 41 % high risk: 11 %
Ottinger et al. [12]			
Anzahl der Patienten	138	86	101
Akute GvHD Grad II-IV	40 %	58 %	45 %
Gesamtüberleben (5 Jahre)	low risk: 68 % high risk: 45 %	low risk: 70 % high risk: 30 %	low risk: 68 % high risk: 28 %

Tab. 5.1: Vergleich der Transplantationsrisiken: HLA-identisches Geschwister, partiell HLA-identischer Verwandter, HLA-kompatibler Fremdspender.

5.3. Transplantation von Nabelschnurblut (Cord Blood)

Die Transplantation von Nabelschnurblut stellt prinzipiell eine Alternative zur hämatopoetischen Stammzelltransplantation dar, so dass zwischenzeitlich mehrere Nabelschnurblutbanken etabliert wurden und circa 450.000 kryopräservierte HLA-A-, HLA-B- und HLA-DRB1-typisierte Einheiten, meist für den Zweck der unverwandten Transplantation, zur Verfügung stehen. Der wesentliche Vorteil besteht darin, dass das Transplantat bereits kryokonserviert ist und ein hoch auflösend typisiertes HLA-Muster vorliegt, so dass in der Regel innerhalb von 14 Tagen ein Nabelschnurpräparat zur Verfügung gestellt werden kann. Die meisten bisher vorgenommenen Nabelschnurtransplantationen wurden an Kindern durchgeführt, die an malignen oder nicht-malignen hämatologischen Systemerkrankungen erkrankt waren. Ein Leukozyten- und Thrombozyten-Engraftment wurde in circa 90 % der Patienten gesehen, obwohl die Zeit bis zum Engraftment der Neutrophilen und der Thrombozyten in der Regel deutlich länger war als bei der Transplantation von Knochenmark. Dieses verzögerte Engraftment ist auf die relativ niedrige Zahl an CD34$^+$-Zellen bzw. die Gesamtzahl der mononukleären Zellen des Nabelschnurpräparates zurückzuführen. Es gibt einige Hinweise, dass die Rate an und vor allem der Schweregrad von akuter GvHD nach Nabelschnurtransplantation geringer ist als bei Knochenmarktransplantation.

Dies ist in der Regel auf die niedrigere Zahl an transfundierten T-Zellen zurückzuführen, aber auch auf die beschriebene reduzierte Alloreaktivität der transplantierten T-Zellen. Diese reduzierte Alloreaktivität der Zellen macht es auch möglich, dass ein oder zwei Mismatches des Nabelschnurblutes beim Patienten toleriert werden können. Auf der anderen Seite kann diese verminderte Alloreaktivität der T-Zellen auch zu einem Verlust des Graft-versus-Leukaemia-Effekts und damit verbunden mit einer höheren Rezidivrate einhergehen. Einen weiteren Vorteil bildete die niedrigere Rate an CMV-Übertragungen nach Nabelschnurbluttransplantation. In einer vergleichenden Untersuchung der unverwandten Nabelschnurtransplantation mit unverwandter Knochenmarktransplantation [13] zeigte sich kein Unterschied in der Rate der Abstoßung, jedoch ein verzögertes Engraftment der Neutrophilen nach Nabelschnurbluttransplantation, kein Unterschied in akuter oder chronischer GvHD sowie kein signifikanter Unterschied im Zwei-Jahres-Überleben [13]. In anderen vergleichenden Untersuchungen zwischen Nabelschnurblut- und Knochenmarktransplantation vom unverwandten Spender bestätigte sich das verzögerte Neutrophilen- und Thrombozyten-Engraftment nach Nabelschnurbluttransplantation, jedoch zeigte sich eine geringere Rate an akuter GvHD nach Nabelschnurbluttransplantation im Vergleich zur nicht-manipulierten Fremdspenderknochenmarktransplantation bei vergleichbarem krankheitsfreien Überleben nach zwei Jahren [14].

Insgesamt kann zusammengefasst werden, dass das Engraftment nach Nabelschnurbluttransplantation suboptimal ist, insbesondere für ältere Kinder oder Erwachsene, und dass Nabelschnurblut derzeit vor allem für solche Kinder eingesetzt werden sollte, bei denen kein HLA-kompatibler Fremdspender identifiziert werden kann oder die Zeit bis zur Identifizierung eines unverwandten Knochenmarkspenders zu lang wäre. Um die Limitation der Nabelschnurbluttransplantation durch die niedrige Stammzellzahl zu überwinden, hat die Gruppe aus Minnesota zwei unterschiedliche Nabelschnurpräparate transplantiert. In der Tat kommt es zu einem schnellen Engraftment und bezüglich der Etablierung des Spenderchimärismus setzt sich nur 1 Präparat durch [15]. Die TRM ist niedriger als nach der single unit Transplantation, aber es scheint eine höhere Inzidenz von akuter GvHD zu geben [16]. Eine randomisierte Studie zeigte jedoch keinen Vorteil der „double" cord blood gegenüber der „single" cord blood Transplantation [17]. Auch gibt es inzwischen eine Vielzahl von Studien, in denen eine reduzierte Konditionierung vor Nabelschnurbluttransplantation verwendet wurde [18, 19].

Ein häufigerer Einsatz von Nabelschnurblut ist zu erwarten, wenn die *ex vivo*-Expansion der Progenitorzellen klinisch erfolgreich mit langzeitigem hämatopoetischen Engraftment möglich ist. Tab. 5.2 zeigt den Einfluss der alternativen Spender auf Engraftment sowie akute und chronische GvHD (☞ Kap. 3.1.).

5.4. Haplo-identische Transplantation

Während es für die kaukasische Rasse nun in fast 90 % der Fälle gelingt, einen HLA-kompatiblen Fremdspender ausfindig zu machen, besteht für ethnische Minderheiten oft nur eine Wahrscheinlichkeit von < 10 %, einen passenden Spender ausfindig zu machen. Da jedoch nahezu alle Patienten potentiell einen HLA-Locus-Haplotyp-identischen Familienspender (Eltern) haben, nennt man diese Drei-Locus-Mismatch-Familienspender-Transplantation auch haplo-identische Transplantation.

Auf Grund der Drei-Locus-Mismatch-Situation ist jedoch zunächst von einem sehr hohen Graft-versus-Host- und auch von einem sehr hohen Abstoßungsrisiko auszugehen. Zunächst konnte in Tiermodellen gezeigt werden, dass durch hohe Stammzelldosen auch größere Histokompatibilitätsgrenzen überwunden werden konnten [20, 21]. Nachdem die Stammzellen durch Stimulation mit G-CSF auch aus dem peripheren Blut gewonnen werden konnten und durch Verfeinerung der T-Zell-Depletionsstrategien ein nahezu T-Zell-freies Graft zur Verfügung steht, konnte auch diese Form der Transplantation Eingang in die Klinik finden. Insbesondere die Arbeitsgruppe um Martelli in Perugia und Reisner in Israel hat die Grundlagen für einen weitergehenden Einsatz dieser Transplantationsmethode geschaffen [22]. Durch die Verwendung eines intensivierten Konditionierungsregimes mit Ganzkörperbestrahlung, Thiotepa, Fludarabin und ATG sowie die Verwendung von hochangereicherten, G-CSF-stimulierten, peripher gesammelten CD34$^+$-Zellen gelingt es, beim überwiegenden Teil der Patienten ein sicheres Engraftment bei sehr geringer akuter Graft-versus-Host-Erkrankung zu erreichen. Das Hauptproblem der Transplantation ist die verzögerte T-Zell-Regeneration und die damit verbundene hohe Rate infektiöser Komplikationen. Dieselbe Arbeitsgruppe konnte gleichzeitig einen antileukämischen Effekt durch Spender-NK-Zellen, insbesondere bei der akuten myeloischen Leukämie,

Engraftment	HLA-identisches Geschwister	>	HLA-kompatibler unverwandter Spender	>	partiell HLA-identischer Familienspender	>	Nabelschnurblut
Akute GvHD	Nabelschnurblut	<	HLA-identisches Geschwister	<	partiell HLA-identischer Familienspender	<	HLA-kompatibler unverwandter Spender
Chronische GvHD	Nabelschnurblut	<	HLA-identisches Geschwister	<	partiell HLA-identischer Familienspender	<	HLA-kompatibler unverwandter Spender

Tab. 5.2: Einfluss der alternativen Spender.

nachweisen, wenn eine Mismatch-Situation im HLA-Klasse I-C-Locus zwischen Spender und Empfänger vorliegt. Mit anderen Worten, die NK-Zellfunktion ist normalerweise über bestimmte Rezeptoren für HLA-Klasse I-Allele determiniert. Durch so genannte inhibitorische Rezeptoren, die selbst MHC-Klasse I-Antigene erkennen, wird die Aktivität von NK-Zellen in der Regel blockiert. Diese inhibitorischen Rezeptoren sind z.B. Killer-Cell-Immunoglobulin-like Receptors (KIR), die spezifisch für Klasse I-Allele determiniert sind. So werden verschiedene KIR-Liganden der NK-Zellen durch HLA-C-Allele blockiert. Im Vorliegen einer Mismatch-Situation auf diesen Allelen fällt der inhibitorische Effekt weg, und die Zellen werden im Sinne einer Alloreaktion lysiert [23]. Da bei der haplo-identischen Transplantation insbesondere Eltern für ihre Kinder als Spender in Frage kommen, ist diese Transplantationsform speziell für Kinder ohne passenden Fremdspender von Bedeutung [24]. Zur Verbesserung der Immunrekonstitution wurden neue Selektionsverfahren am Stammzellprodukt entwickelt, die neben den Stammzellen (CD34+ Zellen) auch andere Immunzellen wie dendritische Zellen, Monozyten, NK-Zellen und neuerdings auch gamma/delta T-Zellen im Graft behalten (CD3/CD13 Depletion oder alpha/beta-T-Zell Depletion) [25, 26]. Neben den relativ aufwendigen und teuren ex-vivo T-Zell Depletionsverfahren haben sich in den letzten Jahren Verfahren etabliert, die ohne eine ex-vivo T-Zell Depletion gute Ergebnisse erzielen konnten („T-cell-repleted"). Entweder mit ATG und G-CSF stimuliertes Knochenmark oder mit hochdosiertem Cyclophosphamid 3 bzw. 4 Tage nach der haplo-identen Stammzelltransplantation sind gute Ergebnisse publiziert worden und die Zahl der haplo-identen Stammzelltransplantationen nimmt weltweit deutlich zu, da sie ähnliche Ergebnisse wie die gematchte Fremdspendertransplantation zeigen [27, 28, 29].

Insgesamt kann man im Jahr 2015 sagen, dass es durch die vielfältigen Spendermöglichkeiten wie HLA-identischer Familienspender, HLA-kompatibler Fremdspender, Nabelschnurblut und haplo-identischer Familienspender eigentlich für jeden Transplantationskandidaten einen potentiellen Spender gibt.

Literatur

1. Davies SM, Kollmann C, Anasetti C, et al.: Engraftment and survival after unrelated-donor bone marrow transplantation: A report from the National Marrow Donor Program. Blood 2000; 96: 4096-4102

2. McGlave PB, Shu XO, Wen W, et al.: Unrelated donor marrow transplantation for chronic myelogenous leukemia: 9 years" experience of the national marrow donor program. Blood 2000; 95: 2219-2225

3. Szydlo R, Goldman JM, Klein JP, et al.: Results of allogeneic bone marrow transplants for leukemia using donors other than HLA-identical siblings. J Clin Oncol 1997; 15: 1767-1777

4. Hansen JA, Gooley TA, Martin PJ, et al.: Bone marrow transplants from unrelated donors for patients with chronic myeloid leukemia. N Engl J Med 1998; 338: 962-968

5. Woolfrey A, Klein JP, Haagenson M, et al.:HLA-C Antigen Mismatch Is Associated with Worse Outcome in Unrelated Donor Peripheral Blood Stem Cell Transplantation. Biol Blood Marrow Transplant. 2011 Jun;17(6):885-92

6. Zander AR, Kröger N, Schleuning M, et al.: ATG as part of the conditioning regimen reduces transplant-related mortality (TRM) and improves overall survival after unrelated stem cell transplantation in patients with chronic myelogenous leukemia (CML). Bone Marrow Transplant 2003; 32(4): 355-61

7. Hale G, Zhan MJ, Bunjes D, et al.: Improving the outcome of bone marrow transplantation by using CD52 monoclonal antibodies to prevent graft-versus-host disease and graft rejection. Blood 1998; 92: 4581-4590

8. Sehn LH, Alyea EP, Weller E, et al.: Comparative outcomes of T-cell-depleted and non-T-cell-depleted allogeneic bone marrow transplantation for chronic myelogenous leukemia: Impact of donor lymphocyte infusion. J Clin Oncol 1999; 17: 561-568

9. Gree nA, Clarke E, Hunt L, et al.: Children with acute lymphoblastic leukemia who receive T-cell-depleted HLA mismatched marrow allografts from unrelated donors have an increased incidence of primary graft failure but a similar overall transplant outcome. Blood 1999; 94: 2236-2246

10. Finke J, Bethge WA, Schmoor C, et al.; ATG-Fresenius Trial Group. Standard graft-versus-host disease prophylaxis with or without anti-T-cell globulin in haematopoietic cell transplantation from matched unrelated donors: a randomised, open-label, multicentre phase 3 trial. Lancet Oncol. 2009 Sep;10(9):855-64

11. Davies SM, Ramsay NK, Haake RJ, et al.: Comparison of engraftment in recipients of matched sibling or unre-

lated donor marrow allografts. Bone Marrow Transplant 1994; 13: 51-57

12. Ottinger HD, Ferencik S, Beelen DW, et al.: Hematopoietic stem cell transplantation: contrasting the outcome of transplantations from HLA-identical siblings, partially HLA-mismatched related donors, and HLA-matched unrelated donors. Blood 2003; 102: 1131-1137

13. Barker JN, Davies SM, DeFor T, et al.: Survival after transplantation of unrelated donor umbilical cord blood is comparable to that of human leukocyte antigen-matched unrelated donor bone marrow. Results of a matched-pair analysis. Blood 2001; 97: 2957-2961

14. Rocha V, Cornish J, Sievel EL, et al. Comparison of outcomes of unrelated bone marrow and umbilical cord blood transplants in children with acute leukemia. Blood 2001; 97: 2962-2971

15. Barker JN, Weisdorf DJ, DeFor TE, et al.: Transplantation of 2 partially HLA-matched umbilical cord blood units to enhance engraftment in adults with hematologic malignancy. Blood 2005; 105:1343-1347.

16. MacMillan ML, Weisdorf DJ, BrunsteinCG, et al.: Acute graft-versus-host disease after unrelated donor umbilical cord blood transplantation: analysis of risk factors. Blood 2009; 113:2410-2415.

17. Wagner JE, Eapen M, Carter S, et al. One-unit versus two-unit cord-blood transplantation for hematologic cancers. N Engl J Med 2014; 371:1685-1694.

18. Brunstein CG, Barker JN, Weisdorf DJ, et al. Umbilical cord blood transplantation after non-myeloablative conditioning: impact on transplantation outcomes in 110 adults with hematologic disease. Blood 2007; 110:3064-3070.

19. Ballen KK, Spitzer TR, Yeap BY, et al. Double unrelated reduced-intensity umbilical cord blood transplantation in adults. Biol Blood Marow Transplant 2007; 13:82-89.

20. Bachar-Lusting E, Rachamim N, Li HW, et al. Megadose of T cell-depleted bone marrow overcomes MHC barriers in sublethally irradiated mice. Nat Med 1995; 1: 1268-1273.

21. Aversa F, Tabilio A, Velardi A, et al. Treatment of high risk acute leukemia with T-cell-depleted stem cells from related donors with one fully mismatched HLA haplotype. N Engl J Med 1998; 339: 1186-1193.

22. Reisner Y, et Martelli MF. Tolerance induction by "megadose" transplants of CD34+ stem cells: A new option for leukemia patients with an HLA-matched donor. Curr Opin Immunol 2000; 12: 536-541.

23. Ruggeri L, Capanni M, Urbani E. Effectiveness of donor natural killer cell alloreactivity in mismatched hematopoietic transplants. Science 2002; 295 (5562): 2097-2100.

24. Handgretinger R, Schumm M, Lang P, et al. Transplantation of megadose of purified haploidentical stem cells. Ann NY Acad Sci 1999; 872: 351-361.

25. Bader P, Soerensen J, Jarisch A, et al. Rapid immune recovery and low TRM in haploidentical stem cell transplantation in children and adolescence using CD3/CD19-depleted stem cells. Best Pract Res Clin Haematol 2011; 24: 331-337.

26. Hangretinger R. Negative depletion of CD3(+) and TcRαβ(+) T cells. Curr Opin Hematol 2012; 19: 434-439.

27. Wang Y, Chang YJ, Xu LP, et al. Who is the best donor for a related HLA haplotype-mismatched transplant? Blood 2014; 124: 843-850.

28. Kanakry CG, O'Donnell PV, Furlong T, et al. Multi-institutional study of post-transplantation cyclophosphamide as single-agent graft-versus-host disease prophylaxis after allogeneic bone marrow transplantation using myeloablative busulfan and fludarabine conditioning. J Clin Oncol 2014; 32: 3497-3505.

29. Passweg JR. Baldomero H, Perters C, et al. Hematopoietic SCT in Europe: data and trends in 2012 with special consideration of pediatric transplantation. Bone Marrow Transplant 2012; 49: 744-750.

6. Konditionierung

Unter Konditionierung versteht man die der eigentlichen allogenen Stammzelltransplantation vorgeschaltete hochdosierte Chemotherapie bzw. die Kombination aus Ganzkörperbestrahlung und Chemotherapie. Man muss heute unterscheiden zwischen so genannten Standard-Konditionierungsregimen und so genannten dosisreduzierten Konditionierungsregimen, die auch mit den - semantisch nicht korrekten - Begriffen wie "nonmyeloablative" oder "Mini-Transplantation" bezeichnet werden. Da diese Regime primär die Toxizität senken sollen, werden sie oft auch als "toxicity-reduced" beschrieben.

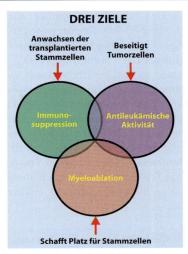

Abb. 6.1: Drei Ziele der Konditionierung.

6.1. Standard-Konditionierungsregime

Die hochdosierte Chemo- bzw. Chemo-Radio-Therapie soll vor der eigentlichen Knochenmark- oder Stammzelltransplantation folgende drei Funktionen erfüllen:

- Induktion einer Immunsuppression beim Empfänger, um das sichere Engraftment, d.h. das Anwachsen der transplantierten Stammzellen zu gewährleisten

- Induktion einer Myeloablation, um "Platz" zu schaffen für eine hundertprozentige Spender-Hämatopoese

- Mittels eines antitumorösen Effekts die ursächliche hämatologische Systemerkrankung zu beseitigen (☞ Abb. 6.1)

Bei der Wahl der Konditionierungstherapie ist entscheidend die Art der Grunderkrankung und welcher der drei Faktoren somit eine besondere Rolle im Konzept der Transplantation spielt. So ist z.B. bei der aplastischen Anämie die Immunsuppression zum Erreichen eines sicheren Engraftment wichtiger als ein möglicher Anti-Tumor-Effekt, so dass für diese Erkrankung oft nur eine reine Immunsuppression mit Cyclophosphamid und Anti-Thymozyten-Globulin verwendet werden muss.

6.2. Ganzkörperbestrahlungs-basierte Konditionierungsregime

Die Ganzkörperbestrahlung besitzt eine gute Immunsuppression, antileukämische und myeloablative Wirkung und ist deswegen ein bevorzugter Teil des Konditionierungsregimes in vielen Therapieprotokollen. Die Ganzkörperbestrahlungsdosis und die Dosisrate, aber auch die Dosisfraktion haben einen Einfluss auf die Effektivität und Toxizität. Das Prinzip der Fraktionierung ist es, dem normalen Gewebe Zeit zur Regeneration zu geben, während Gewebe mit niedrigerer Regenerationskapazität wie Leukämiezellen keine Möglichkeit zur Regeneration zwischen den Fraktionen haben. Die Fraktionierung hat den positiven Effekt, dass unerwünschte Nebenwirkungen minimiert werden. Durch die mehrmalige Applikation von kleinen Dosen sind Gesamtdosen bis zu 1.500 cGy möglich. Auf Grund der jedoch höheren Nebenwirkungen werden heute allgemein bis zu 1.320 cGy in der Kombination mit 120 bis 200 mg Cyclophosphamid/kg Körpergewicht oder 90 bis 180 mg/m^2 Körperoberfläche Fludarabin verwendet.

6.3. Chemotherapie-basierte Regime

In den letzten Jahrzehnten wurden auch reine Chemotherapie-basierte Regime entwickelt, nachdem sich gezeigt hat, dass auch bestimmte Chemotherapiesubstanzen immunsuppressiv, myeloablativ und antileukämisch wirksam sind. Als Standardmedikation ist Busulfan in der Dosierung von 12-16 mg pro Kilogramm Körpergewicht etabliert, meist in der Kombination mit Cyclophosphamid (120-200 mg/kg KG)oder Fludarabin (90-180 mg/m^2 KOF, aber auch andere, alkylierende Substanzen wie Melphalan oder Thiotepa oder neuerdings Treosulfan werden als chemotherapiebasierte Konditionierungsregime eingesetzt (☞ Tab. 6.1).

Ganzkörperbestrahlung plus Chemotherapie
Ganzkörperbestrahlung (TBI) mit 8-14 Gy
plus
Cyclophosphamid (120-200 mg/kg KG) oder Fludarabin (90-180 mg/m² KOF)
Chemotherapie allein
Busulfan (14-16 mg/kg KG)
plus
Cyclophosphamid (120-200 mg/kg KG) oder Fludarabin (90-180 mg/m² KOF)
Andere häufig verwendete Chemotherapeutika
Melphalan (140-200 mg/m²)
Thiotepa (500-800 mg/m²)
Etoposid (30-60 mg/kg KG)
Treosulfan (30-42 g/kg KG)

Tab. 6.1: Die gebräuchlichsten Konditionierungsregime vor allogener Stammzelltransplantation. KG = Körpergewicht.

Tab. 6.2 zeigt Ihnen die nicht-hämatologischen Nebeneffekte der Konditionierungstherapie [1, 2].

Akute Toxizität
• Allergische Reaktionen
• Parotitis (hauptsächlich bei Bestrahlung)
• Übelkeit, Erbrechen
Intermediäre Toxizität (innerhalb der ersten Wochen)
• Alopezie
• Hämorrhagische Zystitis
• Hautpigmentationen
• Herz- und Nierenversagen
• Interstitielle Pneumonie
• Mukositis
• Venenverschlusskrankheit (veno-occlusive disease = VOD)
Späte Toxizität
• Hypothyreoidismus (insbesondere bei Ganzkörperbestrahlung)
• Infertilität
• Karies (insbesondere bei Ganzkörperbestrahlung)
• Katarakt (insbesondere bei Ganzkörperbestrahlung)
• Sekundäre Malignome
• Verzögerte Pubertät
• Wachstumshemmung

Tab. 6.2: Nicht-hämatologische Nebeneffekte der Konditionierungstherapie.

6.4. Intensivierte Regime

Um insbesondere bei Patienten mit hohem Rezidivrisiko oder bei in vitro T-Zelldepletion die antileukämische Wirkung des Regimes zu intensivieren, können zu den klassischen Regimen (Ganzkörperbestrahlung oder Busulfan mit Cyclophosphamid oder Fludarabin) andere Substanzen wie Etoposid, Thiotepa oder Cytosin-Arabinosid hinzugefügt werden [3, 22], oder es werden zum Standardregime zusätzlich radioaktiv markierte Antikörper (z.B. Rhenium-188) appliziert, um eine zusätzliche Bestrahlungsaktivität im Knochenmark zu erreichen [4]. Eine Erhöhung der fraktionierten Ganzkörperbestrahlungsdosis von 12 Gy auf 15,57 Gy hat in Studien zwar eine bessere antileukämische Aktivität mit weniger Rezidiven gezeigt, jedoch wurde der positive Effekt durch eine höhere therapiebedingte Mortalität ausgeglichen [5].

6.5. Der Vergleich von chemotherapiebasierten versus ganzkörperbestrahlungsbasierte Konditionierungsregime

Insgesamt vier randomisierte Studien untersuchten die Frage, ob eine reine chemotherapiebasierte Konditionierung, bestehend aus oralem Busulfan und Cyclophosphamid, einer Ganzkörperbestrahlung plus Cyclophosphamid ebenbürtig ist. Die Zusammenfassung der vier randomisierten Studien [6] zeigte, dass bei Patienten mit chronischer myeloischer Leukämie kein signifikanter Unterschied im krankheitsfreien Überleben zwischen beiden Regimen besteht, während hingegen bei akuten myeloischen Leukämien das projizierte Zehn-Jahres-Überleben um 12 % besser war nach einer ganzkörperbestrahlungsbasierten Konditionierungstherapie. Bezüglich der Spätkomplikationen hatten die mit Ganzkörperbestrahlung behandelten Patienten ein höheres Risiko für Kataraktbildung, während die Patienten, die mit Busulfan und Cyclophosphamid behandelt worden waren, ein höheres Risiko für eine irreversible Alopezie hatten. Deutlich geringere Toxizität wird durch die intravenöse Gabe von Busulfan erreicht, welches im Gegensatz zur oralen Gabe eine bessere und besser vorhersehbare Bioverfügbarkeit besitzt und somit vor allem weniger Lebertoxizität verursacht [21]. Aktuelle prospektive [23] und retrospektive [24, 25] Studien zeigen, dass bei Patienten mit myeloischen Erkrankungen die Kombination von intravenösem Busulfan und Cyclophosphamid der Kombination von Ganzkörperbestrahlung und Cyclophosphamid ebenbürtig bis überlegen ist. Aufgrund der besseren Verträglichkeit und einfacheren Verfügbarkeit wird daher intravenöses Busulfan für dieses Patientenkollektiv bevorzugt.

Bei der akuten lymphatischen Leukämie zeigen mehrere Arbeitsgruppen ein deutlich verbessertes krankheitsfreies Überleben für diejenigen Patienten, die mit Ganzkörperbestrahlung konditioniert worden waren.

Obwohl gerade für Kinder die Spätfolgen von Ganzkörperbestrahlung bezüglich der Entwicklung gravierender sind, zeigt sich bei der ALL ein eindeutiger Vorteil für die mit Ganzkörperbestrahlung behandelten Patienten [7-9].

6.6. Dosisreduzierte Konditionierung (Non-myeloablative Konditionierung, Mini-Transplantation)

Die im Jahr 1979 gemachte Beobachtung, dass Patienten, die eine Spender-gegen-Wirt-Reaktion nach allogener Transplantation erfahren hatten, weniger Rückfälle hinsichtlich ihrer Leukämie hatten als Patienten, die keine Spender-gegen-Wirt-Reaktion erfahren hatten, ließ sehr früh die Vermutung aufkommen, dass der eigentliche antileukämische Effekt nicht allein durch die hochdosierte Chemo-Radio-Therapie, sondern vielmehr immunologisch durch einen allogenen Graft-versus-Leukaemia-Effekt induziert wird [10]. Diese Vermutung wurde unterstützt durch Studien, die zeigten, dass die Rückfallrate bei Patienten nach T-Zell-depletierter allogener Knochenmarktransplantation oder nach syngener Transplantation höher war als bei Patienten, die nicht mit T-Zell-depletiertem Knochenmark und von einem HLA-kompatiblen Familien- oder Fremdspender transplantiert wurden [11]. Als die nachfolgenden klinischen Studien auch zeigten, dass durch die Applikation von Spenderlymphozyten eine komplette Remission bei Patienten erreicht werden konnte, die nach Transplantation einen Rückfall erlitten hatten, stieg das Interesse an so genannten dosisreduzierten oder nicht-myeloablativen Konditionierungsregimen merklich an [12]. Weitere tierexperimentelle Versuche zeigten, dass man die für das Engraftment notwendige Immunsuppression nicht allein durch hochdosierte Chemo-Radio-Therapien, sondern auch durch andere immunmodulierende Substanzen wie Anti-Thymozyten-Globulin und Fludarabin erreichen kann, und dass eine Myeloablation, um den neuen Stammzellen "Platz" zu schaffen, für ein hinreichendes Anwachsen der transplantierten Stammzellen nicht notwendig ist. Es wurden verschiedene Therapiekonzepte mit zum Teil niedriger Zytotoxizität, z.B. eine Ganzkörperbestrahlung mit 2 Gy [13], eine Chemotherapie mit dosisreduziertem Busulfan [14] oder Melphalan-basierten Regime [15] eingesetzt. Die Tab. 6.3 zeigt die verschiedenen Intensitäten der so genannten dosisreduzierten oder nicht-myeloablativen Konditionierungsregime, die derzeit am meisten eingesetzt werden. Die inzwischen veröffentlichten Daten zeigen, dass diese Transplantationsmodalität gut machbar ist und fast alle Patienten ein suffizientes Engraftment zeigen und dass vor allem die Toxizität deutlich niedriger war als nach der Standardkonditionierung, so dass diese Transplantationsform auch bei älteren Patienten oder bei Patienten, die für eine Standardtransplantation nicht in Frage kommen, relativ sicher durchgeführt werden kann. Für eine Vielzahl von hämatologischen Erkrankungen, insbesondere Leukämien, Lymphome und Myelome wurde eine hohe Rate an kompletten Remissionen beschrieben. Die besten Ergebnisse wurden jedoch erreicht bei Patienten mit geringer Tumormasse und solchen, die eine relativ langsam proliferierende Erkrankung (z.B. CML, CLL, indolente Lymphome, multiples Myelom) hatten. Überraschenderweise wurden auch gute Ansprechraten für solide Tumoren, insbesondere für das Nierenzellkarzinom, beschrieben [16]. Ein vielversprechender Ansatz ist die Kombination einer autologen Stammzelltransplantation gefolgt von einer dosisreduzierten allogenen Stammzelltransplantation nach ca. 3 Monaten. Dieses Verfahren wird derzeit beim multiplen Myelom und beim Non-Hodgkin-Lymphom überprüft [17-19].

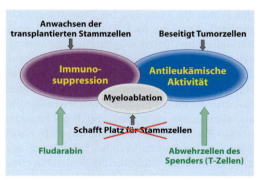

Abb. 6.2: Ziele der dosisreduzierten Konditionierung.

Zum gegenwärtigen Zeitpunkt ist die Rolle der sogenannten dosisreduzierten oder nicht-myeloablativen Transplantation bei den verschiedenen Entitäten noch unsicher, und die Ergebnisse von randomisierten Phase III-Studien stehen noch aus. Unsicher ist auch, wie die verschiedenen dosisreduzierten Intensitäten im Vergleich abschneiden.

Erste Daten aus einer randomisierten Studie zeigen, dass verglichen mit einer nur mäßigen Dosisreduktion (Busulfan 8 mg/kg plus Fludarabin 150 mg/qm) die weitgehende Dosisreduktion (Ganzkörperbestrahlung mit 2 Gy plus Fludarabin 90 mg/qm) die akute Therapie-bedingte Frühmortalität verringern kann, während aber das Risiko für Rezidive der malignen Erkrankung steigt [20]. Durch immuntherapeutische Interventionen nach der Transplantation (wie vorzeitige Reduktion der Immunsuppression, Gabe von Spenderlymphozyten oder Behandlung mit immunmodulatorischen Substanzen) wird vielfach versucht, durch Induktion eines Graft-versus-Tumor-Effekts, das Risiko für Rezidive zu reduzieren. Da der Graft-versus-Tumor-Effekt, häufig mit einer z.T. lebensbedrohlichen Spender-gegen-Wirt Krankheit einhergeht, steigt nach dosisreduzierter Konditionierung die zunächst niedrige therapiebedingte Mortalität im späteren Verlauf nach Transplantation an. Die Spender-gegen-Wirt Krankheit tritt nach dosisreduzierter Konditionierung in der Regel etwas später auf als nach Standardkonditionierung. Auch hier gilt es, den Graft-versus-Host-Effekt von dem Graft-versus-Leukaemia-Effekt zu trennen, wobei klinische Studien mit transduzierten T-Zellen mit Suizid-Genen (z.B. mit der Herpes simplex-Virus-Thymidin-Kinase (HSV-TK)) durchgeführt werden (☞ Kap. 12.). Des Weiteren werden klinische Studien mit NK-Zellen oder T-Zellsubpopulationen (wie z.B. CD4+ T-Zellen) durchgeführt. Eine andere Möglichkeit besteht in der Identifizierung spezifischer Zielstrukturen auf den jeweiligen Leukämie- oder Myelomzellen, z.B. den so genannten minor Histokompatibilitäts-Antigenen, um dann unter klinischen Bedingungen tumorspezifische T-Zellen zu generieren und zu expandieren, um bei dem Patienten damit einen Graft-versus-Tumor-Effekt, aber keine Graft-versus-Host-Erkrankung auszulösen.

Autor	Regime
McSweeney/ Storb [13]	Ganzkörperbestrahlung mit 2 Gy
Slavin [14]	Busulfan (8 mg/kg KG) *plus* Fludarabin (180 mg/m² KO) *plus/minus* ATG
Giralt [15]	Melphalan (140-180 mg/m² KO) *plus* Fludarabin (125 mg/m² KO) *oder* Cladribin (60 mg/m² KO)

Tab. 6.3: Auswahl dosisreduzierter Konditionierungsregimes. KG = Körpergewicht; KO = Körperoberfläche.

Literatur

1. Tutschka PJ, Copelan EA, Kapoor N: Replacing total body irradiation with busulfan as conditioning of patients with leukemia for allogeneic marrow transplantation. Transplant Proc 1989; 21: 2952-2954

2. Powles RL, Milliken S, and Helenglass G: The use of melphalan in conjunction with total body irradiation as treatment for leukemia. Transplant Proc 1989; 21: 2955-2957

3. Zander AR, Berger C, Kröger N, et al.: High dose chemotherapy with busulfan, cyclophosphamide, and etoposide as conditioning regimen with allogeneic bone marrow transplantation for patients with acute myeloid leukemia in first complete remission. Clin Cancer Res 1997; 3: 2671-2675

4. Bunjes D, Buchmann I, Duncker C, et al.: Rhenium 188-labeled anti-CD66 (a, b, c, e) monoclonal antibody to intensify the conditioning regimen prior to stem cell transplantation for patients with high-risk acute myeloid leukemia or myelodysplastic syndrome: Results of a phase I-II-study. Blood 2001; 98: 565-72

5. Clift RA, Buckner CD, Applebaum FA, et al.: Allogeneic marrow transplants for patients with acute myelogenous leukemia in first remission: a randomized trial of two irradiation regimens. Blood 1988; 76: 1867-1871

6. Socié G, Clift RA, Blaise D, et al.: Busulfan plus cyclophosphamide compared with total-body irradiation plus cyclophosphamide before marrow transplantation for myeloid leukemia: long-term follow-up of 4 randomized studies. Blood 2001; 98: 3569-3574

7. Bunin N, Aplenc R, Kamani N, et al.: Randomized trial of busulfan vs. total body irradiation containing conditioning regimens for children with acute lymphoblastic leukemia. A Pediatric Blood and Marrow Transplant Consortium study. Bone Marrow Transplant 2003; 32: 543-548

8. Kiehl MG, Kraut L, Schwerdtfeger R, et al.: Outcome of allogeneic hematopoietic stem-cell transplantation in adult patients with acute lymphoblastic leukemia: no difference in related compared with unrelated transplant in first complete remission. J Clin Oncol. 2004; 22(14): 2816-2825.

9. Granados E, de la Camara R, Madero L, et al.: Hematopoietic cell transplantation in acute lymphoblastic leukemia: Better long term event-free survival with condition regimens containing total body irradiation. Haematologica 2000; 85 (10): 1060-1067

10. Weiden PL, Flournoy N, Thomas ED, et al.: Antileukemic effect of graft-versus-host disease in human recipients of allogeneic-marrow grafts. N Engl J Med 1979; 300: 1068-1073

11. Horowitz MM, Gale RP, Sondel PM, et al.: Graft-versus-leukemia reactions after bone marrow transplantation. Blood 1990; 75: 555-562

12. Kolb HJ, Schattenberg A, Goldman JM, et al.: Graft-versus-leukemia effect of donor lymphocyte transfusions in marrow grafted patients. European Group for Blood and Marrow Transplantation, Working Party Chronic Leukemia. Blood 1995; 86: 2041-2050

13. McSweeney PA, Niederwieser D, Shizuru JA, et al.: Hematopoietic cell transplantation in older patients with hematologic malignancies: replacing high-dose cytotoxic therapy with graft-versus-tumor effects. Blood 2001; 97: 3390-3400

14. Slavin S, Nagler A, Naparstek E, et al.: Nonmyeloablative stem cell transplantation and cell therapy as an alternative to conventional bone marrow transplantation with lethal cytoreduction for the treatment of malignant and non-malignant hematologic diseases. Blood 1998; 91: 756-763

15. Giralt S, Thall PF, Khouri I, et al.: Melphalan and purine analog-containing preparative regimens: reduced-intensity conditioning for patients with hematologic malignancies undergoing allogeneic progenitor cell transplantation. Blood 2001; 97: 631-637

16. Childs R, Chernoff A, Contentin N, et al.: Regression of metastatic renal-cell carcinoma after nonmyeloablative allogeneic peripheral-blood stem-cell transplantation. N Engl J Med 2000; 343: 750-758

17. Kröger N, Schwerdtfeger R, Kiehl M, et al.: Autologous stem cell transplantation followed by a dose-reduced allograft induces high complete remission rate in multiple myeloma. Blood 2002; 100 (3): 755-760

18. Maloney DG, Molina AJ, Sahebi F, et al.: Allografting with nonmyeloablative conditioning following cytore-

ductive autografts for the treatment of patients with multiple myeloma. Blood 2003; 102 (9): 3447-3454

19. Carella AM, Cavaliere M, Lerma E, et al.: Autografting followed by nonmyeloablative immunosuppressive chemotherapy and allogeneic peripheral-blood hematopoietic stem-cell transplantation as treatment of resistant Hodgkin's disease and non-Hodgkin's lymphoma. J Clin Oncol 2000; 18 (23): 3918-3924

20. Blaise D, Tabrizi R, Le Corroller AG, et al.: Prospective Comparison of Reduced Intensity (Flu-Bu-ATG) vs. Non-Myeloablative (Flu-TBI) Conditioning For Matched Related allo-SCT: A Clinical and Cost-Effectiveness Multicenter ITAC Study (Mini vs. Micro Trial) Biology of Blood and Marrow Transplantation 2010; 16 (2) Suppl. 1 page S157

21. Kashyap A, Wingard J, Cagnoni P, et al.: Intravenous versus oral busulfan as part of a busulfan/cyclophosphamide preparative regimen for allogeneic hematopoietic stem cell transplantation: decreased incidence of hepatic venoocclusive disease (HVOD), HVOD-related mortality, and overall 100-day mortality. Biol Blood Marrow Transplant. 2002;8(9):493-500

22. Devine SM, Carter S, Soiffer RJ, Pasquini MC, Hari PN, Stein A, Lazarus HM, Linker C, Stadtmauer EA, Alyea EP 3rd, Keever-Taylor CA, O'Reilly RJ. Low risk of chronic graft-versus-host disease and relapse associated with T cell-depleted peripheral blood stem cell transplantation for acute myelogenous leukemia in first remission: results of the blood and marrow transplant clinical trials network protocol 0303 Biol Blood Marrow Transplant. 2011 Sep;17(9):1343-51

23. Bredeson C, LeRademacher J, Kato K, Dipersio JF, Agura E, Devine SM, Appelbaum FR, Tomblyn MR, Laport GG, Zhu X, McCarthy PL, Ho VT, Cooke KR, Armstrong E, Smith A, Rizzo JD, Burkart JM, Pasquini MC. Prospective cohort study comparing intravenous busulfan to total body irradiation in hematopoietic cell transplantation Blood. 2013 Dec 5;122(24):3871-8.

24. Copelan EA, Hamilton BK, Avalos B, Ahn KW, Bolwell BJ, Zhu X, Aljurf M, van Besien K, Bredeson C, Cahn JY, Costa LJ, de Lima M, Gale RP, Hale GA, Halter J, Hamadani M, Inamoto Y, Kamble RT, Litzow MR, Loren AW, Marks DI, Olavarria E, Roy V, Sabloff M, Savani BN, Seftel M, Schouten HC, Ustun C, Waller EK, Weisdorf DJ, Wirk B, Horowitz MM, Arora M, Szer J, Cortes J, Kalaycio ME, Maziarz RT, Saber W. Better leukemia-free and overall survival in AML in first remission following cyclophosphamide in combination with busulfan compared with TBI Blood. 2013 Dec 5;122(24):3863-70

25. Nagler A, Rocha V, Labopin M, Unal A, Ben Othman T, Campos A, Volin L, Poire X, Aljurf M, Masszi T, Socie G, Sengelov H, Michallet M, Passweg J, Veelken H, Yakoub-Agha I, Shimoni A, Mohty M. Allogeneic hematopoietic stem-cell transplantation for acute myeloid leukemia in remission: comparison of intravenous busulfan plus cyclophosphamide (Cy) versus total-body irradiation plus Cy as conditioning regimen—a report from the acute leukemia working party of the European group for blood and marrow transplantation J Clin Oncol. 2013 Oct 1;31(28):3549-56

7. GvHD-Prophylaxe

7.1. Hintergrund

Die Graft-versus-Host Disease (GvHD = "Spen-der-gegen-Wirt-Krankheit") ist, trotz deutlicher Fortschritte in der Prävention und Behandlung, nach wie vor die gefährlichste Komplikationen nach allogener Stammzelltransplantation (SZT) und mit hoher Morbidität und Mortalität behaftet. Aktuelle Daten zeigen, dass noch immer etwa 70 % aller allogen stammzelltransplantierten Patienten eine GvHD Grad II bis IV erleiden [1]. Die früher gültige artifizielle Unterteilung in **akute GvHD (aGvHD)**, definiert als Manifestation innerhalb von 100 Tagen nach SZT, und chronische **GvHD (cGvHD = Manifestation nach Tag 100)** wurde 2005 geändert [2], da die zunehmende Anwendung Dosis-reduzierter Konditionierungen ("*reduced-intensity conditioning*" (RIC)) und von Spenderlymphozyten-Infusionen ("*donor lymphocyte infusion*" (DLI)) zu einer Verschiebung klinischer Erscheinungen bzw. GvHD-Manifestationen geführt hat. Demnach bestimmt nicht das zeitliche Auftreten eines Symptoms die Einteilung, sondern das Vorhandensein oder das Fehlen entsprechend definierender klinischer Symptome. Neben der **klassischen akuten GvHD**, die klinisch als ein Syndrom bestehend aus Dermatitis, Enteritis und Hepatitis imponiert und unbehandelt letztlich zum Tod der Patienten führt und der **klassischen chronischen GvHD** mit einem klinisch vielfältigeren Bild, definiert man heute auch eine sogenannte **"late-onset"** akute GvHD, die nach dem Tag 100 auftreten kann, und ein sogenanntes

"**Overlap-syndrome**", bei dem eine scharfe Abgrenzung zwischen akuter und chronischer GvHD nicht möglich ist.

Pathophysiologisch handelt es sich bei der aGvHD um eine Immunreaktion des Spenders gegen histo*in*kompatible, meist *epitheliale* Oberflächen-Antigene des Empfängers. Die immunologisch vermittelte Reaktion führt zu apoptotischem Zelluntergang des Empfängerzielgewebes in Haut, Leber und Gastrointestinaltrakt.

Vor mehr als 35 Jahren wurden durch Billingham drei Voraussetzungen zur Entwicklung einer GvHD postuliert:
1. Das Transplantat muss immunologisch kompetente Zellen enthalten
2. Der Empfänger muss den Spenderzellen unbekannte Oberflächen-Antigene auf seinem Gewebe exprimieren
3. Der Empfänger ist nicht in der Lage, durch eine eigene Immunantwort die Spenderzellen zu zerstören

Später wurde gezeigt, dass es sich bei den immunkompetenten Spenderzellen um CD8-T-Zellen (zytotoxische Lymphozyten) sowie um Zytokin produzierende CD4-T-Lymphozyten (T-Helferzellen) handelt. Neuere Erkenntnisse ergaben jedoch, dass Billinghams Postulate nur teilweise zutreffen, da eine GvHD auch nach syngener (Zwillings-) oder autologer Stammzellinfusion auftreten kann. Heutzutage geht man von einem mehr-

Kategorie	Zeitpunkt nach SZT oder DLI*	Vorhendensein von aGvHD-Symptomen	Vorhendensein von cGvHD-Symptomen**
Akute GvHD			
Klassisch	≤ Tag 100	Ja	Nein
Persistierend, rezidivierend, "late-onset"	> Tag 100	Ja	Nein
Chronische GvHD			
Klassisch	keine zeitl. Begrenzung	Nein	Ja
"Overlap-syndrome"		Ja	Ja

Tab. 7.1: Definitionen von akuter und chronischer GvHD nach [2] *DLI = Donor Lymphocyte Infusion (Infusion von Spenderlymphozyten) **Die Symptome der cGvHD imponieren als hauptsächlich gegen *mesenchymales* Gewebe gerichtetes Autoimmunphänomen. Das Bild einer cGvHD ähnelt dabei Erkrankungen wie Sklerodermie, Sjögren-Syndrom, primär biliäre Zirrhose, Bronchiolitis obliterans u.a. und manifestiert sich auch als generalisierte Schwäche (so genanntes *"wasting syndrome"*).

stufigen Modell aus Gewebsschädigung durch Konditionierung, Antigenexpression, Zytokinproduktion und T-Zell-Aktivierung über die Interleukine-2 (IL-2), IL-4, IL-6, IL-12 und andere Zytokine wie Interferon-γ (IFN-γ) aus, welches zur Entwicklung einer GvHD führt (Konzept des so genannten Zytokinsturms). Neben T-Zellen werden zudem Natürliche Killerzellen (NK-Zellen) als GvHD-Effektoren betrachtet. Des Weiteren scheinen nicht nur major Histokompatibilitäts-Antigene, sondern auch so genannte minor Histokompatibilitäts-Antigene für eine Entstehung der GvHD verantwortlich zu sein [Übersicht bei 1 und 3]. Hieraus wird klar, dass die Prophylaxe der GvHD primär aus gegen Effektor-Zellen und hier vornehmlich T-Zellen gerichteten Maßnahmen besteht. Eine optimale Strategie zur GvHD-Prävention würde alloreaktive Spenderzellen, die nicht gegen die Empfängergrunderkrankung gerichtet sind, eliminieren und residuelle immunkompetente Zellen aussparen, die Pathogene und Grunderkrankung (z.B. Leukämien oder Lymphome) erkennen. Leider ist trotz intensiver Forschung eine derart zielgerichtete Prophylaxe nicht in Sicht und es besteht nach wie vor Uneinigkeit über die effektivste und verträglichste Methode der Prävention einer GvHD.

Trotz intensiver pharmakologischer Prävention entwickelt sich eine akute GvHD (Grad II-IV)noch immer in 25-60 % der Fälle nach HLA-identischer Familienspender-SZT und in bis zu 80 % der Fälle nach unverwandter SZT. Da das Auftreten einer akuten GvHD nach wie vor als wichtigster prädisponierender Faktor für die Entwicklung einer chronischen GvHD gilt, kommen der Prävention und der Behandlung akuter GvHD eine besondere Stellung innerhalb des Bereichs der allogenen SZT zu [4]. 2014 sind erstmalig europäische Empfehlungen zur Prävention und Behandlung der GvHD erschienen, um klinische Strategien europaweit so gut wie möglich zu standardisieren und anwendbare Richtlinien vorzugeben [5].

Die Strategien zur Vermeidung einer GvHD können in drei Elemente unterteilt werden (☞ Tab. 7.2):

- 1. Optimierung von Spender-Empfänger-Faktoren
- 2. Pharmakologische Immunsuppression
- 3. T-Zell-Depletion

7.1.1. Spender-Empfänger-Faktoren

7.1.1.1. HLA-Kompatibilität

Die HLA-Inkompatibilität zwischen Spender und Empfänger ist der entscheidende Faktor für das Ausmaß und die Kinetik einer GvHD. Das Risiko für die Entwicklung einer GvHD steigt mit dem Grad der HLA-Inkompatibilität und reicht von 35-45 % bei HLA-kompatiblen Familienspendern bis zu 80 % bei inkompatiblen Fremdspendern. Dabei scheinen Unterschiede in den Klasse II-HLA-Antigenen von besonderer Bedeutung zu sein. Sind Spender und Empfänger voll HLA-kompatibel, ist das Risiko für die Entwicklung einer GvHD zwischen verwandten und unverwandten Spendern ähnlich hoch.

7.1.1.2. Alter

Das *Alter des Empfängers* scheint die Entwicklung einer GvHD ebenfalls zu beeinflussen [6]. So zeigte eine Untersuchung, dass bei SZT-Patienten < 20 Jahren die Inzidenz einer aGvHD Grad II-IV bei 20 % lag. Bei gleicher immunsuppressiver Therapie trat dagegen eine aGvHD bei Patienten im Alter von 45-50 Jahren in 30 % der Fälle und bei Patienten im Alter von 51-62 Jahren in fast 80 % der Fälle auf.

Bei nicht-verwandten Spendern spielt zudem das *Alter des Spenders* eine Rolle. So steigt mit zunehmendem Spenderalter das Risiko für die Entstehung einer GvHD. Da bei verwandten Spendern Alter von Spender und Empfänger meist wenig dif-

Spender bzw. Empfänger-Faktoren	Pharmakologische Immunsuppression	T-Zelldepletion
- HLA-Kompatibilität - Alter - Geschlechterverteilung - Stammzellprodukt - Keimmilieu	- Unspezifische Immunsuppression - ⇓ der T-Zell-Funktion - ⇓ der Zytokinausschüttung - Antizelluläre Antikörper	- Physikalisch - Immunologisch (Antikörper) - *in vivo* - *ex vivo*

Tab. 7.2: Strategien zur GvHD-Prophylaxe.

ferieren, konnte ein Einfluss des Spenderalters in diesem Fall bisher nicht nachgewiesen werden.

7.1.1.3. Geschlecht

Die Kombination *männlicher Empfänger/weiblicher Spender* begünstigt die Entwicklung einer GvHD. Ursächlich liegen einerseits männliche minor Histokompatibilitäts-Antigene auf dem Empfänger-Y-Chromosom sowie andererseits eine Allo-Immunisierung gegen fetale minor Histokompatibilitäts-Antigene nach vorangegangener Schwangerschaft zugrunde.

7.1.1.4. Stammzellprodukt

Die Quelle allogener Stammzellprodukte ist ein weiterer Faktor, der die Entwicklung einer GvHD beeinflussen kann. Wird Nabelschnurblut als Stammzellquelle verwendet, führt das gleiche Ausmaß an HLA-Inkompatibilität zu geringeren GvHD-Inzidenzen im Vergleich zu Knochenmark. Wird nach einer haplo-identen Knochenmarktransplantation Cyclophosphamid zur GvHD-Prophylaxe verabreicht (☞ Kap. 7.2.4.), liegen die Raten an GvHD in einem ähnlichen Bereich wie nach Nabelschnurbluttransplantation[7]. Die Daten hinsichtlich peripherer Blutstammzelltransplantation (PBSZT) sind nicht eindeutig, allerdings scheinen PBSZT die Inzidenz chronischer GvHD zu begünstigen (☞ Kap. 3.).

7.1.1.5. Keimmilieu

Einige Untersuchungen deuten darauf hin, dass das *Keimmilieu des Empfängers*, insbesondere das des Darms, einen Einfluss auf die Entwicklung von GvHD haben kann. Versuche an Mäusen haben gezeigt, dass ein keimsaniertes Darmmilieu das Risiko für die Entwicklung gastrointestinaler GvHD verringern kann. Dabei soll anaeroben Mikroorganismen ein Triggereffekt in Bezug auf Alloreaktivität der Spenderzellen zukommen, so dass in manchen SZT-Gruppen eine antibiotische Prophylaxe mit Metronidazol zur Darmsanierung vor und während der Transplantationsphase eingesetzt wird.

7.1.2. Pharmakologische Immunsuppression

Eine Übersicht häufig verwendeter Medikamente sowie deren Wirkmechanismus zeigt Tab. 7.3. Generell lassen sich Immunsuppressiva in zytotoxische (z.B. Cyclophosphamid, Methotrexat), anti-

proliferative (Mycophenolatmophetil) und inhibierende (z.B. Calcineurininhibitoren) Medikamente sowie in Antikörper (z.B. ATG) unterteilen [Übersicht bei 8, 9].

7.1.2.1. Unspezifische Immunsuppression

Zunächst wurden Kortikosteroide sowie andere lymphotoxische Medikamente zur GvHD-Prophylaxe verwendet. Dabei wurden, basierend auf den jeweils untersuchten Tiermodellen, unterschiedliche Konzepte entwickelt. Am Fred Hutchinson Cancer Research Center in Seattle (USA) wurde zunächst die Monotherapie mit dem Chemotherapeutikum **Methotrexat** eingeführt, da Studien an Hunden einen deutlichen GvHD-verringernden Effekt gezeigt hatten. Methotrexat (**MTX**) ist ein Folsäure-Antagonist, der seit 1948 zur Behandlung akuter Leukämien benutzt wird. Der genaue Wirkmechanismus, der einer GvHD-Prophylaxe mit MTX zugrunde liegt, ist unbekannt, wahrscheinlich werden T-Zellen des Transplantates an der Allo-Reaktion gegenüber Empfängerantigenen gehemmt. Die Standardprophylaxe bestand zunächst aus MTX, 15 mg/m^2 Körperoberfläche an Tag 1 plus 10 mg/m2 Körperoberfläche an Tag 3, 6 und 11 sowie einmal wöchentlich bis Tag 102.

Am Johns Hopkins Oncology Center in Baltimore, USA, wo Ratten als Tiermodell verwendet wurden, wurde **Cyclophosphamid** (**CY**) als GvHD-Prophylaxe verwendet. Cyclophosphamid ist ein alkylierendes zytotoxisches Chemotherapeutikum mit unspezifisch immunsuppressiver Wirkung. Patienten, die mit einer CY- oder MTX-Monotherapie behandelt wurden, zeigten jedoch immer noch in 25-50 % der Fälle eine klinisch relevante GvHD.

Als weitere unspezifisch immunsuppressiv wirksame Medikamentengruppe werden **Kortikosteroide** angesehen. Steroide diffundieren ins Zytoplasma der Zielzellen und werden dort an spezifische zytosolische Rezeptoren gebunden. Der Steroid-Rezeptor-Komplex diffundiert anschließend in den Zellkern, wo er mit so genannten Glucokortikoid-Response-Elementen (GREs) assoziiert, was wiederum zur mRNA-Expression und somit zur Synthese verschiedener Proteine führt. Darüber hinaus für die Steroid induzierte Hemmung bestimmter Transkriptionsfaktoren (☞ Abb. 7.1) zu einer verminderten Expression zahlreicher Zytokine.

Medikament	Zielmoleküle	Molekularer Effekt
Kortikosteroide	Zytosolrezeptoren Hitzeschockproteine	Hemmt Transkription von Zytokin-Genen (z.B. IL-1, -2, -3, -5, TNF-α, IFN-γ) durch Interaktion mit Transkriptionsfaktoren (z.B. NFκB oder Aktivator Protein 1)
Ciclosporin A	Bindet an Cyclophylin Inhibiert Calcineurin	Inhibiert IL-2-Produktion Stimuliert TGF-β-Produktion
FK506; Tacrolimus	Bindet an FKBP-12 Inhibiert Calcineurin	Inhibiert IL-2-Produktion Antagonisiert TGF-β-Produktion
Rapamycin, Sirolimus	Bindet an FKBP-12 mTOR-Inhibitor*	Hemmt Wachstumsfaktor-/IL-2-Signale Zellzyklusarrest
MMF	Inhibiert Inosin-Monophosphat Inhibiert Phosphat-Dehydrogenase	Blockiert De-novo-Purinsynthese Blockiert p70-S6-Kinase
Alemtuzumab, Campath-1H	Anti-CD52-Antikörper	ADCC gegenüber allen CD52 positiven Zellen
ATG	Bindet an verschiedene Antigene lymphoider Zellen	Komplement-vermittelte Lympholyse

Tab. 7.3: Medikamente zur GvHD-Prophylaxe und deren Wirkungsweise. Die in der Tabelle wiedergegebene Wirkungsweise geht teilweise über im Text beschriebene Wirkungen hinaus, für ausführlichere Informationen wird auf das Literaturverzeichnis verwiesen. *FKBP-12 = FK506-binding protein 12; mTOR = mammalian target of Rapamycin; ADCC = antibody dependent cellular cytotoxicity.

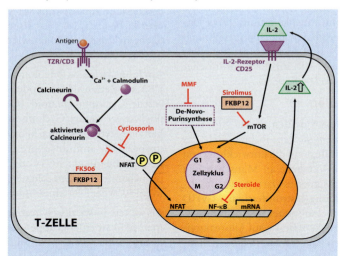

Abb. 7.1: Wirkmechanismus von CSA, FK506 (Tacrolimus), Sirolimus, Steroiden und MMF (vereinfachte Darstellung): Nach Auslösung eines stimulierenden Signals durch Bindung von Antigen an den T-Zell-Rezeptor (CD3), kommt es zur Freisetzung von Ca²⁺. Ca²⁺ aktiviertes Calmodulin bindet und aktiviert so Calcineurin. Aktiviertes Calcineurin dephosphoryliert den NFAT-P, welcher nach Diffusion in den Zellkern an den IL-2 Promotor bindet, wodurch es zur vermehrten Transkription von IL-2 kommt. IL-2 wiederum führt über Bindung an den IL-2-Rezeptor (CD25) zur T-Zell-Aktivierung. CSA + FK506 blockieren die Bindung von aktiviertem Calcineurin an NFAT-P und verhindern somit die Diffusion von NFAT in den Zellkern, während MMF durch Hemmung der Purinsynthese die Proliferation der Zellen blockiert. Sirolimus hemmt die mTOR vermittelte T-Zellaktivierung und Steroide führen durch Hemmung von Transkriptonsfaktoren unter anderem zu einer verminderten Zytokinproduktion CSA = Ciclosporin A, FK506 = Tacrolimus, MMF = Mycophenolat mofetil, NFAT = Nukleärer Faktor aktivierter T-Zellen, IL-2 = Interleukin-2, mTOR = mammalian Target of Rapamycin, NF-κB = Nukleärer Faktor kappa-B.

Der genaue immunsuppressive Mechanismus der Kortikosteroide ist aber letztlich ungeklärt. Einerseits wird ihnen eine *lymphotoxische Wirkung* nachgesagt, andererseits scheint auch der *Unterdrückung pro-inflammatorischer Zytokine* eine Rolle zuzukommen. Die Hinzunahme von Kortikosteroiden zu diversen GvHD-Prophylaxeschemata hat allerdings zu keiner Minderung der GvHD-Raten geführt, so dass Kortikosteroide (meist Methylprednisolon) heutzutage fast ausschließlich als Erstlinientherapie zur *Behandlung* einer GvHD verwendet werden (☞ Kap. 8.).

7.1.3. Hemmung der T-Zell-Funktion

In den späten siebziger Jahren wurde das potente, immunmodulatorisch wirksame Medikament *Ciclosporin A* (**CSA, Sandimmun®**) entwickelt. CSA ist ein Peptid, das 1969 aus zwei Pilzstämmen isoliert wurde. Versuche, CSA als antifungales Medikament zu verwenden, brachten keinen Erfolg, allerdings zeigte sich ein ausgeprägter immunsuppressiver Effekt. CSA gehört zur Gruppe der so genannten Calcineurin-Inhibitoren (☞ Abb. 7.1 und Tab. 7.3). Ciclosporin bindet nach Eintritt in die Zelle an seinen Rezeptor (Cyclophylin). Der daraus resultierende Komplex inaktiviert Calcineurin, das ein Schlüsselenzym in der T-Zell-Rezeptor-Signalübertragung darstellt. Die Calcineurin-Inaktivierung führt über Hemmung der Dephosphorylierung von NFAT (Nukleärer Faktor aktivierter T-Zellen) letztlich zur Hemmung der Interleukin-2-Gen-Transkription, so dass IL-2 in seiner Produktion verringert und damit die T-Zell-Aktivierung verhindert wird.

Erste Tierversuche mit CSA lieferten beeindruckende Ergebnisse in der Verringerung der GvHD-Rate, allerdings zeigte eine CSA-Monotherapie in anschließenden klinischen Studien keine Verbesserung gegenüber einer MTX-Monotherapie. In Folgestudien konnte jedoch gezeigt werden, dass eine Kombinationstherapie, bestehend aus CSA + MTX oder CSA + Prednison, zu einer deutlichen Verringerung des Auftretens von GvHD nach allogener SZT führte. Eine in Seattle durchgeführte Studie an Patienten mit aplastischer Anämie zeigte eine eindrucksvolle Verringerung der GvHD-Raten von 53 % auf 18 % unter Kombination aus MTX + CSA gegenüber MTX-Monotherapie [10]. Die *Kombination aus MTX und* einem Calcineurininhibitor wie *CSA* ist, trotz zum Teil beachtlicher

Nebenwirkungen (s.u.), noch immer die *am meisten verbreitete GvHD-Prophylaxe und wird als "standard-of-care" bei HLA-identer allogener SZT betrachtet*. Dabei wird MTX an den Tagen 1, 3, 6 und 11 gegeben, während CSA, beginnend mit Tag -1, für mindestens drei Monate verabreicht wird. CSA ist stark lipophil und unterliegt einer hepatischen Metabolisierung mit anschließender biliärer Exkretion, wodurch die starke Interaktion mit anderen durch Cytochrom-P_{450}(CYP3A4)-metabolisierten Medikamente erklärt werden kann (☞ Tab. 7.4).

CSA-Interaktionen	
Verringern CSA-Spiegel	**Erhöhen CSA-Spiegel**
• Phenytoin • Phenobarbital • Carbamazepin • Primidon • Rifampicin • Sulfonamide • Trimethoprim • Johanneskraut	CYP3A-Inhibitoren, z.B. • Erythromycin, Clarythromycin • Fluconazol, Itraconazol, Voriconazol, Posaconazol • Verapamil, Diltiazem • Imipenem • Fluochinolone • Grapefruchtsaft
CSA-Toxizität	
• Lebertoxizität • Nephrotoxizität • Hypertension • Hyperglykämie • Kopfschmerzen • Hirsutismus • Krampfanfälle • Übelkeit/Erbrechen • CSA-assoziierte TTP*	☞ Spiegel-Bestimmung !

Tab. 7.4: CSA-Interaktionen und CSA-Toxizität. *wird auch Transplantat-assoziierte Mikroangiopathie (TAM) genannt.

CSA kann oral oder intravenös verabreicht werden, wobei auf optimale Dosisspiegel geachtet werden muss, da eine CSA-Überdosierung leicht zu Nierenversagen und anderen Nebenwirkungen führen kann (☞ Tab. 7.4). Die in den meisten Kliniken üblichen CSA-Zielspiegel (Talspiegel) liegen bei 200-300 µg/l.

Neben CSA steht mit **FK506** *Tacrolimus,* **Prograf®**) ein weiterer potenter Immunmodulator mit ähnlicher Wirkungsweise zur Verfügung. FK506 wurde in verschiedenen Studien allein oder in Kombination mit MTX oder Prednison verabreicht. FK506 wurde zunächst ebenfalls in der Transplantation solider Organe verwendet, bevor man sich seine Wirkung auch in der SZT zunutze machte. Wie CSA bindet auch FK506 nach Eintritt in die Zelle an ein Bindungseiweiß (so genanntes FK-Bindungsprotein, FKBP), um anschließend die Kalzium-abhängige T-Zell-Rezeptor-Signalkaskade zu unterbrechen (☞ Abb. 7.2). Die hepatische Metabolisierung von FK506 führt zu relativ hohen Leberspiegeln, was den Einsatz von FK506 vor allem im Bereich der Lebertransplantation erklärt. Das Nebenwirkungsprofil von FK506 ist etwas anders als das von CSA, da mehr Neurotoxizität und eine diabetische Stoffwechsellage, dafür aber weniger Hypertension und Hirsutismus beobachtet werden, wobei die Nephrotoxizität beider Medikamente in etwa gleich ist. Daher ist auch die Gabe von FK506 spiegelabhängig (Talspiegel von 10-20 ng/ml). Wie CSA kann FK506 sowohl oral als auch intravenös gegeben werden.

Ein weiteres Medikament, dessen Hauptwirkung die Hemmung der T-Zell-Funktion bzw. der T-Zell-Aktivierung ist, ist *Mycophenolatmofetil* (**MMF, CellCept®**). MMF ist ein Ester der Mycophenolsäure und wird durch verschiedene Penicillium-Stämme produziert. MMF hat antimikrobielle, antimykotische, antivirale, antineoplastische und vor allem immunsuppressive Eigenschaften und wurde zunächst ebenfalls bei der Transplantation solider Organe verwendet. Die Wirkung entsteht durch *Hemmung von Inosin-Monophosphat-Dehydrogenase (IMPDH)*, dem Schlüsselenzym der *De novo-Purinsynthese* (☞ Abb. 7.2). Da proliferierende Lymphozyten, im Gegensatz zu anderen Zellen, vornehmlich auf die De novo-Synthese von Purinen angewiesen sind, sind sie gegenüber MMF besonders empfindlich. Wichtige Nebenwirkungen von MMF sind Übelkeit und Erbrechen sowie Anämie und Leukopenie. MMF wird meist in Kombination mit einem Calcineurininhibitor anstelle von MTX zur GvHD-Prophylaxe eingesetzt und erlaubt ein gegenüber MTX rascheres Engraftment. Es wird als

integraler Bestandteil des von der Gruppe in Seattle entwickelten "Mikro"-Transplantationsverfahrens (Konditionierung zur SZT mit Fludarabin, 90 mg/m² Körperoberfläche, und 2 Gy Ganzkörperbestrahlung) zur GvHD-Prophylaxe und Toleranzentwicklung zwischen Spender und Empfänger genutzt. Dosis und Verabreichung (2 oder 3 x täglich) sind je nach Protokoll unterschiedlich.

Der erste verfügbare mTor-Inhibitor **Sirolimus** hemmt nicht nur die T-Zell-Proliferation, sondern auch die Reifung Antigen präsentierender und dendritischer Zellen und scheint die Entwicklung regulatorischer T-Zellen zu begünstigen [11]. In diversen Phase-II-Studien wurde Sirolimus in Kombination mit Tacrolimus zur GvHD-Prophylaxe bei verwandten und nicht-verwandten Spendern eingesetzt. Die Rate an aGvHD Grad II-IV lag bei niedrigen 20.5 % mit einem Auftreten von aGvHD Grad IV von unter 5 % [11]. Allerdings wurden anfangs mit Endothelschaden assoziierte Toxizitäten (thrombembolische Mikroangiopathien, Venenverschlusskrankheit ("*Veno-occlusive-disease*", VOD)) beobachtet. Die Toxizitäten scheinen Dosis-abhängig zu sein und traten v.a. nach einer Konditionierung mit Busulfan und/oder der gleichzeitigen Gabe von MTX auf. Insgesamt scheint sich mit der Kombination aus Tacrolimus (Zielspiegel 5-10 ng/ml) und Sirolimus (Zielspiegel 3-12 ng/ml) eine vielversprechende Kombination in der GvHD-Prophylaxe zu entwickeln.

Als Standardempfehlung zur GvHD-Prophlyxe gilt im europäischen Raum aktuell noch die Kombination aus CSA und MTX, Tacrolimus und MTX werden allerdings als gleichwertig angesehen [5].

7.1.4. Hemmung der Zytokinproduktion

Wie bereits oben erwähnt, werden die Hauptwirkungen der Kortikosteroide inzwischen auf ihre Hemmung der Zytokinproduktion zurückgeführt. Basierend auf dem Konzept des Zytokinsturms (s.o.) führen die Schädigung von Darmepithel durch Konditionierung mit Chemo- oder Strahlentherapie sowie die neutropenische Peri-Transplantations-Phase zur Freisetzung von Zytokinen wie Tumor-Nekrose-Faktor-α (TNF-α) oder Interleukin-1 (IL-1), die wiederum auto- und alloreaktive Immunvorgänge stimulieren, da sie zur

Überexpression von Klasse I- und Klasse II-HLA-Antigenen führen.

Neben Kortikosteroiden wurden daher unterschiedliche Zytokin-Antikörper und neutralisierende Fusionsproteine getestet, von denen allerdings bisher keiner in größeren klinischen Studien einen eindeutigen Nutzen zur *GvHD-Prophylaxe* (im Gegensatz zur *GvHD-Therapie*) zeigen konnte.

7.1.5. Antizelluläre Antikörper

Antizelluläre Antikörper gehörten mit zu den ersten verwendeten Medikamenten, die zur GvHD-Prophylaxe eingesetzt wurden. Allerdings nehmen sie eine Zwischenstellung zwischen pharmakologischer Immunsuppression und T-Zell-Depletion ein, da sie sowohl zur Unterdrückung des Empfänger-Immunsystems, als auch gleichzeitig zur Verringerung des T-Zell-Gehaltes des Stammzelltransplantats verwendet werden (s.u.). Antikörper werden meist dann eingesetzt, wenn das Risiko für die Entwicklung einer GvHD durch die Verwendung nicht-HLA-identer Fremdspender deutlich ansteigt. Die erste verwendete Antikörpermischung, die bereits zu Beginn der achtziger Jahre zur GvHD-Prophylaxe verwendet wurde, ist das **Anti-Thymozyten-Globulin** (ATG). ATG wird nach Immunisierung von Tieren (Pferden, Kaninchen) mit menschlichen Lymphozyten gewonnen und ist ein polyklonales Immunglobulin, das gegen unterschiedliche T-Zell- sowie teilweise auch NK-Zell-Oberflächen-Antigene (Epitope) gerichtet ist. Durch Verwendung verschiedener immunogener Zellen (z.B. Lymphozytenzelllinien) entstanden verschiedene polyklonale Immunglobuline, denen aber allen eine Komplement-vermittelte lymphotoxische Wirkung gemeinsam ist. Durch Hinzunahme von ATG zur Standard CSA-MTX-GvHD-Prophylaxe bei unverwandten HLA-passenden Spendern konnte die Rate an aGvHD Grad II-IV von 51 % auf 33 % gesenkt werden, allerdings ergab sich daraus kein signifikanter Überlebensvorteil [12].

7.2. T-Zell-Depletion

Da Spender-T-Zellen des Stammzelltransplantats die Haupteffektorzellen einer GvHD sind, lag es nahe, durch Verringerung der T-Zell-Last im Stammzelltransplantat eine Verringerung der

GvHD-Rate nach SZT herbeizuführen. Verschiedene Methoden zur T-Zell-Depletion (TZD) wurden bisher angewandt (☞ Tab. 7.5). Dabei hat sich alleine die Gabe von ATG bisher als wirksame Prophylaxe hinsichtlich einer Verringerung der Inzidenz chronischer GvHD erwiesen [13].

Physikalische Methoden	• Dichtegradient-Fraktionierung • Sojabohnenlektin-Agglutination + E-Rosetten-Depletion • Gegenfluss-Zentrifugation
Immunologische Methoden	• Monoklonale Antikörper + Kaninchenkomplement • CAMPATH-1-Antikörper *in vitro* • CAMPATH-1-Antikörper *in vivo* • Cyclophosphamid post-SZT *in vivo* • ATG *in vivo* • Immunotoxine
Kombinierte physikalisch-immunologische Methoden	• CD34$^+$-Selektion • Immunomagnetische Selektion • Sojabohnen-Agglutination + monoklonale Antikörper

Tab. 7.5: Methoden zur T-Zell-Depletion.

Allerdings wurde schnell klar, dass durch T-Zell-Depletion zwar eine deutliche Verringerung der GvHD-Inzidenz erzielt werden konnte, allerdings auf Kosten von vermehrtem Transplantationsversagen (Abstoßung), häufigeren Krankheitsrezidiven und der Häufung Epstein-Barr-Virus (EBV)-assoziierter lymphoproliferativer Erkrankungen nach SZT (☞ Tab. 7.6). Dies liegt zum einen an der unselektiven Depletion notwendiger "akzessorischer Zellen", die für ein erfolgreiches Anwachsen des Transplantats ("Engraftment") benötigt werden, zum anderen an dem durch T-Zellen vermittelten "Graft-versus-Leukaemia-Effect" (GvL, Spender-gegen-Leukämie-Effekt), der durch die T-Zell-Depletion erheblich vermindert wurde. Transplantationsversagen wurde teilweise in bis zu 70 % der Fälle nach T-Zell-Depletion beschrieben, und eine Analyse von mehr als 3.000 Patienten ergab ein neunfaches Risiko für ein Transplantatversagen bei der Verwendung T-Zell-depletierter Stammzellen gegenüber nicht-depletierten Transplantaten. EBV-assoziierte lymphoproliferative Erkrankungen traten in 5-30 % der Fälle bei Patienten nach TZD-SZT auf, wohingegen derartige Erkrankungen nach konventioneller SZT eher im Bereich von 2-3 % der Fälle auftreten. Bezüglich des Risikos für Krankheitsrezidive schwanken die Angaben in Abhängigkeit von den Grunderkrankungen. Ungefähr kann man aber von einem fünf- bis sechsfach erhöhten Risiko für ein Rezidiv bei Patienten mit CML sowie von einem bis zu zweifach erhöhten Risiko bei Patienten mit akuter Leukämie ausgehen. Allerdings beziehen sich diese Aussagen primär auf HLA-identische Spender. Eine großangelegte 2005 publizierte Studie konnte diese Aussagen allerdings auch für unverwandte Patienten bestätigen: Die Kombination aus T-Zelldepletion und CSA führte im Vergleich zu T-Zellhaltigen Transplantaten und einer GvHD-Prophylaxe mit CSA und MTx zwar zu einer signifikanten Reduktion der aGvHD Grad II-IV (18 % vs. 37 %), aber bei Patienten mit CML innerhalb von drei Jahren auch zu einer vermehrten Rezidivrate (20 % vs. 7 %). Zudem kam es nach T-Zelldepletion häufiger zur CMV-Infektionen (17 % vs. 28 %) [14].

Vorteile	Nachteile
• ⇓ der Inzidenz von akuter und chronischer GvHD • ⇓ Einsatz von Immunsuppression • ⇓ hepatische und pulmonale Toxizität • ⇓ frühe transplantationsassoziierte Mortalität • ⇓ schnelleres Engraftment (fraglich) • ⇓ Kosten (fraglich)	• ⇑ Rate an Abstoßung/ Transplantatversagen • ⇓ GvL-Effekt • Verzögerte Immunrekonstitution • ⇑ Rate an EBV-assoziierten LPE * • ⇑ Rate an CMV-Reaktivierung ** • Gesamtüberleben gegenüber nicht-TZD nicht verbessert

Tab. 7.6: Vor- und Nachteile der T-Zell-Depletion (TZD). * EBV-LPE = Epstein-Barr-Virus-assoziierte lymphoproliferative Erkrankungen; ** CMV = Cytomegalie-Virus.

Im Folgenden werden die einzelnen Verfahren genauer erläutert, wobei historische Verfahren nur tabellarisch erwähnt (☞ Tab. 7.5) werden, auf Grund der Limitierung des Textumfangs dieses Buches aber nicht näher beschrieben werden können. Generell kann gesagt werden, dass es keine standardisierte Vorgehensweise zur T-Zell-Depletion gibt.

7.2.1. Physikalische T-Zell-Depletion

Viele T-Zell-Depletionsverfahren basieren auf einer **Negativselektion**, d.h., man versucht durch unterschiedliche Techniken T-Zellen zu eliminieren, um die verbliebenen Zellen anschließend zu transplantieren. Methoden, die bisher zur Anwendung kamen, sind T-Zell-Agglutination mit Lektinen sowie anschließende Rosettierung mit Hilfe von Schaf-Erythrozyten, Zellfraktionierung mit Hilfe von Dichtegradienten sowie Gegenzentrifugation. Seit Anfang der neunziger Jahre werden jedoch hauptsächlich **Positivselektion**sverfahren angewandt. Dabei werden die durch Apherese gewonnenen peripheren mononukleären Zellen mit magnetischen CD34-Partikeln inkubiert. Die $CD34^+$-Stammzellen werden anschließend durch magnetische Adsorptionssäulen selektiert und angereichert, während die $CD34^-$-T-Zellen (und andere Zellen!) ausgewaschen werden. Damit lassen sich Transplantate mit sehr hohen $CD34^+$-Zahlen herstellen, deren Mangel an T-Zellen und anderen akzessorischen Zellen, die zum Anwachsen des Transplantats notwendig wären, durch die reine Masse an Stammzellen kompensiert wird. Die sonst üblichen hohen Abstoßungsraten T-Zell-depletierter Transplantate lassen sich mit derartigen "Mega-Dosis"-Stammzelltransplantationen umgehen. Um eine pharmakologische GvHD-Prophylaxe vernachlässigen zu können, sollte die T-Zellzahl bei T-Zell depletierten Transplantaten unter 2×10^5 /kg KG liegen.

7.2.2. Immunologische T-Zell-Depletion

Wie bereits im Abschnitt 7.1.2. über pharmakologische Immunsuppression erwähnt, können immunologische Verfahren sowohl der Immunsuppression als auch der T-Zell-Depletion zugeordnet werden. Die immunologische T-Zell-Depletion beruht allgemein auf der Verwendung von Antikörpern, die gegen einzelne oder verschiedene T-

Zell-Antigene gerichtet sind. Antikörper wurden allein oder in Kombination mit Komplementsystemen zur Verstärkung des T-Zell-lysierenden Effekts benutzt. Das oben bereits beschriebene **ATG** war eines der ersten verwendeten Immunsuppressiva. Durch Gabe von ATG kurz vor oder auch während der Stammzelltransplantation kommt es nicht nur zu einer T-Zell-Verringerung des Empfängers, sondern auch des Spenders bzw. des Transplantats, da die Halbwertzeit der ATG-Präparate mitunter mehrere Tage beträgt. ATG-Fresenius®, ein Kaninchen-Antikörper gegen die T-lymphoblastische Jurkat-Zelllinie, wird vor allem zur Minderung von GvHD bei Fremdspender-SZT eingesetzt [15, 16].

Campath (von *Cam*bridge *Path*ology) bezeichnet eine weitere Gruppe von monoklonalen Antikörpern, die zur T-Zell-Depletion verwendet werden. Campath-Antikörper sind gegen das Oberflächen-Antigen CD52 gerichtet, das auf über 95 % aller Lymphozyten exprimiert wird und wohl eine Rolle bei der Zellaktivierung spielt. Da CD34$^+$-Stammzellen kein CD52 exprimieren, werden diese durch Campath nicht lysiert. Campath wirkt Antikörper-vermittelnd und Komplement-abhängig zytotoxisch gegenüber T- und B-Zellen. Der Ursprungs-Antikörper aus den siebziger Jahren ist zwischenzeitlich humanisiert worden und findet unter anderem auch Einsatz in der Therapie der chronischen lymphatischen Leukämie und anderer B-Zell-Neoplasien (Alemtuzumab®). Da Campath sowohl gegen T- als auch gegen B-Zellen gerichtet ist, scheint es nach SZT unter Verwendung von Campath nicht zu vermehrten EBV-assoziierten lymphoproliferativen Erkrankungen zu kommen. Der Effekt von Campath auf die Inzidenz von akuter GvHD ist teilweise beachtlich, einzelne Studien zeigten Raten zwischen 4 % und 11 % GvHD Grad II-IV unter Verwendung von Campath bei HLA-identischer Familienspender-SZT [17].

7.2.3. *In vitro*-T-Zell-Depletion

Die oben beschriebenen physikalischen T-Zell-Depletionsmethoden werden ausschließlich zur *in vitro*-Depletion verwendet. Dies bedeutet, dass ein Stammzelltransplantat zunächst im Labor aufbereitet werden muss, bevor es transfundiert werden kann.

7.2.4. *In vivo*-T-Zell-Depletion

Im Gegensatz dazu können Antikörper sowohl zur *in vitro*- als auch zur *in vivo*-Depletion verwendet werden. So wurde die T-Zell-Depletion mit Campath zunächst erreicht, indem man den Antikörper dem Stammzelltransplantat zugab ("in the bag"). Inzwischen wird Campath - wie auch ATG - als integrativer Bestandteil der Konditionierung vor SZT verabreicht; ähnlich wie bei ATG, ist die lange Halbwertzeit des Antikörpers für die *in vivo*-T-Zell-Depletion des Empfängers und des Spendertransplantats verantwortlich. Durch die Gabe von T-Zell-Antikörpern als Bestandteil der Konditionierung wird somit zweierlei erreicht: Ein verbessertes Anwachsen von ggf. auch HLA-nicht-identischen Stammzellen durch Immunsuppression des Empfängers sowie eine GvHD-Prophylaxe durch die T-Zell-Depletion des Stammzellpräparates. Wie eingangs erwähnt, wird damit allerdings auch Einfluss auf die Rate von Krankheitsrezidiven und Infektionen nach SZT genommen, da es durch T-Zell-Depletion zu einer verzögerten Immunrekonstitution und einem verringerten GvL-Effekt kommt. Diesem wird teilweise durch frühzeitige Spenderlymphozyteninfusionen (so genannte DLI = *donor lymphocyte infusion*) (☞ Kap. 11.) nach SZT Rechnung getragen [8-11].

7.2.5. *Selektive*-T-Zell-Depletion

Neuere Daten zeigen, dass unterschiedlich differenzierte T-Zellkompartimente (naive T-Zellen,Th1-Zellen, Th2-Zellen, Th17-Zellen) für unterschiedliche Ausprägungen der GvHD verantwortlich sind. Daher wird in aktuellen Studien versucht, einzelne T-Zellkompartimente gezielt zu depletieren oder anzureichern. So gibt es aktuelle Studien, in denen z.B. naive T-Zellen selektiv depletiert werden, durch IL-6-Antagonisierung eine Th17-Differenzierung gehemmt wird oder modulierende regulatorische T-Zellen, sogenannte T-regs z.B. durch die Gabe demethylierender Substanzen angereichert werden. Auch durch die Gabe von Cyclophosphamid nach allogener SZT kommt es zu einer selektiven Spender-T-Zelldepletion, die die Tregs auszusparen scheint [1]. Erste klinische Studien zeigen hierbei vielversprechende Ergebnisse; bis zur breiten Anwendung wird aber noch einige Zeit vergehen.

Andere Strategien beruhen auf der Integration so genannter Suizid-Gene in Spender-T-Zellen, die nach Transplantation durch Gabe bestimmter Medikamente im Falle des Auftretens von GvHD-Symptomen angeschaltet werden. Hierdurch soll eine selektivere GvHD-Prävention/-Therapie gelingen. Allerdings sind diese Forschungsansätze noch nicht über das Stadium des klinischen Einsatzes innerhalb von Forschungsprotokollen hinausgekommen.

7.3. Chronische Graft-versus-Host Disease (cGvHD)

Traditionell wurden die aGvHD und die cGvHD als Reaktionen definiert, die vor Tag 100 bzw. nach Tag 100 nach SZT auftraten. Diese Unterscheidung wurde inzwischen aufgegeben (☞ Tab. 7.1)

Die Inzidenz der cGvHD beträgt 50-60 %, abhängig von Risikofaktoren wie:

- Auftreten einer akuten GvHD
- Fremdspendertransplantation
- HLA-Mismatch
- Alter
- Zelldosis
- GvHD-Prophylaxe

Die chronische GvHD kann sich klinisch mit Autoimmun-Phänomenen präsentieren. Die Histologie ist vielfältig: An der Haut Hyperkeratosen, epidermale Hypertrophien, lichinoide Reaktionen, ferner interlobuläre Hepatitis, chronische persistierende Hepatitis, Fibrose der Submukosa des Gastrointestinaltraktes, Sklerose und Hyalinisierung der kleinen Gefäße und einer Bronchiolitis obliterans (Zerstörung der kleinen Atemwege) der Lunge.

Die Hauptbehandlung der chronischen GvHD besteht aus Kortikosteroiden. Die Kombination von Ciclosporin A und Prednison ist einer alleinigen Prednison-Gabe unterlegen. Weitere Ansätze und Medikamente, die zum Einsatz kommen, sind extrakorporale Photopherese, Thalidomid, Mycophenolatmofetil, Sirolimus und Everolimus, Rituximab und andere, wobei die Daten zur erfolgreichen und letztlich einstellbaren Therapie der chronischen GvHD nach wie vor ernüchternd sind [12].

Patienten mit cGvHD und Thrombozytenwerten > 100 x 10^9/l haben ein Fünf-Jahres-Überleben von 80 %, bei Thrombozytenwerten < 100 x 10^9/l ein Fünf-Jahres-Überleben von 30-40 %.

Literatur

1. Markey KA, MacDonald KPA and Hill GR: The biology of graft-versus-host disease: experimental systems instructing clinical practice Blood 2014; 124(3): 354-362

2. Filipovich AH, Weisdorf D, Pavletic S, et al.: National Institutes of Health consensus development project on criteria for clinical trials in chronic graft-versus-host disease: I. Diagnosis and staging working group report. Biol Blood Marrow Transplant. 2005;11(12):945-56.

3. Ferrara JL, Levine JE, Reddy P, Holler E. Graft-versus-host disease. Lancet. 2009;373(9674):1550-61.

4. Cutler C & Antin JH: Manifestations and Treatment of Acute Graft-versus-Host Disease. In: Appelbaum FR, Forman SJ, Negrin RS, Blume (eds): Thomas' Hematopoietic Cell Transplantation. Wiley-Blackwell 2009, 1287-1324.

5. Ruutu T, Gratwohl A, de Witte T et al., Prophylaxis and treatment of GVHD: EBMT-ELN working group recommendations for astandardized practice.Bone Marrow Transplant. 2014 Feb;49:168-73.

6. Hahn T, McCarthy PL Jr, Zhang MJ, et al.: Risk factors for acute graft-versus-host disease after human leukocyte antigen-identical sibling transplants for adults with leukemia. J Clin Oncol. 2008;26(35):5728-34.

7. Kekre N and Antin JH, Hematopoietic stem cell transplantation donor sources in the 21stcentury: choosing the ideal donor when a perfect match does not exist. Blood 2014; 124: 334-343

8. Chao NJ & Sullivan KM: Pharmacoligic prevention of Graft-Versus-Host Disease. In: Appelbaum FR, Forman SJ, Negrin RS, Blume (eds): Thomas' Hematopoietic Cell Transplantation. Wiley-Blackwell 2009, 1257-1286

9. Wolff D, Steiner B, Hildebrandt G, et al.: Pharmaceutical and cellular strategies in prophylaxis and treatment of graft-versus-host disease. Curr Pharm Des. 2009;15(17): 1974-97.

10. Sorror ML, Leisenring W, Deeg HJ, et al.: Twenty-year follow-up in patients with aplastic anemia given marrow grafts from HLA-identical siblings and randomized to receive methotrexate/cyclosporine or methotrexate alone for prevention of graft-versus-host disease. Biol Blood Marrow Transplant. 2005;11(7):567-8.

11. Cutler C, Antin JH. Sirolimus immunosuppression for graft-versus-host disease prophylaxis and therapy: an update. Curr Opin Hematol. 2010;17(6):500-4.

12. Finke J, Bethge WA, Schmoor C, et al.; ATG-Fresenius Trial Group. Standard graft-versus-host disea-

se prophylaxis with or without anti-T-cell globulin in haematopoietic cell transplantation from matched unrelated donors: a randomised, open-label, multicentre phase 3 trial. Lancet Oncol. 2009;10(9):855-64.

13. Wagner JE, Thompson JS, Carter SL, Kernan NA; Unrelated Donor Marrow Transplantation Trial. Effect of graft-versus-host disease prophylaxis on 3-year disease-free survival in recipients of unrelated donor bone marrow (T-cell Depletion Trial): a multi-centre, randomised phase II-III trial. Lancet. 2005;366(9487):733-41.

14. Socié G and Ritz J; Current issues in chronic graft-versus-host disease. Blood 2014; 124: 374-384

15. Zander AR, Zabelina T, Kröger N, et al.: Use of a five-agent GVHD prevention regimen in recipients of unrelated donor marrow. Bone Marrow Transplantation 1999; 23: 889-93.

16. Eiermann TH, Lambrecht P, Zander AR: Monitoring anti-thymocyte globulin (ATG) in bone marrow recipients. Bone Marrow Transplantation 1999; 23: 779-81.

17. Hale G: Alemtuzumab in stem cell transplantation, Medical Oncology 2002; 19 (Suppl): 33-47.

8. Komplikationen nach allogener Stammzelltransplantation

8.1. Abstoßung des Transplantats (Graft failure)

Das Leukozytenengraftment nach Konditionierung und folgender allogener Stammzelltransplantation ist definiert als das Auftreten von absoluten Neutrophilen $> 0,5 \times 10^9$/l an drei aufeinanderfolgenden Tagen. Es erfolgt innerhalb der ersten 28 Tagen nach Transplantation, häufig schon nach 12 bis 16 Tagen. Das primäre Graft failure ist definiert als das Ausbleiben des Leukozytenengraftments innerhalb der ersten 28 Tage nach Transplantation bei gleichzeitig vorhandenem hypozellulären Knochenmark.

Im Gegensatz zu dem primären Graft-Versagen versteht man unter *spätem* bzw. *sekundärem* Graft-Versagen bei nach bereits erfolgtem Engraftment einen späteren Abfall der Neutrophilen auf $< 0,5 \times 10^9$/l für mindestens drei aufeinanderfolgende Tage. Auch in diesem Fall findet man eine ausgeprägte Hypo- bis Azellularität des Knochenmarks.

Insgesamt ist die Komplikation des Graft-Versagens relativ selten (deutlich $< 5\ \%$).

Mögliche Gründe für ein Graft failure:

- Diagnose
  - Nicht-maligne Erkrankungen
  - Myeloproliferative Syndrome (+ Splenomegalie)
- Konditionierung
  - Dosisreduzierte Konditionierung
  - Nicht-myeloablative Konditionierung
- Stammzellquelle
  - Nabelschnurblut
- HLA- und ABO- Mismatch
- Zahl der transplantierten CD34+Zellen
  - Zahl der nuklearen Zellen $< 2,5 \times 10^8$/kgKg
  - Zahl der CD34+Zellen $< 3 \times 10^6$/kgKG
- Immunsuppression
  - ex vivo T-Zell-Depletion
  - Ciclsoporin A + Prednisolon
- Krankheitstatus (z.B. Therapierefraktärität)
- Vorangegangene Transfusionen

- Akute oder chronische Graft-versus-Host-Reaktion
- Virale Infekte (z.B. Cytomegalievirus, HHV-6, HHV-8, Parvovirus)

Ein sekundäres Graft failure tritt meistens nach schweren Infektionskrankheiten oder schwerer Graft-versus-Host-Erkrankung auf und kann heute durch regelmäßige Chimärismus-Analysen frühzeitig erkannt werden (☞ auch Kap. 9.). Bei beginnendem sekundärem Graft-Versagen und erhaltenem kompletten Chimärismus kann durch eine weitere Infusion von Stammzellen das weitere Graft-Versagen verhindert werden. Bei stark abfallendem Chimärismus kann durch eine Donor-T-Zell-Gabe versucht werden das Graft failure zu verhindern.

Durch eine sorgsame Spenderauswahl, eine optimale Konditionierungschemotherapie, der Transplantation einer ausreichenden Zellzahl und durch regelmäßige Bestimmung des Chimärismus kann das Risiko für das Auftreten eines Graft failures vermindert werden. Im Falle eines Risikos sollten die Optionen, wie die Inkorporation von ATG oder die Sammlung eines autologen Back-up bei Fremdspendern erwogen werden [1-5].

Literatur

1. Olsson R, Remberger M, Schaffer M, et al.: Graft failure in the modern era of allogeneic hematopoietic SCT. Bone Marrow Transplantation 2013; 48: 537 - 543

2. Anasetti C, Amos D, Beatty PG, et al.: Effect of HLA compatibility on engraftment of bone marrow transplants in patients with leukemia or lymphoma. N Engl J Med 1989; 320 (4): 197-204.

3. Champlin RE, Horowitz MM, van Bekkum DW, et al.: Graft failure following bone marrow transplantation for severe aplastic anemia: Risk factors and treatment results. Blood 1989; 73 (2): 606-613.

4. Hansen JA, Gooley TA, Martin PJ et al. Bone marrow transplants from unrelated donors for patients with chronic myeolid leukemia. N Engl J Med 1998; 338: 962-8

5. Lowsky R, Messner H: Mechanisms and Treatment of Graft Failure. In Thomas`Hematopoietic Cell Transplantation: Stem Cell Transplantation 4th Edition. Edi-

ted by F.R. Appelbaum, S.J. Forman, R.S. Negrin and K.G. Blume 2004 Blackwell Publishing

8.2. Das 3-Phasen-Modell der Pathophysiologie immunologischer und assoziierter Komplikationen

Bei der allogenen Stammzelltransplantation (SZT) lassen sich pathophysiologisch mehrere Phasen der Schädigung definieren, die nach neueren Erkenntnissen eng miteinander verzahnt sind und sich wechselseitig im Sinne einer Potenzierung beeinflussen [1, 2]: So führt die Konditionierung mit Ganzkörperbestrahlung, aber auch hochdosiert eingesetzten Zytostatika einerseits zur direkten apoptotischen Epithelzellschädigung mit konsekutiver Mukositis im Bereich von Mundschleimhaut, Gastrointestinaltrakt und anderen Epithelien, andererseits aber auch zur unspezifischen inflammatorischen Aktivierung von Makrophagen und Antigen-präsentierenden Zellen (APC) (= so genannte *konditionierungsassoziierte Inflammation*). Die zentrale Rolle von APC in der Initiation der akuten GvHD wurde in mehreren Modellen gezeigt, in denen lediglich die APCs, nicht jedoch die Epithelzellen die jeweils differenten Histokompatibilitäts-Antigene präsentierten und ausschließlich die HLA-Differenz der APCs für die Spender-Zellaktivierung verantwortlich war [3]: Durch die Translokation von Endo- und anderen bakteriellen Toxinen über die geschädigten Schleimhautbarrieren werden diese Inflammation, aber auch der apoptotische Zellschaden massiv verstärkt. In den letzten Jahren wurde deutlich, dass die Aktivierung von APCs durch diese Signale über ein komplexes System vom Pathogen-Recognition Rezeptoren (PRRs) erfolgt, zu den Toll-Like Rezeptoren (TLRs), aber auch vielfältige intrazytoplasmatische Systeme wie die NOD-like Rezeptoren gehören [4]. Über diese Rezeptorsysteme werden sowohl virale als auch bakterielle Aktivierung gesteuert, und neuere Arbeiten belegen eindeutig, dass diese Aktivierung auch organspezifisch erfolgen kann [5].

Eine weitere Modifizierung erhält diese Modell durch die aktuelle Mikrobiomforschung: Epitheliale Gewebe wie Haut, Darm, Lunge und indirekt auch die Leber sind Grenzflächen, an denen die Auseinandersetzung und Interaktion mit multi-plen protektiven (commensalen) und pathogenen bakteriellen Spezies erfolgt, die als Microbiota zusammengefasst werden. In einer komplexen Interaktion von antibakteriellen Peptiden, unspezifischen Immunzellen, APCs, NKT- und regulatorischen T-Zellen (s.u.) wird physiologischerweise eine friedliche Koexistenz von Mikrobiota, Epithelgewebe und epithelialem Immunsystem aufrechterhalten. Neue Methoden der Mikrobiomanalyse mit 16s RNA-Sequenzierung erlaubten in den letzten Jahren eine exakte Charakterisierung der epithelialen Mikrobiota und identifizierten eine Dysbiose, gekennzeichnet durch einen Verlust der tolerogenen Diversität, als ein wesentliches Merkmal zahlreicher inflammatorischer intestinaler Erkrankungen, aber auch systemischer Erkrankungen wie Asthma, Diabetes und anderer Stoffwechselstörungen. Aktuelle Untersuchungen des Mikrobioms im Verlauf der allogenen Stammzelltransplantation zeigen, dass die Konditionierungsschäden, aber auch der Einsatz von Breitspektrumantibiotika in der neutropenen Phase zu einem massiven Diversitätsverlust führen, der eine hohe prognostische Bedeutung nach allogener SZT hat [6]. So stellen die Mikrobiota einerseits die Quelle der multiplen Liganden von PRRs dar, der Verlust der Diversität andererseits einen bisher nicht beachteten Faktor, der die Wiederherstellung der epithelialen Immunregulation und Toleranz beeinträchtig (Zusammenfassung in [7]).

Neu, und in ihrer Tragweite noch schwer einzuordnen, sind aktuelle Befunde, die in der Hierarchie der geschädigten Zellpopulationen den mikrovaskulären Endothelschaden durch Konditionierung als Hauptursache des Epithelzelluntergangs z.B. am Darm identifizierten [8].

Werden nun in diese aktivierte bzw. dysregulierte Umgebung allogene Stammzellen und immunkompetente Spenderlymphozyten transplantiert, so ist bei entsprechender Differenz in den HLA-minor-Antigenen [9] oder bei major HLA-Differenz eine verstärkte Aktivierung und *Expansion der empfängerreaktiven T-Zellen* möglich, die schließlich zur Manifestation der akuten GvHD führt: Die für die Diagnose der akuten GvHD bei Glucksberg [10] definierte untere Zeitgrenze von 21 Tagen nach Transplantation beruht dabei auf dem klinischen Verlauf der GvHD nach Gabe von Knochenmark unter einer klassischen Prophylaxe mit Methotrexat, die mit einer protrahierten Regeneration der Hämatopoese einhergeht. Unter neueren Immunsuppressiva und unter Einsatz von Blutstammzellen mit gleichzeitig wesentlich höherer T-Zellzahl ist die Kinetik der T-Zell-Expansion und der akuten GvHD verändert, so dass die GvHD auch früher auftreten kann. Ohnehin sprechen die Assoziationen von Darmschädigung und bakterieller Translokation im Tiermodell mit der GvHD und die klinisch häufig um den Tag 5-10 nach Transplantation auftretenden und mit der GvHD assoziierten Akutphase-Reaktionen dafür, dass die zentrale T-Zell-Expansion und -aktivierung wesentlich früher beginnen. Große Bedeutung in der Pathophysiologie der GvHD wird derzeit einer T-Zell-Population, die etwa 1 bis 2 % der Spender-T-Zellen ausmacht, zugeschrieben, den regulatorischen T-Zellen, vor allem den natürlichen CD4/CD25-positiven T regs. Sie sind bei jeder spezifischen Immunantwort für die Limitierung der T-Zell-Reaktion verantwortlich, und ihr Gehalt im Transplantat sowie in Organbiopsien scheint invers mit der Ausprägung der GvHD korreliert zu sein. In Mausexperimenten [11] und in ersten klinischen Studien [12] ist der Zusatz von Tregs in der Lage, die GvHD unter Aufrechterhaltung der GvL Effekte zu dämpfen. Inwieweit die Tatsache, dass viele der epithelialen Tregs gegen bakterielle Antigene gerichtet sind und damit der Aufrechterhaltung der Toleranz gegen Mikrobiota dienen, direkt die Inflammation in den Zielorganen beeinflusst, ist Gegenstand aktueller Untersuchungen, jedoch sehr wahrscheinlich [7]. So könnte sich z.B. die nach DLI auftretende intestinale GvHD sehr gut dadurch erklären, dass trotz Fehlen eines Konditionierungsschadens das Verhältnis tolerogener Tregs zu alloreaktiven Zellen verschoben wird und die Epithelzellschädigung zu einer massiven Immundysregulation im Rahmen der Auseinandersetzung mit den Mikrobiota führt.

An den Zielorganen der GvHD manifestiert sich diese dann histologisch als apoptotischer Epithelzellschaden, wobei häufig in der Nähe der apoptotischen Zellen aktivierte Lymphozyten und Makrophagen erkennbar sind: Neben den direkten zytotoxischen Mechanismen aktivierter Lymphozyten wie Perforin und Granzymen spielen inflammatorische Zytokine wie TNF-α, IL-1 und die FasL/Fas-Interaktion eine wichtige Rolle in der akuten GvHD. Unterschiedliche Organmanifestationen erklären sich zum Teil aus der differentiel-

len Empfindlichkeit einzelner Organe gegenüber diesen Mediatoren (z.B. TNF-α und Darm, FasL und Leber) und das Ausmaß der Stimulation durch mikrobielle Liganden [13]. Berücksichtigt man die Interaktionen von Konditionierungsschäden, LPS und eigentlicher Alloreaktion, so werden umgekehrt auch die berichteten veränderten und in der Regel verzögerten Kinetiken der akuten GvHD nach dosisreduzierter Konditionierung oder Gabe von Spenderlymphozyten verständlich, wie sie auch in einer aktuellen matched-pair-Analyse aus Seattle eindrucksvoll gezeigt wurden. Diese Variabilität in der Kinetik der Pathophysiologie der akuten GvHD bedeutet aber auch umgekehrt, dass die in der ursprünglichen Definition gewählte Grenze von 100 Tagen für die Unterscheidung zur chronischen GvHD sehr arbiträr ist. Der kürzlich abgeschlossene NIH-Konsensusprozess hat diese pathophysiologischen Zusammenhänge berücksichtigt und deshalb neben der klassischen akuten GvHD die verzögerte akute GvHD, die nach Tag 100 und bei Spenderlymphozytengabe jederzeit auftreten kann, sowie das sog. Overlap-Syndrom zwischen akuter und chronischer GvHD eingeführt, in dem Manifestationen beider Formen der GvHD gleichzeitig präsent sind [14] (☞ Abb. 8.1).

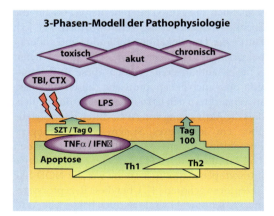

Abb. 8.1: 3-Phasen-Modell der Pathophysiologie transplantationsassoziierter Komplikationen. TBI = Ganzkörperbestrahlung (Total body irradiation), CTX = Chemotherapie.

Pathophysiologisch kommen bei der *chronischen GvHD* zwei Konzepte zum Tragen: Eine Aktivierung der neu gebildeten Lymphozyten des Transplantats jetzt durch von Spender-APCs präsentierte "Auto"-Antigene, aber auch ein Shift der Reaktion persistierender host-reaktiver T-Lymphozyten von der Th1-Reaktion der akuten GvHD zu einer Bildung von Th2-Zytokinen und konsekutiver hyperproliferativer Reaktion. Ebenso kommt bei der chronischen GvHD sowohl durch den TH2-Shift als auch durch die B-Zell-Rekonstitution der B-Zell Aktivierung mit konsekutiver Bildung von Autoantikörpern eine zunehmende Rolle zu. Inwieweit die jeweiligen pathophysiologischen Komponenten zu klinischen Krankheitsbildern wie z.B. der Pseudosklerodermie als Manifestation der chronischen GvHD beitragen, ist aber derzeit am Patienten noch unzureichend untersucht.

Wichtig für alle Organkomplikationen nach allogener SZT ist, dass sie in diese immunologischen Reaktionsmuster eingebettet sind und, je nach Empfindlichkeit des Organs, unterschiedliche Mechanismen der Schädigung in den Vordergrund treten. Die potenzierende Wirkung der beteiligten Mechanismen erklärt aber auch, warum Komplikationen nach SZT häufig wesentlich rascher und fulminanter verlaufen als bei nicht-transplantierten Patienten (z.B. idiopathische Pneumonien oder das Sepsis-Syndrom).

8.2.1. Akute Komplikationen

8.2.1.1. Akuttoxizität (Konditionierungs- und aplastische Phase)

Im Verlauf der *Konditionierung* können zunächst klassische, mit der Hochdosischemo- und Strahlentherapie assoziierte Nebenwirkungen und Schäden auftreten: Neben Übelkeit und Emesis sind dies strahleninduzierte Irritationen der Speicheldrüsen mit Hyperamylasämie sowie gelegentliche Fieberreaktionen und Hauterytheme. Hinzu kommen medikamentenspezifische Nebenwirkungen wie Diarrhöen, inappropriate ADH-Sekretion mit Flüssigkeitsretention und die Frühzystitis durch hochdosierte Cyclophosphamid-Gabe. Werden polyklonale oder auch monoklonale Antikörper gegen T-Lymphozyten (z.B. ATG oder MabCampath) im Anschluss an die Konditionierung zur Depletion von Empfänger- und Spender-T-Lymphozyten im Sinne einer Serotherapie (*in vivo*-T-Zell-Depletion) eingesetzt, so stellen sich häufig am ersten Tag innerhalb weniger Stunden so genannte *First Dosis-Reaktionen* mit Fieber,

Schüttelfrost, gelegentlich auch Atemnot und Bronchospasmus, ein, die auf einem Zytokin-Release-Syndrom (TNF-α-Freisetzung) zerfallender bzw. primär aktivierter Lymphozyten beruhen. Prophylaktische Gaben hochdosierter Steroide sowie die protrahierte Gabe der Antikörper über 8-12 Stunden helfen, diese Nebenwirkungen zu reduzieren. Mit dem Beginn von Ciclosporin oder Tacrolimus zur GvHD-Prophylaxe können Flüssigkeitsretention, manifeste Nierenschäden, die Entwicklung von Hypertonus und Hyperbilirubinämien als direkte Toxizität der Calcineurin-Inhibitoren beobachtet werden. Bei klassischer Konditionierung beginnen meist um bzw. kurz nach dem Transplantationstag die schwere Neutropenie und die konsekutive *Mukositis* von Mund-, Rachen- und Darmschleimhaut, die ab dem Grad 3 (multiple Ulzerationen) den Einsatz parenteraler Ernährung und die frühzeitige Gabe von Opioiden erfordern: Nur auf diese Weise können die bei Mukositis essentielle regelmäßige Schleimhautpflege mit Entfernung von Debris und Krusten durch Mundspülungen und aktive Mundpflege für die Infektionsprophylaxe zur Darmkontamination und die Pilzprophylaxe in dieser sensiblen Phase aufrechterhalten werden. Ebenso ist die Aufrechterhaltung einer (wenn auch häufig reduzierten) oralen Nahrungszufuhr für die Integrität des Darms von Bedeutung. Inwieweit konsequente Dekontamination und orale Ernährung (und evtl. zusätzliche Mukosaprotektion) nicht nur zur Infektionsprophylaxe, sondern auch zur Reduktion der späteren Darm-GvHD beitragen, ist bis heute klinisch nicht eindeutig belegt, auf Grund tierexperimenteller Ergebnisse und der neuen Erkenntnisse zur organspezifischen Aktivierung von APCs über PRRs sehr wahrscheinlich. Die aktuellen Untersuchungen zur Bedeutung des Mikrobioms und zur nur partiellen Effektivität der gegenwärtigen Dekontaminationsstrategien lassen allerdings die Frage aufkommen, ob es nicht auch sinnvoll sein könnte, auf die Aufrechterhaltung eines protektiven Mikrobioms abzuzielen.

Die Mukositis wird bei klassischer GvHD-Prophylaxe mit Methotrexat häufig verstärkt, weshalb in vielen Zentren, allerdings wenig standardisiert, lokal (Mundspülungen) oder systemisch ab der zweiten oder dritten Gabe als Antidot Leukovorin® appliziert wird. Als neuer Ansatz zur Mukositisreduktion steht heute die Gabe von Palifermin, dem Keratinozyten-Growth-Faktor zur Verfügung, die allerdings in der allogenen Stammzelltransplantation keinen eindeutigen Vorteil gebracht hat. Parallel zur Mukositis (und der konsekutiven Translokation von bakteriellen Toxinen) zeigt sich meist ein Anstieg der Entzündungsparameter wie des CRP, der in die verschiedenen infektiologischen Komplikationen vom Fieber unbekannten Ursprungs (FUO) bis zur schweren septischen oder pneumonischen Komplikation münden kann (☞ Kap. 8.3.). In dieser Phase können sich auch unterschiedliche Formen der *Leberschädigung* manifestieren: Die septische Hepatopathie geht häufig mit reversibler Cholestase ohne wesentlichen Funktionsverlust einher, während die *veno-occlusive disease* (VOD) Ausdruck einer Hepatozytenschädigung infolge eines partiellen bis weitgehenden thrombotischen Verschlusses der kleinen Lebervenen ist und in ihrer schweren Form (Inzidenz circa 3-5 %) häufig letal verläuft [15, 16]: Histologisch ist die Manifestation der VOD äußerst variabel, so dass alternativ auch der Begriff des Syndroms der sinusoidalen Obstruktion (SOS) eingeführt wurde. Da die histologische Sicherung dieser Komplikation aber bei gleichzeitiger schwerer Thrombopenie mit hohem Risiko behaftet ist, werden in der Regel klinische Kriterien für die Diagnose einer VOD herangezogen: Hierzu gehören, neben dem Ikterus, Leberdruckschmerz, neu auftretende Gewichtszunahme, Ausbildung von Aszites und als indirektes, klinisch aber hilfreiches Zeichen der plötzlich vermehrte Umsatz von Thrombozyten mit inadäquatem Anstieg der Thrombozyten nach Substitution. In unseren Händen, wie auch bei einigen anderen Untersuchern, hat sich die Bestimmung des Plasminogen-Activator-Inhibitor-Typs als Indikator einer Endothelzellschädigung bei dieser Komplikation als sensitiver Marker bewährt, während die Duplex-Sonographie v.a. in der Frühphase weniger sensitiv ist. In der Pathogenese der VOD wurde lange Zeit die ausschließliche Endothel- und Hepatozytenschädigung durch Zytostatika wie Busulfan und Cyclophosphamid favorisiert; heute gilt es aber als wahrscheinlich, dass weitere Schritte wie die Kupffer-Zellaktivierung mit Zytokinfreisetzung durch Endotoxine beteiligt sind. Prophylaktisch und therapeutisch werden Heparine in niedriger Dosierung und Urso-deoxycholsäure eingesetzt: Unter den spezifischen Therapeutika ist

die Gabe von hochdosierten Prostaglandinen immer wieder als erfolgreich berichtet worden, allerdings nur in einer älteren randomisierten Studie belegt. Der Einsatz von rTPA zur spezifischen Lyse war mit einer hohen letalen Blutungsrate behaftet, während das profibrinolytische Defibrotid (Defitelio®) mit einer Ansprechrate von etwa 45 % bei schwerer VOD und geringen Blutungskomplikationen als derzeit effektivste Substanz gilt. Der prophylaktische Einsatz hat in einer pädiatrischen Studie nicht nur die Inzidenz der VOD, sondern darüberhinaus auch die GvHD Wahrscheinlichkeit reduziert [17]. Eine mehr systemische, dennoch in ihrer Pathophysiologie der VOD verwandte Form der Endothelschädigung ist das generalisierte *Capillary Leakage-Syndrome*, das erstmals bei HLA-differenter Transplantation unter Ciclosporin beschrieben wurde und heute häufig im Zusammenhang mit dem Engraftment und fulminanter GvHD, manchmal auch betont mit Flüssigkeitseinlagerung in der Lunge und rasch eintretender respiratorischer Insuffizienz beobachtet wird. Während bei Kindern eine Assoziation mit einem erworbenen und dann auch therapeutisch spezifisch angehbaren C1q-Esterase-Inhibitor-Mangel berichtet wird, sprechen andere Patienten rasch auf eine hochdosierte Gabe von Kortikosteroiden an. Viele der Akuttoxizitäten der Stammzelltransplantation lassen sich mit der von Bearman modifizierten Toxizitätsskala dokumentieren [18].

8.2.1.2. Akute GvHD

8.2.1.2.1. Klinische Gradeinteilung und Diagnostik

Die wichtigsten *Zielorgane* der GvHD sind, neben der Hämatopoese und dem Immunsystem, Haut, Darm und Leber. In der Regel manifestieren sich die klinischen Symptome in typischer Sequenz und beginnen mit einem lokal, häufig auf lichtexponierte Areale begrenzten Exanthem, das innerhalb weniger Tage zunimmt. Häufig treten dann Allgemeinsymptome wie Fieber und Krankheitsgefühl sowie rasch zunehmende, großvolumige Diarrhöen und Zeichen der Cholestase mit Bilirubinanstieg auf. Histologisch liegt allen Symptomen eine charakteristische *apoptotische Epithelzellschädigung* (Keratinozyten-, Darm- und Gallengangsepithel) mit einwandernden Lymphozyten und inflammatorischen Zellen zugrunde, wobei das zelluläre Infiltrat erheblich variieren kann.

Stadium	Haut	Darm	Leber
0	Kein Exanthem	Diarrhöen < 0,5 l	Bilirubin < 2 mg/dl
1	Exanthem bis 25 % der Körperoberfläche	Diarrhöen 0,5-1,0 l	Bilirubin 2-3 mg/dl
2	Exanthem 25-50 %	Diarrhöen 1,0-1,5 l	Bilirubin 3-6 mg/dl
3	Generalisiertes Exanthem	Diarrhöen > 1,5 l	Bilirubin 6-15 mg/dl
4	Hautablösung und Blasenbildung	Zusätzlich Koliken, Ileus und Blutungen	Bilirubin > 15 mg/dl

Tab. 8.1: Organstadien der akuten GvHD nach Glucksberg.

Grad	Haut	Darm	Leber	Einschränkung des Allgemeinzustands
I (leicht)	1-2	0	0	Keine
II (mäßig)	1-3	1	1	Leicht*
III (schwer)	2-3	2-3	2-3	Mäßig*
IV (lebensbedrohlich)	2-4	2-4	2-4	Deutlich

Tab. 8.2: Gesamt-Grad der akuten GvHD nach Glucksberg. * Das Auftreten eines Merkmals an Darm oder Leber reicht aus, um den jeweiligen Gesamtgrad zu ergeben.

Kommt es durch massive Epithelzellapoptose zur Epithelzellablösung, so treten die schweren Manifestationen mit Blasenbildung an der Haut sowie Schleimhautdenudation und Blutungen am Darm auf. Aus dem Ausmaß der Schädigung einzelner Organe wird ein Organstadium definiert, aus der Kombination der *Gesamtschweregrad der GvHD* festgelegt. Diese bereits 1974 von Glucksberg festgelegte Gradeinteilung der GvHD [10] (☞ Tab. 8.1) hat bis heute festen Bestand, allerdings einige Schwächen. Da das Ausmaß der Hautschädigung bei größerer Ausdehnung nicht immer einen höheren Grad impliziert, prognostisch aber eher ungünstig erschien, wurde als alternatives Grading-System der IBMTR-Severity-Index (nach [19]) mit den Graden 0 und A-D entworfen, der sich in der klinischen Praxis aber nicht einheitlich durchgesetzt hat (☞ Tab. 8.1 bis 8.3).

Haut	Darm/Leber	Grad
0	0	0
1	0	A
2	0	B
0-2	1	
0-2	2	
3	0-1	C
3	2	
0-3	3	
jedes Stadium	4	D

Tab. 8.3: IBMTR-Severity-Index der akuten GvHD.

Problematischer als die Wahl des optimalen Gradeinteilungssystems ist im klinischen Alltag aber die Tatsache, dass mit beiden Systemen bestimmte Manifestationen der akuten GvHD nur unzureichend erfasst werden: So wurden in letzter Zeit nach dosisreduzierter Konditionierung und vor allem Spenderlymphozytengabe Hepatitis-ähnliche Bilder der Leber-GvHD ohne wesentliche Cholestase berichtet und histologisch dokumentiert. Dosisreduzierte Regime führen auch häufiger als die intensiven Konditionierungsschemata zu dissoziierten Organmanifestationen der GvHD (z.B. Darm-GvHD ohne Haut- und Leber-GvHD). Das Problem der zeitlichen Zuordnung der GvHD (frühes Auftreten ab Tag 8 bis 10 und spätes Auftreten nach Tag 100 bei dosisreduzierter Konditionierung) wurde schon angesprochen, ebenso eignen sich die verfügbaren Gradeinteilungssysteme schlecht für die Beschreibung des Abklingens der GvHD.

Große Probleme bereiten häufig die eindeutige Abgrenzung und *Differentialdiagnose* des klinischen Bilds der akuten GvHD (☞ Tab. 8.4) gegenüber einerseits toxischen Veränderungen (z.B. an Haut und Leber) und andererseits virusbedingten Erkrankungen (Hautexantheme durch HHV6, Parvovirus B19; Adeno-, CMV- und HHV6-Enteritis, virale Hepatitis). Hier ist einerseits die gleichzeitige Durchführung sensitiver virologischer Analysen, in der Regel PCR-basiert, erforderlich, ebenso ist die invasive Diagnostik mit Histologiegewinnung und Virusanalyse aus dem Biopsat häufig, wenn auch nicht immer wegweisend. Gerade bei Darm- und Leber-GvHD ergeben sich aber bei gleichzeitiger Thrombopenie und Blutungsneigung Kontraindikationen zur Biopsie, so dass die Diagnose klinisch aus der Symptom- und Organkombination oder aus indirekten Parametern (Darmsonographie) gestellt werden muss und bei gleichzeitigem systemischen Virusnachweis vom Vorliegen von GvHD und Viruserkrankung ausgegangen werden muss. Die Wertigkeit routinemäßiger Hautbiopsien für die Diagnostik- und Verlaufsbeurteilung der GvHD ist relativ gering, da nur ein geringer Teil der Biopsien in kontrollierten Studien zu einer Modifikation der Therapie geführt hat. Neue Optionen könnten hier in Zukunft organspezifische Biomarker, wie das für Darm-GvHD charakteristische Reg3a [20] bzw. das hautspezifische Elafin [21], darstellen, allerdings müssen weitere prospektive Studien abgewartet werden.

Haut-exanthem	• Arzneimittelinduziertes Exanthem • Virusassoziierte Exantheme (HHV6, Parvovirus B19 und typische exanthematöse Viruserkrankungen)
Bilirubin-anstieg	• Medikamenteninduzierte Cholestase • Cholestase bei schwerer Infektion/Sepsis • Extrahepatische Abflussstörungen • Bei Überwiegen der Transaminasen: Virushepatitiden inkl. Adenoviren, CMV, HHV6 und andere Herpesviren • VOD
Schwere Diarrhöen	• Viruserkrankungen: Rotaviren, Enteroviren (u.a. Norovirus), Adenovirusinfektionen • Clostridium difficile Infektion

Tab. 8.4: Häufigste Differentialdiagnosen der akuten GvHD.

8.2.1.2.2. Primär- und Sekundärtherapie der akuten GvHD

Sowohl die ASBMT als auch die EBMT haben in den letzten Jahren sehr gute Übersichten zur gegenwärtigen GvHD-Therapie erstellt [22,23]: Eine progrediente oder über mehrere Tage persistierende GvHD stellt in der Regel die Indikation zur Einleitung einer immunsuppressiven *Therapie* unter Fortführung der jeweiligen Basisimmunsuppression mit Ciclosporin oder FK506 dar. Wichtig ist zunächst, dass adäquate Spiegel dieser Medikamente vorliegen, so dass bei Auftreten der GvHD in der Reduktionsphase manchmal die Dosiserhöhung, bei Darm-GvHD wegen der schlechten Resorption die erneute Umstellung von oraler auf intravenöse Applikation bereits ein erster therapeutischer Schritt sein kann. Als Therapie der Wahl zur *Primärtherapie* der GvHD hat sich bis heute die Gabe von (*Methyl-*)*Prednisolon* auf Grund seiner direkten Apoptose-induzierenden Wirkung in Lymphozyten und der breiten antiinflammatorischen, die Zytokinproduktion hemmenden Wirkung erwiesen, der empfohlene Dosisbereich liegt bei 2-4 mg pro Kilogramm Körpergewicht, wobei Schemata bis 10 mg pro Kilogramm Körpergewicht als Initialdosis üblich sind. Die Initialdosis wird bis zum Ansprechen der Symptome beibehalten und dann, je nach Zentrum, unterschiedlich rasch reduziert; sehr lange hochdosierte Gaben von Dosen > 1 mg pro Kilogramm Körpergewicht verbesserten in randomisierten Studien die Prognose nicht. Eine wichtige neue Studie zeigte, dass durch die Zugabe vorwiegend intestinal wirksamer Steroide wie Beclomethason nicht nur die systemische Steroidgabe eingespart werden, sondern auch das Langzeitüberleben verbessert werden konnte [24].

Das Ansprechen auf Steroide gilt bis heute als der beste prognostische Parameter nach allogener SZT, da bei den etwa 60-70 % der Patienten, die ansprechen, die transplantationsassoziierte Mortalität (TRM) nur bei 20-30 % liegt, während bei Patienten, die eine Zweitlinientherapie benötigen, bisher unabhängig vom eingesetzten Agens eine TRM von 60-80 % berichtet wird. Der Zusatz zahlreicher Medikamente wie Mycophenolatmofetil (MMF) oder polyklonaler (ATG) bzw. monoklonaler Antikörper (anti-CD5, anti-IL-2-R, anti-CD3) zur Primärtherapie hat bis heute die Prognose nicht verbessern können. Hierbei muss berücksichtigt werden, dass die Haupttodesursache von

GvHD-Patienten nur in 10-20 % die GvHD selbst ist. Vielmehr führt die GvHD- und therapieinduzierte *Immundefizienz* konsekutiv zum Auftreten schwerer viraler Infektionen und vor allem Pilzinfektionen (mit Aspergillus und anderen Nicht-Candida-Pilzen), die dann letztlich das Schicksal des Patienten besiegeln. Entsprechend bedeutet jede Intensivierung der Therapie auch eine Intensivierung der Immundefizienz und eine Zunahme der Gefährdung, und umgekehrt ist die ausreichende antimykotische und antivirale Prophylaxe essentieller Bestandteil der GvHD-Therapie. Darüberhinaus zeigen aktuelle immunhistologische Untersuchungen, dass die akute GvHD immer mehr als Imbalance alloreaktiver und destruktiver T-Zellen und regulatorischer, protektiver Spenderlymphozyten gesehen werden muss und diese Imbalance bereits durch die Primärtherapie mit Steroiden verstärkt bzw. fixiert wird und sich damit im Verlauf nicht mehr erholen kann [25].

Als *Zweitlinientherapie* stehen heute die schon erwähnten alternativen chemischen Immunsuppressiva (MMF), vorwiegend aber wieder der Einsatz von Antikörpern zur Verfügung. Am besten untersucht sind hier sicher die verschiedenen ATGs, die nur bei frühem Einsatz eine Prognoseverbesserung erbrachten. An monoklonalen Antikörpern wurden einerseits breite T-Zell-Antikörper (anti-CD3, anti-CD52, anti-CD5-Ricin-Konjugat), antilymphozytäre Antikörper (anti-CD147) und spezifische Antagonisten des IL-2-Rezeptors in klinischen Studien getestet, letztere scheinen in einigen Arbeiten günstige Ergebnisse mit > 50 % Ansprechen in der Zweitlinientherapie zu erreichen. Erste klinische Daten weisen auf eine Wirksamkeit des breit lymphozyten-supprimierenden Antikörpers gegen CD52 (Mabcampath) hin, allerdings fehlen größere Studien. Während die Anfang der 1990er Jahre eingesetzten Zytokinantagonisten wie murine TNF-Antikörper und der IL-1-Rezeptorantagonist (IL-1ra) zu kurze Halbwertszeiten hatten, um anhaltende Effekte auf die GvHD zu entfalten, sind Daten mit dem humanisierten Antikörper Infliximab und dem Fusionsmolekül aus dem löslichen TNF-Rezeptor und IgG, Etanercept, viel versprechend: Wir selbst konnten hier erstmals bei schweren Darm-GvHDs bei mehr als 50 % der Patienten stabiles und anhaltendes Ansprechen erreichen, wobei hier wieder in hohem Maß mit Pilz- und anderen opportunisti-

schen Infektionen gerechnet werden muss. An neu als GvH-Therapeutikum diskutierten Strategien ist der Einsatz von Rapamycin wegen hoher Endotheltoxizität und einer hohen Rate an TTP wahrscheinlich schwierig, während für die extrakorporale Photopherese (ECP) auch in der akuten GvHD vielversprechende Daten vorliegen. Neue Arbeiten sprechen auch von einer Wirksamkeit des lymphozytotoxischen Chemotherapeutikums Pentostatin. Große Hoffnungen werden derzeit in zelluläre Therapien der akuten GvHD gesetzt: Die Infusion mesenchymaler Stammzellen hat bei Patienten mit refraktärer GvHD [26, 27] zu erstaunlichen Ansprechraten geführt, wobei hier neben der Immunmodulation durch mesenchymale Stammzellen auch die Fähigkeit dieser Zellen, Wunden zu reparieren, von Relevanz sein könnte. Eine weitere wichtige Zellpopulation stellen die regulatorischen T-Zellen dar, die jetzt erstmals auch in Phase I-Studien in der Klinik zur GvHD Prophylaxe und Therapie eingesetzt werden [11].

Der Misserfolg klassischer immunsuppressiver Therapien in der Second line-Behandlung der GvHD und das teilweise gute Ansprechen von ECP und zellulären Therapien untermauern, dass bei der Behandlung der GvHD zwei Therapieziele berücksichtigt werden müssen: Zunächst gilt es, die alloreaktiven Effektorzellen zu stoppen und zu eliminieren, im zweiten Schritt ist allerdings die Wiederherstellung der Immunregulation in den epithelialen Zielgeweben von enormer Bedeutung. Während die klassischen Immunsuppressiva, insbesondere auch die Steroide selbst, mit der Immunrekonstitution interferieren, sollten ECP oder zelluläre Strategien besser zur Wiederherstellung der Immunregulation beitragen, so dass sich auch für die GvHD-Therapie die Sequenz einer aggressiven Induktion mit nachfolgender Konsolidierungstherapie als Behandlungskonzept abzeichnet.

Neben den antiinfektiösen Strategien können weitere *supportive Maßnahmen* ganz entscheidend zum Verlauf der GvHD beitragen: So werden bei Darm-GvHD gerne Somatostatin-Analoga zur Reduktion der sekretorischen Komponente sowie bei schweren Blutungen im Rahmen des bei GvHD-Patienten häufigen Faktor XIII-Mangels auch Faktor XIII-Präparate therapeutisch eingesetzt, wobei die Wirksamkeit jeweils nur in sehr kleinen Phase II-Studien gezeigt wurde. Generell sind viele der hier aufgeführten Therapieansätze leider nur durch kleine Phase II-Studien und kaum durch randomisierte Studien belegt, was zum Teil Ausdruck der Komplexität des klinischen Geschehens bei diesen Patienten ist. Dennoch und gerade deshalb ist die Durchführung weiterführender qualitativ hochwertiger Studien dringend erforderlich.

8.2.2. Chronische Komplikationen

8.2.2.1. Chronische GvHD

8.2.2.1.1. Klinische Gradeinteilung und Diagnostik

Die führende Langzeitkomplikation nach allogener SZT stellt die *chronische GvHD* dar [Übersicht bei 2 und 28], die durch weniger akutes Auftreten und zunehmende Beteiligung fibrosierender, chronisch entzündlicher Prozesse in der Dermis, aber auch in inneren Organen gekennzeichnet ist. Entsprechend der ursprünglichen Beschreibung wird eine *limitierte Form* mit lokalisierter Haut- bzw. Schleimhautbeteiligung und ggf. leichter Leberbeteiligung von der ausgedehnten Form mit Beteiligung weiterer innerer Organe und ausgedehntem Befall der Haut (*extensive disease*) unterschieden [29]. Auf Grund dieser sehr groben und deshalb prognostisch unzureichenden Gradeinteilung der chronischen GvHD wurden in letzter Zeit Scoring-Systeme entwickelt, die weitere prognostisch ungünstige Symptome wie die Thrombopenie, den Gewichtsverlust mit konsekutiv eingeschränktem Karnofsky-Index, den progressiven Beginn und den ausgedehnten Hautbefall in den Vordergrund stellen. Einen wesentlichen Fortschritt in der Beurteilung der chronischen GvHD und in der Patientenüberwachung sollte das neue Gradierungssystem nach dem NIH-Konsensusprozess bringen (s.o.), da es sehr systematisch alle möglichen betroffenen Organsysteme (auch im klinischen Alltag häufig vergessene Systeme wie das Genitalsystem) abfragt und ähnlich wie bei der akuten GvHD aus den Schweregraden der einzelnen Organmanifestationen einen Gesamtgrad als milde, moderate und schwere chronische GvHD errechnen lässt [30]. Wichtige Risikofaktoren für das Auftreten der chronischen GvHD in der Klinik sind die akute GvHD, das Patientenalter und als neuer und immer wieder die Diskussion der optimalen Stammzellquelle anfachender Faktor der Einsatz von Blutstammzellen anstelle von Knochenmark.

8.2.2.1.2. Therapieansätze bei chronischer GvHD

Die Haupttodesursache bei Patienten mit chronischer GvHD sind Infektionen, so dass der *supportiven Therapie* und Infektionsprophylaxe eine übergeordnete Rolle zukommt: Hierzu gehören neben der PcP-Prophylaxe und CMV-Überwachung sowie der Gabe von Antimykotika bei Steroid-Therapie die Prophylaxe gegen Infektionen mit kapselbildenden Bakterien wie Pneumokokken und Haemophilus, da GvHD-Patienten häufig neben einem Antikörpermangelsyndrom auch an einem funktionellen Hyposplenismus leiden. Bei leichter GvHD kann dies in Form von Impfungen und einer interventionellen Prophylaxe mit Antibiotika erfolgen, Patienten mit schwereren Defekten brauchen eine Penicillinprophylaxe oder zumindest eine wirksame antibiotische Eingreifreserve, die sie bei ersten Infektionszeichen unverzüglich anwenden müssen. Eine Therapieverzögerung von wenigen Stunden kann hier zu schwersten Sepsisverläufen mit Multiorganversagen führen. Der NIH-Konsensus-Prozess hat hier ebenfalls einen exzellenten Ratgeber zur supportiven Therapie entwickelt [31].

Seit der Erstbeschreibung durch Sullivan ist die *kombinierte Therapie* mit Steroiden und Ciclosporin die Standard- und Primärtherapie der chronischen GvHD [32]. Eine aktuelle Studie von Koc et al. [33] relativiert diese Aussage, da Patienten mit chronischer GvHD ohne Thrombopenie (so genannte Standardrisikopatienten) auch auf eine alleinige Steroid-Therapie ansprechen. Der Vorteil eines besseren leukämiefreien Überlebens unter Steroiden allein wird allerdings durch eine höhere Rate an Osteonekrosen aufgehoben. Spricht ein Patient auf eine Therapie, die ausreichend lang 1 mg Prednisolon pro Kilogramm Körpergewicht enthält und nur allmählich reduziert wird, nicht an, oder kommt es zum frühen Rückfall der chronischen GvHD, stehen eine Reihe therapeutischer Ansätze, die allerdings nur in kleineren Studien evaluiert wurden, zur Verfügung [34]: Hier sind einerseits die Verfahren der *UV-Inaktivierung* wie die ECP und die Applikation von UVA in Kombination mit Psoralen als effektiv berichtet. An medikamentösen Therapien wurden bei isolierter Pseudosklerodermie Hydroxychloroquin und Retinsäure, bei ausgedehnter GvHD MMF und in einigen Pilotstudien auch mTOR-Inhibitoren wie Rapamycin bzw. Everolimus, Pentostatin und Imatinib eingesetzt. Eine neue Therapieoption stellt der Einsatz des anti-CD20 Antikörpers Rituximab dar, der auf dem Nachweis minorspezifischer Antikörper und der B-Zell-Aktivierung bei chronischer GvHD begründet ist: Vor allem bei muskulofaszialer GvHD wurden gute Ansprechraten berichtet, allerdings sind infektiöse Nebenwirkungen bei allogen transplantierten Patienten unter Rituximab-Gabe deutlich ausgeprägter. Diese Therapien können durch lokale Maßnahmen wie die Gabe künstlicher Tränen, Eigenserum-Augentropfen und ggf. Ciclosporin-Augentropfen bei Sicca-Syndrom ergänzt werden. Problematisch ist die Therapie der refraktären chronischen GvHD vor allem durch die schwierig einzuhaltende Balance zwischen ausreichender Langzeitimmunsuppression und der Vermeidung einer zu starken Infektionsgefährdung sowie der Induktion von Langzeitschäden (z.B. Osteonekrosen) durch die Therapie. In mehreren Konsensusgruppen wird derzeit die Therapie der chronischen GvHD evaluiert und weiter optimiert. Dadurch soll auch das dringend erforderliche Ziel erreicht werden, organspezifische Behandlungspfade zu entwickeln.

8.2.3. Assoziierte Komplikationen

8.2.3.1. Die Lunge als Komplikationsorgan

8.2.3.1.1. Spezielle Pathophysiologie

Akute und chronische *Lungenveränderungen* sind maßgeblich an letalen Verläufen nach allogener SZT beteiligt; insgesamt kann bei mehr als 50 % der Patienten im Verlauf nach allogener Transplantation irgendeine Form einer pulmonalen Komplikation erwartet werden. Umschriebene Lungenveränderungen wie Rundherde und definierte Infiltrate können meist Infektionen zugeordnet werden, komplexer und schwieriger ist die Einordnung diffuser Lungenveränderungen wie der *interstitiellen Pneumonie*. Während in der Pathophysiologie interstitieller Pneumonien früher Konditionierungsschäden (z.B. durch TBI) und virale Erreger, vor allem CMV, im Vordergrund standen, zeigte sich, dass auch nach Einführung effektiver Strategien zur Verhinderung der CMV-Erkrankung das Spektrum an interstitiellen

Lungenschäden nur geringfügig abnahm. Als Erklärung müssen neben der zunehmenden Bedeutung weiterer Virusinfektionen (z.B. mit respiratorischen Viren) neue pathophysiologische Erkenntnisse herangezogen werden, die die Lunge zumindest auch als Effektororgan der Alloreaktion sehen: Ähnlich wie für die Pathophysiologie der GvHD zeigen Tierexperimente, dass Konditionierung und LPS-Einschwemmung über Darm und Leber eine Voraktivierung pulmonaler Makrophagen und Endothelien bewirken, die dann durch die Alloreaktion potenziert werden. Die sensibilisierten Makrophagen reagieren auf verschiedenste Stimuli mit einer überschießenden Produktion inflammatorischer und später fibrotischer Mediatoren, die in einen bei zu später Intervention irreversiblen Umbau des Lungengewebes münden (Übersicht bei [35]). Auch bei primär infektiösen Lungenkomplikationen kommt es auf diese Weise häufig zum diffusen und in seiner Zuordnung nicht mehr zu differenzierendem Lungenschaden. Ob beim akuten idiopathischen Pneumonie-Syndrom (IPS) die Lungenepithelien dabei tatsächlich wie in klassischen GvHD-Organen ein Target der GvHD sind, ist im Tiermodell wahrscheinlich, muss aber für die Pathophysiologie klinischer Lungenschäden offen bleiben. Im Gegensatz dazu ist auch beim Patienten die Zuordnung der Bronchiolitis obliterans (BO) und der Bronchiolitis obliterans organizing pneumonia (BOOP) zur chronischen GvHD akzeptiert.

8.2.3.1.2. Akute Lungenschäden

Als perakute Lungenschäden treten früh nach Transplantation in der Phase des Engraftment gelegentlich die *alveoläre Hämorrhagie* und in Verbindung mit generalisierter Flüssigkeitseinlagerung das Capillary Leakage-Syndrom auf. Bei rascher Leukozytenregeneration und vorbestehender Lungenschädigung wird auch gelegentlich das sich rasch verschlechternde sog. "Peri-Engraftment Respiratory Distress"-Syndrom beobachtet. Legen klinische inkl. CT-Befunde oder die bronchoalveoläre Lavage das Vorliegen einer dieser Ursachen bei respiratorischer Insuffizienz nahe, so ist ein Therapieversuch mit hochdosierten Steroiden (> 2 mg pro Kilogramm Körpergewicht) indiziert. Beim später auftretenden *idiopathischen Pneumonie-Syndrom* (IPS) müssen vor allem Virusinfektionen differentialdiagnostisch mög-

lichst durch invasive Diagnostik wie die bronchoalveoläre Lavage ausgeschlossen werden. Bei feh-
lendem Nachweis relevanter Erreger werden häufig ebenfalls hochdosierte Steroid-Gaben versucht
ohne klaren Beleg für die Effizienz; aktuelle Berichte lassen eine spezifischere antiinflammatorische
Therapie durch TNF-Antagonisten möglich erscheinen [36].

8.2.3.1.3. Chronische Lungenschäden

Auf Grund des lang anhaltenden Mangels an se-
kretorischem IgA und des generellen B-Zell-
Defektes sind besonders bei GvHD-Patienten rezi-
divierende *sinobronchiale Infektionen* auf dem Bo-
den einer durch die GvHD und die Sicca-Symp-
tomatik zusätzlich geschädigten Schleimhaut häufig. Im Verlauf entwickeln darüber hinaus 2-14 %
der Patienten eine zunehmende bronchiale Obstruktion im Sinne einer *Bronchiolitis obliterans*
(BO), die durch regelmäßige Verlaufsuntersuchungen der Lungenfunktionsparameter, insbesondere der FEV1/FVC, früh erkannt werden kann
[37]. Ein deutlicher Abfall dieses Parameters sollte
Anlass zur Einleitung einer zunächst topischen, bei
Nicht-Ansprechen auch systemischen immunsuppressiven Therapie mit Steroiden und Anti-
metaboliten wie MMF sein. Die in vielen Zentren
bei Verschlechterung der Lungenfunktion noch
vor Eintreten der Klinik eingesetzte Azithromycin-
prophylaxe beruht auf dem Konzept der Patho-
gen-Triggerung der immunologischen Prozesse.
Bei gleichzeitigen Entzündungszeichen sollte vor
Einleitung einer spezifischen Immunsuppression
zur Behandlung der BO durch BAL und CT eine
infektiöse Ursache ausgeschlossen werden. Die
spezifische Behandlung sollte durch entsprechende antiobstruktive Therapie ergänzt werden. Da
sich häufig eine Steroid-Abhängigkeit der BO einstellt, werden zur Zeit verschiedene Sekundärthe-
rapien wie die ECP, in Einzelfällen auch der Zusatz
von mTOR-Inhibitoren untersucht. Für die Diagnose der selteneren BOOP ist neben dem CT häufig die histologische Sicherung erforderlich; auch
hier kann eine hochdosierte Steroid-Gabe sinnvoll
sein. Gegenüber der relativ häufigen und möglicherweise nach Blutstammzelltransplantation und
Spenderlymphozytengabe vermehrt auftretenden
BO und der BOOP sind lymphozytäre Bronchitis,
das späte IPS und die pulmonale VOD weitere seltene und spät auftretende nicht-infektiöse pulmonale Komplikationen.

8.2.3.2. Endothelschäden: Mikroangio-pathische hämolytische Anämie oder Transplantations-assoziierte Mikro-angiopathie

So wie in der Pathophysiologie des Konditionierungsschadens der Endothelzelluntergang das primäre Ereignis ist, häufen sich die Hinweise auf eine
wesentliche Beteiligung des Endothels auch an der
immunologischen Auseinandersetzung: So ist die
Endothelitis in vielen GvHD-Organen ein histolo-
gisches Frühzeichen und neueste experimentelle
Daten weisen darauf hin, dass die Vaskulogenese
durch Spenderendothelien z.T. sogar die T-Zell-
reaktion bahnt [38]. Als eine in ihrer Pathophysiologie mit der GvHD assoziierte Komplikation tritt
in den ersten zwei bis drei Monaten nach SZT die
mikroangiopathische hämolytische Anämie [39]
auf, die sich von laborchemischen Zeichen der Hämolyse mit Nachweis von Fragmentozyten und
Thrombopenie über den massiven Umsatz von
Thrombozyten und Erythrozyten mit erneuter
Transfusionspflichtigkeit bis hin zum Vollbild der
TTP mit neurologischen, renalen und anderen
Organsymptomen entwickeln kann. Sie wird in
den neueren Untersuchungen bei unverwandter
Transplantation, bei Transplantation von weiblichen Spendern und bei schwerer GvHD signifikant
häufiger beobachtet. Ein internationales Experten-
panel hat versucht, die Hauptkriterien dieser jetzt
einheitlich TAM (Transplantations-assoziierte
Mikroangiopathie) genannten Komplikation zu
erstellen [39]. Pathogenetisch sind an dieser, in der
schweren Form bei bis zu 12 % der Patienten auftretenden Komplikation Endotheltoxizitäten der
immer bei GvHD-Patienten eingesetzten Medikamente wie Ciclosporin und Steroide beteiligt, weshalb therapeutisch neben der Plasmapherese auch
ein Umstellen der immunsuppressiven Therapie
unter Verzicht auf Ciclosporin/FK506 und Ste-
roidreduktion versucht werden sollte. mTOR-
Inhibitoren haben zusätzliche eigene Endotheltoxizität und können mikroangiopathische Veränderungen massiv potenzieren. Inwieweit das durch
Antikörper gegen das Komplementsystem vermittelte atypische HUS, das therapeutisch durch
Komplementblockade behandelt werden könnte,
hinter einigen Formen der Mikroangiopathie ver-
borgen ist, ist Gegenstand aktueller Untersuchungen [40]. Schwierigkeiten bereitet die Differentialdiagnose vor allem bei Pilzinfektionen, da das an-

gioinvasive Wachstum von Aspergillen und anderer Nicht-Candida Pilze ähnliche Laborveränderungen induzieren kann. Inwieweit die nach Transplantation beobachtete erhöhte *Thromboserate* [41] ebenfalls Ausdruck einer verstärkten Endothelaktivierung ist, muss bis zum Vorliegen weiterer Untersuchungen zur Pathophysiologie offen bleiben.

8.2.3.3. Langzeitschäden

8.2.3.3.1. Nicht-maligne Langzeiteffekte

Neben den bereits besprochenen pulmonalen Komplikationen können im Verlauf von 5 bis 10 Jahren an nahezu allen Organsystemen spezifische Langzeiteffekte auftreten, zu deren Früherkennung regelmäßige und langfristige Nachuntersuchungen erforderlich sind (☞ Tab. 8.5, Übersicht bei [42]). So werden am Auge neben der GvHD-assoziierten *Keratokonjunktivitis sicca* nach fraktionierter TBI bei 20-40 % der Patienten *Katarakte* beobachtet, wobei die chronische GvHD und deren Steroid-Therapie ein zweiter wichtiger Risikofaktor ist. Während sekundäre *Leberschäden* nach Reaktivierung von Hepatitis B und C relativ selten sind, besteht häufig eine Siderose der Leber, deren Rückgang überwacht werden sollte. Erhebliche Belastung können die Knochenschäden nach Transplantation sein, die sich bei circa einem Drittel der Patienten als *Osteopenie*, bei 10 % als *Osteoporose* mit erhöhter Frakturrate äußern. Von der Osteoporose sind pathogenetisch die *avaskulären Knochennekrosen*, vor allem an den Hüftgelenken, seltener auch im Knie-, Sprunggelenk- und Schulterbereich abzugrenzen: Bestrahlung, Steroid-Therapie und, nach neueren Untersuchungen, auch Endotheltoxizität sind hier maßgeblich ver-

Organ	Haupterkrankungen	Untersuchungen	Nachsorgeintervall
Auge	Keratokonjunktivitis sicca Katarakt	Fundoskopie Spaltlampenuntersuchung	Vor SZT, 6 Monate danach, dann jährlich
ZNS	Neuropsychologische Defekte	Neurologischer Status	Vor SZT, dann jährlich
Zähne	Karies, Mikrodontie	Zahnärztliche Kontrolle	Vor SZT, dann alle 6 Monate
Lunge	IPS, BO, BOOP	Lungenfunktion	Vor SZT, 3/6/12 Monate danach, dann jährlich
Herz	Kardiomyopathie	EKG, Echokardiographie	Jährlich
Leber	Hepatitis Eisenüberladung	Leberwerte, Hepatitisserologie	Jährlich
Niere	Niereninsuffizienz	Elektrolyte, Kreatinin, Urinstatus Ultraschall	Vor SZT, 3/6/12 Monate danach, dann jährlich oder bei Bedarf
Hormonstatus	Hypothyreose Wachstumsverzögerung Verzögerte Pubertät/ vorzeitige Menopause Infertilität	TSH, T3, T4 GH, IGF-1 Tanner-Status Hodenvolumen Sexualhormone Samenanalyse	Vor SZT, 6/12 Monate danach, dann jährlich
Knochensystem	Osteoporose Osteonekrosen	Densitometrie, NMR	Vor SZT, dann jährlich oder bei Symptomen
Schilddrüse Haut Gynäkol. Organe Mundhöhle	Sekundäre Malignome	Klinisch, Ultraschall Hautarzt Gynäkologischer Ultraschall, Abstrich Inspektion	Vor SZT, dann jährlich oder bei Bedarf

Tab. 8.5: Langzeitschäden und Nachsorgeempfehlungen nach allogener Stammzelltransplantation.

antwortlich. Einen großen Raum nehmen die *endokrinen Dysfunktionen* ein, die sich vor allem bei Transplantation im Kindesalter besonders stark auswirken: *Hypothyreosen* treten bei 5-15 % der Langzeitpatienten auf, Wachstumsstörungen naturgemäß bei SZT im Kindesalter. Nach TBI- oder Busulfan-haltiger, myeloablativer Konditionierung ist bei Männern und Frauen in mehr als 98 % mit *Infertilität* zu rechnen, während nach ausschließlicher Gabe von Cyclophosphamid eine Rekonstitution bei bis zu 60 % erwartet werden kann. Entsprechend gibt es nur sehr selten erfolgreiche Schwangerschaften nach voller Konditionierung. Angaben zur Erholung der Fertilität nach dosisreduzierter Konditionierung fehlen bisher, da aber eine höhere Rekonstitution als nach myeloablativer Konditionierung erwartet werden muss, sind die Patienten entsprechend aufzuklären. Nur zum Teil durch hormonelle Defekte erklärt sind die bei Langzeitpatienten berichteten Veränderungen der Lebensqualität: Während sich die sozialen Funktionen relativ gut erholen, werden häufiger Schlafstörungen, Fatigue-Symptome und Störungen der Sexualfunktion berichtet. *Neuropsychologische Defekte* wie Konzentrations- und Aufmerksamkeitsschwächen werden schließlich von 10-20 % der Langzeitpatienten angeführt.

8.2.3.3.2. Sekundäre Malignome

Je nach Phase nach Transplantation können typische Zweitmalignome beobachtet werden [43]: In den ersten Monaten kann es bei 1-4 % der Transplantationspatienten zur *EBV-assoziierten B-Zell-Lymphoproliferation* kommen (B-PTLD), eine T-Zell-Depletion ohne gleichzeitige B-Zell-Depletion ist der stärkste Risikofaktor dieser bei SZT-Patienten häufig recht aggressiven Erkrankungen. Mit der spezifischen zellulären Therapie und dem Einsatz von Rituximab stehen heute spezifische Therapieverfahren zur Verfügung.

Vor allem nach autologer Transplantation werden vier bis sechs Jahre nach Transplantation vermehrt (4-14 %) *Myelodysplasien und Leukämien* berichtet, während Spenderzell-Leukämien relativ selten sind. Nach zehn bis fünfzehn Jahren wird eine erhöhte Inzidenz bestimmter *solider Tumoren* beobachtet: Ein erhöhtes Risiko (5- bis 14fach) wurde für Melanome, Plattenepithelkarzinome der Mundschleimhaut und der Haut, Leber-, ZNS- und Schilddrüsenmalignome beobachtet, ebenso

für Knochen- und Weichteilsarkome. Während für die Haut- und Schleimhauttumoren die chronische GvHD und die assoziierte Immunsuppression ein wesentlicher Risikofaktor sind, sind TBI und/oder lokalisierte Bestrahlung an der Pathogenese der anderen soliden Tumore beteiligt. Ob eine Vakzinierung gegen das in diesem Zusammenhang relevante Papillomavirus (HPV) sinnvoll ist und die Rate an Sekundärtumoren beeinflussen kann, ist derzeit offen.

Literatur

1. Ferrara JL, Deeg HJ: Graft-versus-host disease. N Engl J Med. 1991; 324: 667-674.

2. Ferrara JL, Levine JE, Reddy P, Holler E. Graft-versus-host disease. Lancet 2009 May 2;373(9674):1550-611.

3. Teshima T, Ordemann R, Reddy P, et al.: Acute graft-versus-host disease does not require alloantigen expression on host epithelium. Nat Med 2002; 8: 575-581.

4. Penack O, Holler E, van den Brink MR. Graft-versus-host disease: regulation by microbe-associated molecules and innate immune receptors. Blood 2010 March 11;115(10):1865-72.

5. Chakraverty R, Sykes M. The role of antigen-presenting cells in triggering GVHD and GVL. Blood 2007 Jul 1; 110(1): 9-17.

6. Taur Y, Jenq RR, Perales MA et al. The effects of intestinal tract bacterial diversity on mortality following allogeneic hematopoietic stem cell transplantation. Blood. 2014 Aug 14;124(7):1174-82

7. Sporrer D, Gessner A, Hehlgans T, et al.: The microbiome and allogeneic stem cell transplantation. Current Stem Cell Reports 2015, in press.

8. Paris F, Fuks Z, Kang A, et al.: Endothelial apoptosis as the primary lesion initiating intestinal radiation damage in mice. Science 2001; 293: 293-297.

9. Goulmy E, Schipper R, Pool J, et al.: Mismatches of minor histocompatibility antigens between HLA-identical donors and recipients and the development of graft-versus-host disease after bone marrow transplantation. N Engl J Med 1996; 334: 281-285.

10. Glucksberg H, Storb R, Fefer A, et al.: Clinical manifestations of graft-versus-host disease in human recipients of marrow from HL-A-matched sibling donors. Transplantation 1974; 18: 295-304.

11. Hoffmann P, Edinger M. CD4+CD25+ regulatory T cells and graft-versus-host disease. Semin Hematol 2006; 43(1):62-69.

12. Di IM, Falzetti F, Carotti A, Terenzi A, Castellino F, Bonifacio E et al. Tregs prevent GVHD and promote im-

mune reconstitution in HLA-haploidentical transplantation. Blood 2011 April 7;117(14):3921-8.

13. Holler E, Landfried K, Meier J, Hausmann M, Rogler G. The role of bacteria and pattern recognition receptors in GVHD. Int J Inflam 2010;2010:814326.

14. Filipovich AH, Weisdorf D, Pavletic S, Socie G, Wingard JR, Lee SJ et al. National Institutes of Health consensus development project on criteria for clinical trials in chronic graft-versus-host disease: I. Diagnosis and staging working group report. Biol Blood Marrow Transplant 2005; 11(12):945-956.

15. Jones RJ, Lee KS, Beschorner WE, et al.: Venoocclusive disease of the liver following bone marrow transplantation. Transplantation 1987; 44: 778-783.

16. McDonald GB, Sharma P, Matthews DE, et al.: The clinical course of 53 patients with venoocclusive disease of the liver after marrow transplantation. Transplantation 1985; 39: 603-608.

17. Corbacioglu S, Honig M, Lahr G, Stohr S, Berry G, Friedrich W et al. Stem cell transplantation in children with infantile osteopetrosis is associated with a high incidence of VOD, which could be prevented with defibrotide. Bone Marrow Transplant 2006 October;38(8):547-53.

18. Bearman SI, Appelbaum FR, Buckner CD, et al.: Regimen-related toxicity in patients undergoing bone marrow transplantation. J Clin Oncol 1988; 6: 1562-1568.

19. Rowlings PA, Przepiorka D, Klein JP, et al.: IBMTR Severity Index for grading acute graft-versus-host disease: retrospective comparison with Glucksberg grade. Br J Haematol 1997; 97: 855-864.

20. Ferrara JL, Harris AC, Greenson JK et al. Regenerating islet-derived 3-alpha is a biomarker of gastrointestinal graft-versus-host disease. Blood. 2011 Dec 15;118(25):6702-8.

21. Paczesny S, Braun TM, Levine JE et al. Elafin is a biomarker of graft-versus-host disease of the skin. Sci Transl Med. 2010 Jan 6;2(13):13ra2.

22. Ruutu T, Gratwohl A, de Witte T et al. Prophylaxis and treatment of GVHD: EBMT-ELN working group recommendations for a standardized practice. Bone Marrow Transplant. 2014 Feb;49(2):168-73.

23. Martin PJ, Rizzo JD, Wingard JR et al. First-and second-line systemic treatment of acute graft-versus-host disease: recommendations of the American Society of Blood and Marrow Transplantation. BiolBlood Marrow Transplant. 2012 Aug;18(8):1150-63

24. Hockenbery DM, Cruickshank S, Rodell TC, Gooley T, Schuening F, Rowley S et al. A randomized, placebo-controlled trial of oral beclomethasone dipropionate as a prednisone-sparing therapy for gastrointestinal graft-versus-host disease. Blood 2007; 109(10):4557-4563.

25. Landfried K, Bataille F, Rogler G, Brenmoehl J, Kosovac K, Wolff D et al. Recipient NOD2/CARD15 status affects cellular infiltrates in human intestinal graft-versus-host disease. Clin Exp Immunol 2010 January;159(1):87-92

26. Ringden O, Uzunel M, Rasmusson I, Remberger M, Sundberg B, Lonnies H et al. Mesenchymal stem cells for treatment of therapy-resistant graft-versus-host disease. Transplantation 2006; 81(10):1390-1397.

27. Le Blanc K, Frassoni F, Ball L, Locatelli F, Roelofs H, Lewis I et al. Mesenchymal stem cells for treatment of steroid-resistant, severe, acute graft-versus-host disease: a phase II study. Lancet 2008 May 10;371(9624):1579-86

28. Lee S, Vogelsang G, Flowers ME: Chronic Graft-versus-Host disease. Biol Blood Marrow Transplant 2003; 9: 215-233.

29. Sullivan KM, Shulman HM, Storb R, et al.: Chronic graft-versus-host disease in 52 patients: Adverse natural course and successful treatment with combination immunosuppression. Blood 1981; 57: 267-276.

30. Greinix HT, Loddenkemper C, Pavletic SZ, Holler E, Socie G, Lawitschka A et al. Diagnosis and staging of chronic graft-versus-host disease in the clinical practice. Biol Blood Marrow Transplant 2011 February;17(2):167-7.

31 Couriel D, Carpenter PA, Cutler C, Bolanos-Meade J, Treister NS, Gea-Banacloche J et al. Ancillary therapy and supportive care of chronic graft-versus-host disease: national institutes of health consensus development project on criteria for clinical trials in chronic Graft-versus-host disease: V. Ancillary Therapy and Supportive Care Working Group Report. Biol Blood Marrow Transplant 2006; 12(4):375-396.

32. Wolff D, Gerbitz A, Ayuk F, Kiani A, Hildebrandt GC, Vogelsang GB et al. Consensus conference on clinical practice in chronic graft-versus-host disease (GVHD): first-line and topical treatment of chronic GVHD. Biol Blood Marrow Transplant 2010 December;16(12):1611-28.

33. Koc S, Leisenring W, Flowers ME, et al.: Therapy for chronic graft-versus-host disease: A randomized trial comparing cyclosporine plus prednisone versus prednisone alone. Blood 2002; 100: 48-51.

34. Wolff D, Schleuning M, von HS, Bacher U, Gerbitz A, Stadler M et al. Consensus Conference on Clinical Practice in Chronic GVHD: Second-Line Treatment of Chronic Graft-versus-Host Disease. Biol Blood Marrow Transplant 2011 January;17(1):1-17.

35. Crawford SW: Noninfectious lung disease in the immunocompromised host. Respiration 1999; 66: 385-395.

36. Cooke KR, Hill GR, Gerbitz A, et al.: Tumor necrosis factor-alpha neutralization reduces lung injury after ex-

perimental allogeneic bone marrow transplantation. Transplantation 2000; 70: 272-279.

37. Hildebrandt GC, Fazekas T, Lawitschka A, Bertz H, Greinix H, Halter J, Pavletic SZ, Holler E, Wolff D. Diagnosis and treatment of pulmonary chronic GVHD: report from the consensus conference on clinical practice in chronic GVHD.Bone Marrow Transplant. 2011 Oct;46(10):1283-95

38. Penack O, Henke E, Suh D, King CG, Smith OM, Na IK et al. Inhibition of neovascularization to simultaneously ameliorate graft-vs-host disease and decrease tumor growth. J Natl Cancer Inst 2010 June 16;102(12):894-908.

39. Ruutu T, Hermans J, Niederwieser D, et al.: Thrombotic thrombocytopenic purpura after allogeneic stem cell transplantation: a survey of the European Group for Blood and Marrow Transplantation (EBMT). Br J Haematol 2002; 118: 1112-1119.

40. Jodele S, Laskin BL, Dandoy CE et al A new paradigm: Diagnosis and management of HSCT-associated thrombotic microangiopathy as multi-system endothelial injury. Blood Rev. 2014 Nov 28. [Epub ahead of print]

41. Pihusch R, Salat C, Schmidt E, et al.: Hemostatic complications in bone marrow transplantation: A retrospective analysis of 447 patients. Transplantation 2002; 74: 1303-1309.

42. Socié G, Salooja N, Cohen A, et al.: Nonmalignant late effects after allogeneic stem cell transplantation. Blood 2003; 101: 3373-3385.

43. Deeg HJ, Socié G: Malignancies after hematopoietic stem cell transplantation: Many questions, some answers. Blood 1998; 91: 1833-1844.

8.3. Infektionen nach allogener Stammzelltransplantation

8.3.1. Einleitung

Patienten nach allogener Stammzelltransplantation haben ein sehr hohes Risiko für die Akquisition und Reaktivierung von Infektionserkrankungen. Verschiedene bakterielle, virale, und parasitäre Erreger sowie Pilze können mit einer Prädisposition für die unterschiedlichen Phasen der Posttransplantationsperiode schwere, potentiell letale Infektionen hervorrufen. Die Empfänglichkeit für bestimmte Infektionserkrankungen wird bestimmt durch die Grunderkrankung und Art der Vortherapie, durch das gewählte Transplantationsverfahren, die Immunsuppression, das Konditionierungsverfahren sowie durch den Grad der

Übereinstimmung zwischen Patient und Stammzellspender [1, 2].

Patienten mit langen Aplasiephasen in der Vorgeschichte, beispielsweise nach hochdosierter Cytosinarabinosid-Behandlung aufgrund akuter Leukämien, haben ein erhöhtes Risiko für eine Kolonisation der Nasennebenhöhlen oder des Bronchialbaumes mit Schimmelpilzen. Lange Phasen antimikrobieller Therapie können zur Selektion und Anreicherung resistenter bakterieller und mykotischer Erreger wie Candida krusei beitragen. Patienten, die nach dosisreduzierter Konditionierungstherapie transplantiert werden, durchlaufen eine deutlich kürzere Neutropeniephase mit einer geringeren Gefahr bakterieller oder mykotischer Infektionen in der Aplasie. Eine HLA-Disparität zwischen Patient und Empfänger birgt mit dem resultierenden höheren Risiko einer Transplantat-gegen-Wirt-Erkrankung (GvHD) ebenfalls ein höheres Infektionsrisiko. Ebenso ist die infektassoziierte Mortalität nach T- und B-Zelldepletion aufgrund des prolongierten Immundefektes deutlich erhöht [3].

8.3.2. Faktoren für die erhöhte Infektionsanfälligkeit

8.3.2.1. Neutropenie

Die Neutropenie ist in der frühen Transplantationsphase wesentlicher Risikofaktor für infektiöse Komplikationen. Verstärkt wird dieses Risiko durch Nebenwirkungen der Konditionierungstherapie wie Schleimhautschädigungen, durch die Versorgung des Patienten mit einem zentralvenösen Katheter sowie ggf. durch eine mögliche Kolonisation des Patienten mit höher virulenten Erregern während vorausgegangener Neutropeniephasen oder antimikrobieller Therapien. In der frühen Phase der Neutropenie machen Bakterien die Majorität der Erreger aus, während Pilze mit längerer Neutropeniedauer (ab ca. 7 bis 10 Tage) an Bedeutung gewinnen [3].

8.3.2.2. Zusammenbruch physiologischer Barrieren

Der infektiologisch bedeutendste Zusammenbruch einer physiologischen Barriere ist die therapieassoziierte Mukositis, die klinisch besonders im oropharyngealen Bereich imponiert, gleichwohl aber im gesamten Gastrointestinaltrakt auftritt. Diese Mukositis erleichtert es Keimen der residenten Darmflora, die normalerweise harmlose Kommensalen sind, in den Blutstrom überzutreten und schwere Infektionen hervorzurufen. Die Intensität der Mukositis hängt wesentlich von der Art der gewählten Konditionierungstherapie und der Neutropeniedauer ab und ist nach Ganzkörperbestrahlung in Kombination mit hochdosiertem VP-16 besonders ausgeprägt, während nach sogenannten dosisreduzierten Konditionierungen schwächere Formen beobachtet werden [4, 5].

Kurzzeitige Verstärkungen können auch nach Methotrexat-Gaben im Rahmen der GvHD-Prophylaxe auftreten. Die Reaktivierung vorbestehender Herpes-simplex-Infektionen kann schwere Ulzerationen im Oropharynx und Ösophagus hervorrufen. Im späteren Transplantationsstadium können intestinale Manifestationen der GvHD die Mukosa schädigen. Eine weitere, nicht zu vernachlässigende Verletzung der Integrität der Haut ist die für die Transplantation notwendige Insertion eines zentralvenösen Zuganges [6].

8.3.2.3. Defekte in der zellulären und humoralen Immunität

Defekte in der B-Zell- und T-Zellfunktion sind nach allogener Stammzelltransplantation für mindestens 6-12 Monate nachweisbar und werden durch eine manifeste Transplantat-gegen-Wirt-Erkrankung und deren Behandlung verstärkt und verlängert. Eine Erniedrigung der $CD4^+$/$CD8^+$-Ratio der Lymphozytenpopulation ist nach unkomplizierter Transplantation für 6-9 Monate nachweisbar und kann in Gegenwart einer chronischen GvH-Krankheit persistieren. Wenngleich die Zahl der B-Zellen sich schneller normalisiert, so sind auch Störungen der humoralen Immunität deutlich länger zu beobachten [7, 8].

8.3.3. Maßnahmen zur Infektionsprophylaxe

In der allogenen Stammzelltransplantation ist eine Reihe medikamentöser und Expositions-Prophylaxen üblich. Die Fluorochinolone haben sich gegenüber Trimethoprim-Sulfmethoxazol in der systemischen antibakteriellen Prophylaxe hinsichtlich der Inzidenz der C. difficile assoziierten Enterocolitis, des Durchbruches Gram-negativer Infektionen und unerwünschter Nebenwirkungen als vorteilhaft erwiesen [9, 10]. Die Chinolonprophylaxe wird mit der Konditionierungstherapie

begonnen und endet bei Engraftment beziehungsweise beim Auftreten neutropenischen Fiebers und Beginn einer systemischen Antibiotikatherapie. Die antivirale Prophylaxe wird üblicherweise mit Aciclovir in niedrigerer Dosierung ab Tag +1 begonnen. Standard in der antimykotischen Prophylaxe war lange die Gabe von Fluconazol oder Itraconazol, wobei letzteres eine gewisse Überlegenheit zeigte [11, 12]. Im Jahre 2007 belegten zwei Studien die Effektivität von Posaconazol in der antimykotischen Prophylaxe [13, 14]. Da in diesen Studien Posaconazol mit Fluconazol verglichen wurde, steht der Vergleich mit Itraconazol und Voriconazol aus. Wingard et al. zeigten die Gleichwertigkeit von Fluconazol und Voriconazol im prophylaktischen Einsatz bei gleichzeitiger enger serologisch-klinischer Überwachung der Patienten [15]. In neueren Leitlinien erhält die Prophylaxe mit Voriconazol den gleichen Empfehlungsgrad wie die Gabe von Fluconazol oder Posaconazol [16].

Transplantationspatienten sind sehr anfällig für eine Pneumocystis-jirovecii-Pneumonie, die durch dreimal wöchentliche Trimethoprim-Sulfmethoxazol-Gaben wirksam verhindert werden kann. Bei Unverträglichkeit kann auf monatliche Pentacarinat-Inhalationen ausgewichen werden. Die Gabe von Aciclovir und die Pneumocystis-Prophylaxe sollten für ein Jahr fortgeführt werden [17]. Diese Empfehlungen gelten für unkomplizierte Verläufe und sind bei Manifestation einer GvHD ggf. zu verlängern. Üblich und empfohlen ist die Gabe von IgG-Immunglobulin-Präparaten, wenn der Blutspiegel unter 0,5 g/dl fällt. Der IgG-Serumspiegel sollte etwa alle 14 Tage kontrolliert werden [18].

Wichtigste Expositionsprophylaxe ist die Durchführung der Transplantation in mit gefilterter Luft (HEPA oder laminar air flow) klimatisierten Räumen. Die Luftfiltration führt zu einer drastischen Absenkung der Aspergillus-Sporen-Konzentration in der Raumluft und zu einer reduzierten Inzidenz der Aspergillose [19, 20]. Keime aus dem Leitungswasser können durch endständige Filter effektiv zurückgehalten werden [21]. Weiterhin sind bestimmte Ernährungsrestriktionen, wie die Vermeidung von Rohkost- und Rohmilchprodukten und Nüssen, einzuhalten. Die Vorgehensweisen zwischen den verschiedenen Zentren können leicht variieren. Eine Übersicht über zu vermeidende Lebensmittel und Alternativen gemäß den Empfehlungen der AGIHO zeigt Tab. 8.6. [18].

Zur Vermeidung einer CMV-Neuinfektion bzw. Reaktivierung sollten der CMV-Immunstatus von Spender und Patient identisch sein und möglichst, bei CMV-negativen Patienten ausschließlich, CMV-negative Blutprodukte transfundiert werden, sofern verfügbar. Eine Pilotstudie zeigte keine höhere Neuinfektionsrate bei Gabe filtrierter Blutprodukte von ungetesteten Spendern [22]. Die detaillierten Empfehlungen der Arbeitsgruppe Infektionen der Deutschen Gesellschaft für Hämatologie und Onkologie (AGIHO) zur Infektionspro-

phylaxe bei Stammzelltransplantationspatienten finden sich in [18].

8.3.4. Phasen der Stammzelltransplantation und Infektanfälligkeit

Die Stammzelltransplantation lässt sich in mehrere Phasen einteilen, in denen eine erhöhte Anfälligkeit für bestimmte Erreger bzw. Erregertypen besteht. Man unterscheidet:

Potentiell mit Erregern belastete Lebensmittel	Alternativen
Rohe bzw. nicht durchgekochte Eier bzw. Roheiprodukte	Hartgekochte Eier bzw. pasteurisierte Eiprodukte
Unpasteurisierte Milchprodukte	Pasteurisierte Milchprodukte
Schimmelpilzkäse	Pasteurisierte Käse
Unpasteurisierte Frucht- und Gemüsesäfte	Pasteurisierte Säfte
Rohes oder nicht durchgegartes bzw. -gebratenes Fleisch, Geflügel oder Fisch	Durchgegartes bzw. -gebratenes Fleisch, Geflügel oder Fisch
Pflanzensamen und -keimlinge	Samen und Keime grundsätzlich vermeiden
Rohe Früchte mit rauer Oberfläche (Himbeeren, Erdbeeren) sowie Salat	Ungekocht vermeiden
Rohe Früchte bzw. Gemüse mit glatter Oberfläche	Schälen, kochen oder waschen unter fließendem Wasser, Kerngehäuse bei Äpfeln/Birnen oder Steine bei Pfirsichen etc. großzügig ausschneiden*
Roher oder nicht durchgegarter Tofu	Tofu in Würfel < 2 cm Kantenlänge schneiden und > 5 Minuten kochen
Unpasteurisierter Honig	Pasteurisierter Honig
Hackfleisch, Hamburger und ähnliches Fastfood	Vermeiden, sofern nicht erneut durchgegart
Rohgetreide	Gekochte oder gebackene Getreideprodukte einschl. Tortillachips, Salzgebäck etc.
Matetee	Vermeiden
Verschimmelte oder verdorbene Lebensmittel sowie Produkte mit abgelaufenem Haltbarkeitsdatum	Vermeiden
Unpasteurisiertes Bier	Pasteurisiertes Bier
Rohe Nüsse bzw. Nüsse in der Schale	Geröstete, gekochte oder gebackene Nüsse, einschl. Nüssen in Backwaren und gerösteten Nüssen in Dosen
Sämtliche nicht mikrobiologisch untersuchten Tees *	Mikrobiologisch für unbedenklich erklärte Tees *

Tab. 8.6: Empfohlene Nahrungsmittelrestriktionen bei allogener Stammzelltransplantation. * Empfehlungen aus eigenen, unpublizierten Untersuchungen bzw. Beobachtungen abgeleitet.

- Phase 1: Frühe Posttransplantationsphase oder Präengraftmentphase bis etwa Tag +30 nach KMT/SCT
- Phase 2: Postengraftmentphase, etwa von Tag +30 bis Tag +100 nach KMT/SCT dauernd
- Phase 3: Spätphase, an die Postengraftmentphase ab ca. Tag +100 anschließend bis zur vollständigen Immunrekonstitution

Die vollständige Rekonstitution des Immunsystems mit Normalisierung der Infektanfälligkeit dauert bei unkomplizierter Transplantation ca ein Jahr, bei Manifestation einer chronischen GvHD ggf. deutlich länger. Eine graphische Übersicht zeigt Abb. 8.2. Es soll allerdings betont werden, dass es sich bei den Grenzen um fließende Übergänge handelt und die dargestellten Infektionen auch in anderen Transplantationsphasen auftreten können.

8.3.4.1. Frühe Posttransplantationsphase (Präengraftment)

Das Infektionsspektrum in der frühen Posttransplantationsphase wird im Wesentlichen, wie bei der Induktionstherapie akuter Leukämien, durch die therapiebedingte Neutropenie bestimmt. Weitere Risikofaktoren sind die Toxizität der Konditionierungstherapie, die Mukositis, der zentralvenöse Zugang, sowie im Rahmen der Vorbehandlung akquirierte, möglicherweise höherresistente Krankheitserreger. Besonders muss hier die mögliche Lungentoxizität einer Ganzkörperbestrahlung erwähnt werden. Infektionen manifestieren sich in dieser Phase zumeist als Fieber unbekannter Ursache, auch neutropenisches Fieber genannt [23].

8.3.4.1.1. Bakterielle Infektionen

Die meisten bakteriellen Infektionen verlaufen in dieser Phase als neutropenisches Fieber. Wenn Bakterien als Erreger isoliert werden können, so dominieren heute die Gram-positiven Organismen deutlich vor den früher vorherrschenden Gram-negativen Keimen. Hauptgrund für diesen Erregerwechsel ist die Einführung der Chinolonprophylaxe in den frühen 90er Jahren. Kulturell dokumentierte Gram-negative Infektionen können als Sepsis mit allen Komplikationen verlaufen. Gram-negative Lokalinfektionen sind selten und können sich beispielsweise als Harnwegsinfekt aber auch Pseudomonas-Otitis manifestieren. Gram-negative Infektionen bedürfen einer konsequenten antibiotischen Kombinationsbehandlung. Die typischen Gram-negativen Erreger gehören als Keime der residenten Darmflora zur Familie der Enterobacteriaceae, beziehungsweise zu den sogenannten nicht-fermentierenden Keimen, de-

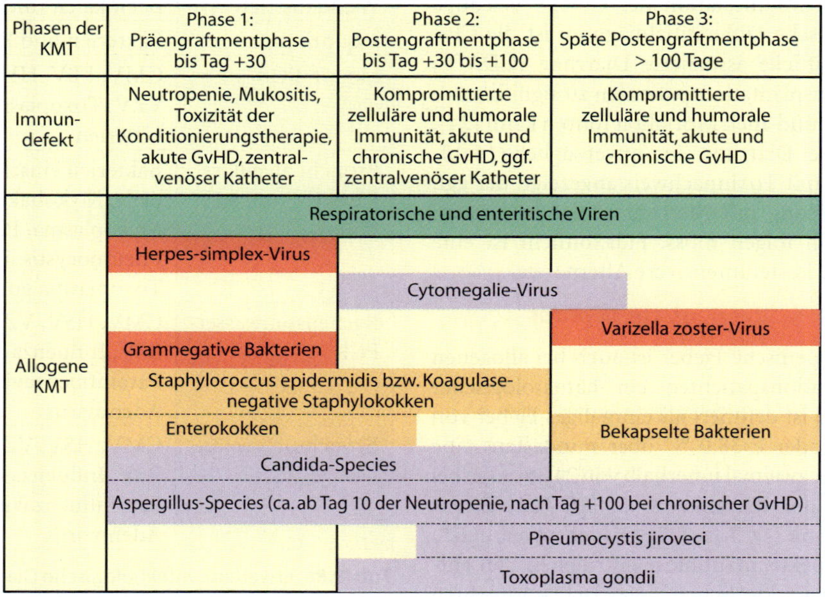

Phasen der KMT	Phase 1: Präengraftmentphase bis Tag +30	Phase 2: Postengraftmentphase bis Tag +30 bis +100	Phase 3: Späte Postengraftmentphase > 100 Tage
Immun-defekt	Neutropenie, Mukositis, Toxizität der Konditionierungstherapie, akute GvHD, zentral-venöser Katheter	Kompromittierte zelluläre und humorale Immunität, akute und chronische GvHD, ggf. zentralvenöser Katheter	Kompromittierte zelluläre und humorale Immunität, akute und chronische GvHD
Allogene KMT	Respiratorische und enteritische Viren		
	Herpes-simplex-Virus		
		Cytomegalie-Virus	
			Varizella zoster-Virus
	Gramnegative Bakterien		
	Staphylococcus epidermidis bzw. Koagulase-negative Staphylokokken		
	Enterokokken		Bekapselte Bakterien
	Candida-Species		
	Aspergillus-Species (ca. ab Tag 10 der Neutropenie, nach Tag +100 bei chronischer GvHD)		
		Pneumocystis jiroveci	
		Toxoplasma gondii	

Abb. 8.2: Prädominanz opportunistischer Infektionen nach allogener Stammzelltransplantation.

ren bekannteste Gattungen Pseudomonas und Stenotrophomonas sind. Die Therapie Gram-negativer Infektionen erfolgt mit Pseudomonas-wirksamen Cephalosporinen der dritten Generation, mit Carbapenemen oder mit Piperacillin-Tazobactam. Die Wahl des Präparates sollte bis zum Vorliegen des Antibiogramms unter Berücksichtigung der lokalen Resistenzlage erfolgen.

Gram-positive Erreger lassen sich häufiger bei Bakteriämien oder Gram-positiver Sepsis aus dem Blutstrom isolieren. Die Gram-positive Sepsis verläuft klinisch erheblich blander als die Gram-negative Sepsis und hat auch eine deutlich bessere Prognose. Häufige Lokalinfektionen mit Gram-positiven Keimen sind die Entzündung der Eintrittsstelle des zentralvenösen Katheters oder toxizitäts-bedingter Hautaffektionen, die Besiedelung des liegenden Katheters mit konsekutiver Bakteriämie sowie die Harnwegsinfektion.

Die Behandlung kulturell dokumentierter Gram-positiver Infektionen erfolgt, sofern die Erreger nicht ohnehin sensibel gegenüber einer möglicherweise bereits begonnenen empirischen Behandlung sind, ebenfalls gemäß Antibiogramm.

Diarrhoe nach allogener Transplantation kann in der sehr frühen Phase Toxizität der Konditionierungsbehandlung sein, später Symptom einer der intestinalen Manifestation der GvHD. Wichtige infektiologische Differentialdiagnose ist die Clostridium difficile assoziierte Diarrhoe (CDAD), die bei Transplantationspatienten zu signifikanter Morbidität und auch Mortalität führen kann [24]. Daher ist bei Diarrhoe eine unverzügliche Stuhldiagnostik mit Toxinnachweis angezeigt, der ggf. die Behandlung mit Metronidazol oder oralem Vancomycin folgen muss. Fidaxomicin ist eine neuere und kostenintensivere Alternative.

8.3.4.1.2. Neutropenisches Fieber

Das neutropenische Fieber ist auch bei allogenen Transplantationspatienten ein hämatologischer Notfall und ist definiert als einmaliges Fieber von ≥ 38,3 °C oder ≥ 38,0 °C über mindestens eine Stunde oder zweimal innerhalb von 24 Stunden bei einer Granulozytenzahl von <500/µl. Nach initialer Diagnostik (☞ Tab. 8.7) ist hier unverzüglich eine Breitspektrumantibiose einzuleiten. Bei entsprechenden klinischen Verdachtsmomenten werden die in Tab. 8.8 aufgelisteten Zusatzunter-

suchungen vorgeschlagen. Die high-resolution-Computertomographie der Lunge hat sich der konventionellen Röntgenaufnahme sowohl in der Sensitivität als auch in der Spezifität als deutlich überlegen erwiesen, so dass diese Untersuchung spätestens am Tag 3 bei anhaltendem Fieber folgen sollte [25].

Untersuchung	Nachweis/Besonderheiten
Körperliche Untersuchung	ZVK-Eintritt, Lunge, Köperöffnungen
Blutkultur, CRP-Bestimmung	Alle Katheterschenkel, Bakterien und Pilze anfordern
Urinkultur, Stuhlkultur, Rachenabstrich	Bakterien und Pilze
Röntgenuntersuchung des Thorax	Infiltrate

Tab. 8.7: Basisdiagnostik bei neutropenischem Fieber.

Untersuchungsmaterial/-prozedur	Nachweis/Besonderheiten
Stuhl	Clostridium difficile-Enterotoxin, CMV, Rotavirus, Adenovirus, Enterovirus
Wundabstrich	Bei lokalen Infektionen
Liquorkultur	Bakterien und Pilze
Liquor-PCR	CMV, EBV, HHV6, HSV, VZV, Toxoplasma gondii, Listerien
Bronchoalveoläre Lavage - konventionell	Bakterien einschl. Legionella, Mykobakterien, Mykoplasma, Pilze, Pneumocystis jiroveci, Toxoplasma gondii
Rachenspülwasser-PCR	CMV, HSV, VZV, HHV6, RSV, Influenza- und Parainfluenzavirus, Adenovirus
Broncho-alveoläre Lavage-PCR	CMV, HSV, VZV, HHV6, RSV, Influenza- und Parainfluenzavirus, Adenovirus

Tab. 8.8: Erweiterte infektiologische Diagnostik.

Unverzüglich nach Durchführung der Initialdiagnostik muss eine breit wirksame antibiotische Behandlung begonnen werden. Ein mögliches Flussdiagramm zur Entscheidung zwischen Mono- oder Kombinationstherapie zeigt Abb. 8.3, die Wahl der Substanz soll unter Berücksichtigung der lokalen Resistenzlage erfolgen. Die Antiinfektiva sollten, unter Berücksichtigung eventueller Leber- und Nierendysfunktionen, möglichst in maximaler Dosierung gegeben werden. Hier wird auf Standardwerke verwiesen [26, 27].

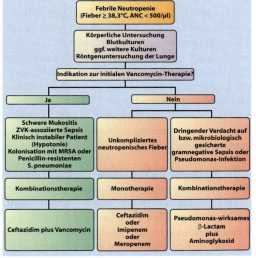

Abb. 8.3: Initialbehandlung bei neutropenischem Fieber.

Die Monotherapie ist allerdings innerhalb von Studien evaluiert worden, die nur wenige Patienten nach allogener Stammzelltransplantation eingeschlossen hatten. Im Falle eines Erregernachweises ist die Behandlung ggf. dem Antibiogramm anzupassen. Nach 48-72 Stunden erfolgloser Behandlung sollte generell eine Modifikation der Behandlung vorgenommen werden. Hier hat die frühe systemische Pilztherapie eine feste Position erlangt.

Die Indikation zur Aminoglykosidtherapie mit der Nebenwirkung der Nephrotoxizität sollte in der allogenen Knochenmarktransplantation sehr sorgfältig geprüft werden, da die Gabe weiterer, potentiell nephrotoxischer Medikamente wie Immunsuppressiva, Virustatika oder Antimykotika regel-

haft notwendig ist, beziehungsweise werden kann [28].

Bis vor einigen Jahren war Amphotericin-B der Standard der systemischen Pilztherapie. In neueren Studien haben sich die Echinocandine - Caspofungin ist hier am besten untersucht - und das Azolderivat Voriconazol dem liposomalen Amphotericin-B in der Behandlung des neutropenischen Fiebers als äquieffektiv erwiesen, dabei aber signifikant weniger Nebenwirkungen gezeigt [29, 30]. Eine detaillierte Darstellung der neueren Antimykotika folgt im weiteren Text.

Risikofaktoren für eine invasive Pilzinfektion, die für eine frühe Einleitung einer systemischen Pilztherapie sprechen, sind unter anderem eine invasive oder systemische Mykose in der Vorgeschichte, eine lange Neutropeniedauer (>10 d), eine intensive Vorbehandlung, schwere Mukositis, Transplantation in einer Einheit ohne Luftfiltration, GvHD, prolongierte Immunsuppression bei GvHD sowie ein höheres Alter des Patienten.

Die antimikrobielle Behandlung des neutropenischen Fiebers kann beendet werden, wenn die folgenden Bedingungen alle erfüllt sind:

- Fieberfreiheit für mindestens 48 Stunden
- Neutrophilenzahl >1000/µl nach Transplantation
- Negative mikrobiologische Befunde
- Klinische Kreislaufstabilität
- Infektiologisch unauffällige Bildgebung des Thorax bzw. vorher betroffener Lokalisationen

Insgesamt ist die Deeskalation der Therapie aber stets eine individuelle Entscheidung, die neben dem Ansprechen die Berücksichtigung weiterer Faktoren, z.B. Nephrotoxizität von Aminoglykosiden bei gleichzeitiger Ciclosporin-Gabe, sowie die Erfahrung des Transplanteurs erfordert [2, 3].

8.3.4.1.3. Pilzinfektionen nach allogener Stammzelltransplantation

Typische Erreger von Pilzinfektionen nach Stammzelltransplantatzion in Europa sind Candida spp. und Aspergillus spp.. Infektionen mit diesen Erregern kann durch medikamentöse Prophylaxen und andere Maßnahmen vorgebeugt werden. Seit ca. 20 Jahren stehen zunehmend wirksamere Medikamente mit verbessertem Nebenwirkungsprofil zur Verfügung.

Die Fluconazol-Prophylaxe nach allogener Stammzelltransplantation hat dazu geführt, das bei den Hefen durch den Selektionsdruck die non-albicans-Erreger in den Vordergrund getreten sind, deren virulentester Vertreter Candida krusei ist [31]. Unter den Schimmelpilzen dominieren die Aspergillus spp. [32]. Candida-Infektionen sind stets endogener Natur. Die Pilze können unter antibakterieller Medikation überwuchern und dann Schleimhäute invadieren. Aspergillus-Sporen werden inhaliert oder gelangen mit der Nahrung in den Gastrointestinaltrakt. Aspergillusinfektionen tendieren bei allogenen Transplantationspatienten, anders als in anderen Fällen, wo sie oft lokalisiert oder als invasive Aspergillose verlaufen, zu einer frühen Generalisierung mit diffusem Organbefall. Das klassische pulmonale Aspergillom wird bei diesen Patienten seltener diagnostiziert [33]. Candidosen generalisieren häufig primär und können in nahezu alle Organe streuen.

Erstes Anzeichen für eine Systemmykose ist oftmals antibiotikarefraktäres Fieber. Der kulturelle Nachweis in der Blutkultur gelingt gelegentlich bei Candidosen, ist aber sehr schwierig bei Aspergillus-Infektionen. Hilfreich zum Aspergillus-Nachweis ist der Galaktomannan-ELISA. Der Stellenwert molekulargenetischer Verfahren zum DNS-Nachweis ist nicht abschließend geklärt. Pulmonale Mykosen können mit der Computertomographie deutlich früher und erheblich spezifischer als mit der konventionellen Thoraxröntgenaufnahme diagnostiziert werden. Die Diagnose einer Mykose wird zumeist durch eine Kombination von Bildgebung mit kulturellem Nachweis des Erregers in normalerweise sterilen Körperlokalisationen gestellt. Hierzu hat die EORTC bestimmte Kriterien definiert [34].

Das früher den therapeutischen Standard der systemischen Pilztherapie darstellende Amphotericin-B in konventioneller Präparation (Amphotericin-B-Desoxycholat) ist aufgrund der ausgeprägten Toxizität obsolet. Standardmedikamente zur systemischen Antimykose bei immunsupprimierten Patienten sind heute liposomal verkapseltes Amphotericin-B, Voriconazol und Caspofungin [35-37]. Voriconazol ist ein modernes Azolderivat mit ausgeprägter Wirksamkeit gegen Aspergillus spp. und sehr gutem Toxizitätsprofil. In oraler Präparation ist es nicht nephrotoxisch, die Substanz hat aber pharmakokinetische Wechselwirkungen

mit dem Immunsuppressivum Ciclosporin A. Hier können engmaschige Serumspiegelmessungen und ggf. Dosisanpassungen des Ciclosporins erforderlich sein. Caspofungin ist der erste Vertreter der sogenannten Echinocandine und ebenfalls gegen Aspergillus spp. und Candida spp. effektiv. Caspofungin ist praktisch nebenwirkungsfrei.

In der empirischen antimykotischen Therapie bei Fieber unbekannter Ursache haben sich Caspofungin und Voriconazol beide dem liposomalen Amphotericin-B als äquieffektiv erwiesen und dabei signifikant bessere Nebenwirkungsprofile gezeigt [29, 30]. Bei invasiver Aspergillose konnte in einer weiteren randomisierten Studie die Überlegenheit von Voriconazol gegenüber dem liposomalen Amphotericin-B gezeigt werden, ebenfalls bei deutlich günstigerem Nebenwirkungsprofil [35]. Bei invasiver Candidiasis ist das nebenwirkungsärmere Caspofungin mit liposomalen Amphotericin-B äquieffektiv [37]. In einer weiteren Studie wurde die Wirksamkeit von Caspofungin bei nachgewiesener, invasiver Aspergillose demonstriert [36].

In der Zusammenschau stehen heute sehr potente und nebenwirkungsarme Antimykotika zur Verfügung, die die Situation bei Pilzinfektionen deutlich verbessern. Zur Entscheidungsfindung zwischen liposomalem Amphotericin-B, Caspofungin und Voriconazol tragen der vermutete oder nachgewiesene Erreger, ggf. bereits vorhandene Organtoxizitäten und antimykotische Vorbehandlungen und auch wirtschaftliche Gründe bei. So ist Voriconazol bei oraler Gabe mit ausgezeichneter Bioverfügbarkeit deutlich preiswerter als die Infusionslösung zur parenteralen Gabe. Mikrobiologisch liegt die Stärke des Voriconazols in der guten Aspergilluswirksamkeit, die des Caspofungins in der Effektivität gegen Candida krusei [35]. Liposomales Amphotericin-B ist das Präparat mit dem breitesten Wirkspektrum und erfasst auch seltenere Erreger. Die Position der neueren Echinocandine Anidulafungin und Micafungin in der Stammzelltransplantation ist noch nicht definiert.

Die Behandlung einer Mykose nach Stammzelltransplantation ist langwierig. Bei pulmonalen Restbefunden nach Aspergillose sollte die chirurgische Resektion des Herdes diskutiert werden. Die Prognose einer fortgeschrittenen, kulturell dokumentierten Pilzinfektion ist auch heutzutage noch immer ernst.

Mykotische Infektionen mit selteneren Erregern werden gelegentlich beschrieben, so dass grundsätzlich auch an diese gedacht werden sollte [38].

■ Pneumocystis-jirovecii-Infektionen

Die mit einer sehr hohen Letalität behaftete interstitielle Pneumocystis-jirovecii-Pneumonie ist dank der effizienten Möglichkeiten der Prophylaxe selten geworden. Die Diagnose wird durch das typische Röntgenbild in Kombination mit einem positiven Pneumocystis-Nachweis in der Bronchiallavage gestellt. Therapeutische Optionen sind hochdosiertes Trimethoprim-Sulfmethoxazol, eventuell mit Daraprim kombiniert, Pentacarinat, oder Atovaquon. Möglicherweise werden hier auch Echinocandine therapeutische Bedeutung erlangen [39, 3]. Anzumerken ist, das Pneumocystis jirovecii erst seit seiner Reklassifikation zu den Pilzen gehört und in der älteren Literatur zu den parasitären Infektionen gerechnet wurde [40].

8.3.4.2. Mittlere und späte Posttransplantationsphase

8.3.4.2.1. Die Cytomegalie-Virus-Infektion

Die Cytomegalie-Virus-Erkrankung manifestiert sich im Allgemeinen zwischen Tag +30 und +100 nach allogener Stammzelltransplantation, bei komplizierten Verläufen mit chronischer GvHD und prolongierter Immunsuppression auch später. In den meisten Fällen handelt es sich um die Reaktivierung einer vorbestehenden, latenten Infektion, so dass im Folgenden daher der Bezeichnung CMV-Erkrankung der Vorzug gegeben wird. Neuinfektionen nach SZT sind die Ausnahme und kommen im Allgemeinen nur nach versehentlicher Transfusion eines CMV-seropositiven Blutproduktes oder eines CMV-seropositiven Transplantates bei einem CMV-negativen Patienten vor. Das Risiko einer CMV-Erkrankung lässt sich anhand der Immunstaten für anti-CMV-IgG von Patient und unverwandtem Spender gemäß Tab. 8.9 abschätzen und kann bei ungünstiger Konstellation 60 % überschreiten [41].

CMV-Serostatus des Patienten vor SZT	CMV-Serostatus des Spenders vor SZT	Risiko für eine CMV-Erkrankung
+	-	Hoch (61 %)
+	+	Moderat (38 %)
-	+	Gering (5 %)
-	-	Gering (0 %)

Tab. 8.9: Risikokonstellationen für die Manifestation einer CMV-Erkrankung bei unverwandter Stammzelltransplantation.

Die CMV-Erkrankung nach Stammzelltransplantation kann sich als interstitielle Pneumonie, Myelosuppression mit vorwiegender Thrombo- und Leukopenie oder Gastroenteritis manifestieren. Die Retinitis oder die Hepatitis sind selten. Die CMV-Pneumonie ist die Manifestation mit der ernstesten Prognose. Standardmedikament zur Therapie ist das Ganciclovir über 14 Tage mit folgender, mindestens 14tägiger Erhaltungstherapie in halber therapeutischer Dosierung. Hauptnebenwirkung ist die Knochenmarktoxizität, die beim Alternativmedikament Foscarnet fehlt, dafür hat dieses aber Nephrotoxizität als unerwünschte Wirkung. In der Wirksamkeit sind beide Präparate vergleichbar. [42]. Die Gabe von CMV-Hyperimmunglobulin wird bei der CMV-Pneumonie empfohlen, ist aber nicht unumstritten. Als Reservemedikament steht das Cidofuvir zur Verfügung [43].

Üblich ist ein Monitoring der Transplantationspatienten bezüglich einer Virämie mit sensitiven Verfahren wie der PCR oder dem Frühantigennachweis. Ein einmalig positiver Nachweis mit erneut positivem, kurzfristig durchgeführtem Wiederholungstest ist als Indikation für die frühe, sogenannte präemptive Therapie etabliert. Durch diese Vorgehensweise konnte die Letalität der CMV-Erkrankung bei Transplantationspatienten deutlich gesenkt werden. In bestimmten Risikokonstellationen (☞ Tab. 8.9) bei Vorliegen weiterer Risikofaktoren (mismatch-Transplantation, T-Zell-Depletion) sollte eine Ganciclovir-Prophylaxe in therapeutischer Dosis über 7 Tage, gefolgt von der halben Dosis bis maximal Tag +100 nach Transplantation diskutiert werden [44, 3, 45]. Eine Alternative könnte die Prophylaxe mit Letermovir werden [46].

8.3.4.2.2. Sonstige Virusinfektionen

Eine Reaktivierung einer bestehenden Herpes-Simplex-Virus-Infektion kann zu einer Verschlimmerung der toxischen Mukositis führen. Darüber hinaus können die von immunsupprimierten Patienten bekannten Komplikationen wie Hautmanifestationen, Enzephalitis oder Hepatitis auftreten. Die konsequente Aciclovirprophylaxe hat aber die Häufigkeit dieser Komplikationen deutlich reduziert. Nachweismethode der Wahl ist die Amplifikation der viralen Nukleinsäure in der Polymerase-Kettenreaktion.

Reaktivierungen bestehender Varizella-Zoster-Infektionen treten bis ca. Tag +100 auf und können meistens erfolgreich mit frühzeitiger und hochdosierter (3*10 mg/kg) Aciclovirgabe behandelt werden. Lediglich die Enzephalitis hat eine ernste Prognose. Eine eher seltene Komplikation ist die Epstein-Barr-Virus-assoziierte lymphoproliferative Erkrankung (*Post-Transplantation Lymphoproliverative Disorder*, PTLD). Die PTLD manifestiert sich zirka 3-5 Monate nach allogener Stammzelltransplantation mit den Hauptsymptomen Fieber (68 %), Lymphadenopathie (47 %), abdominellen Beschwerden (31 %) und Anorexie (25 %) [47]. Die Inzidenz nach Stammzelltransplantation liegt zwischen 0,6 % und 1,6 % und ist erhöht bei intensiver Immunsuppression und nach T-Zell-Depletion des Transplantates. Die Inzidenz der PTLD scheint auch bei Einsatz bestimmter Antithymozytenglobuline im Rahmen der Konditionierung erhöht zu sein [2]. Als therapeutische Option steht hier die Gabe von Anti-CD20-Antikörpern in Kombination mit Donorlymphozyten-Infusionen zur Verfügung. Inwieweit ein mögliches Screening mit frühem PCR-Nachweis der EBV-Replikation Bedeutung erlangen wird, ist derzeit noch nicht absehbar.

Infektionen mit dem Humanen Herpesvirus Typ 6 werden seit Einführung der molekulargenetischen Diagnostik gelegentlich diagnostiziert und können zu vorübergehenden Störungen der Hämatopoese oder gastrointestinalen Störungen führen [48].

Die offensichtliche Zunahme an Infektionen mit respiratorischen Viren (Adenovirus, Rhinoviren, Parainfluenzaviren 1 und 2, sowie Influenzavirus) ist auf die Einführung verbesserter Nachweisverfahren und das konsekutiv intensivierte Screening zurückzuführen. Die klinische Bedeutung dieser Viren nach allogener Stammzelltransplantation ist – auch aufgrund nur geringer therapeutischer Optionen – begrenzt und nicht endgültig geklärt [2].

8.3.4.2.3. Parasitäre Infektionen

Parasitäre Infektionen nach Stammzelltransplantation sind selten. In der Mehrzahl der Fälle handelt es sich um die Reaktivierung einer vorbestehenden Toxoplasmose.

Toxoplasmose

Die Toxoplasmose ist relativ selten, insbesondere muss aber bei neurologischen Störungen an diese Infektion gedacht werden. Eine Toxoplasmose kann sich auch als antibiotikarefraktäres Fieber oder als atypische Pneumonie manifestieren [49]. Die Stellung der Verdachtsdiagnose kann schwierig sein. Eine Toxoplasmose nach Stammzelltransplantation ist im Allgemeinen die Reaktivierung einer bestehender Infektionen unter Immunsuppression. Der bevorzugte Zeitraum für eine Reaktivierung liegt zwischen Tag +30 und Tag +100 bis +140 [50, 51]. Risikofaktoren sind eine positive Serologie vor Transplantation, der Kontakt zu Haustieren, insbesondere zu Katzen, sowie eine intensive Immunsuppression, z.B. zur Behandlung einer GvHD. Gegenstand der wissenschaftlichen Diskussion ist die Frage, ob analog zur CMV-Problematik ein adoptiver Immuntransfer - d.h., bei Toxoplasmose-positivem Patienten die Wahl eines Toxoplasmose-positiven Spenders – protektiv gegen eine Reaktivierung ist.

Hinweisend auf die Diagnose einer Toxoplasma-Enzephalitis ist eine typische neuroradiologische Bildgebung, beweisend der molekulargenetische oder histologische Erregernachweis. Antibiotikarefraktäres Fieber kann auf eine disseminierte Form hinweisen. Der Direktnachweis der Erreger gelingt selten. Der Nutzen eines molekularen monitorings mittels PCR wird in der Literatur kontrovers diskutiert [52, 53]. Der quantitative DNS-Nachweis in der real-time PCR ist dem qualitativen Nachweis überlegen [49]. Zur Behandlung der Toxoplasmose können Sulfadiazin, Pyrimethamin und Clindamycin, ggf. in Kombination mit Folsäure eingesetzt werden [2, 27, 54]. Dem Standardmedikament zur Prophylaxe der Pneumcystis-Pneumonie, Trimethoprim-Sulfmethoxazol, wird auch ein prophylaktischer Effekt gegen eine Toxoplasmose-Reaktivierung zugeschrieben [51].

8.3.5. Spätinfektionen nach allogener Transplantation

Spätinfektionen treten definitionsgemäß nach Tag +100 auf. Besondere Risikofaktoren sind eine aktive chronische GvHD, die T-Zell-Depletion des Transplantates, eine prolongierte iatrogene Immunsuppression, sowie Schleimhautschäden im Gefolge einer chronischen GvHD. Typisch sind Infektionen des Respirationstraktes mit bekapselten Bakterien wie Streptococcus pneumoniae und Haemophilus influenzae. Es muss aber auch an Listerien und Mykobakterien gedacht werden. Des Weiteren sind Candidosen und Aspergillosen relativ häufig [55-57]. Eine vorbestehende Toxoplasmose kann unter intensiver Immunsuppression reaktivieren (s.o.).

8.3.6. Vakzinierungen nach allogener Stammzelltransplantation

Die Immunität des Transplantierten gegen verschiedene Infektionserkrankungen nach allogener Stammzelltransplantation wird beeinflusst von der Immunität vor Transplantation, der Immunität des Spenders und einer Reihe anderer Faktoren, so dass Antikörperprofile des Spenders und Empfängers vor Transplantation hier keine zuverlässigen Vorhersagen ermöglichen. Daher wird (6-)12 Monate nach Transplantation die Analyse der Immunität empfohlen und Vakzinationen sollten gemäß dem in dargestellten Schema (Tab. 8.10) erfolgen, das den Empfehlungen der AIGHO entspricht [18]. Bei unkompliziertem Verlauf ohne chronische GvHD können Immunisierungen mit Tot- oder Toxoid-Impfstoffen nach (6-)12 Monaten und mit attenuierten Lebendimpfstoffen nach 24 Monaten durchgeführt werden [17].

8.3.7. Ausblick

Infektionen sind noch immer die wichtigste Ursache für die Frühmortalität nach allogener Stammzelltransplantation. In der Prophylaxe und Therapie der Pilzinfektionen stellen die neueren Medikamente Meilensteine dar. Allgemein sollten Stammzelltransplantationspatienten bei Verdacht auf eine Infektion oder unklarer Symptomatik unverzüglich an ein Transplantationszentrum überwiesen werden, da Infektionen bei Transplantationspatienten oft zunächst maskiert und dann foudroyant verlaufen. Bereits eine kurzfristige

Impfung/Intervall nach KMT	12 Monate	14 Monate	24 Monate
Inaktivierte Vakzine oder Toxoid			
Diphtherie/Tetanus/Pertussis	Kinder bis 7 Jahre	Kinder bis 7 Jahre	Kinder bis 7 Jahre
Diphtherie/Tetanus	Patient > 7 Jahre	Patient > 7 Jahre	Patient > 7 Jahre
Haemophilus influenzae Typ B (Hi-B)	Hi-B	Hi-B	Hi-B
23-valenter Pneumokokken-Impfstoff (PPV)	PPV	-	PPV
Hepatitis A	*Routinemäßige Anwendung nicht indiziert!*		
Hepatitis B (HepB)	HepB	HepB	HepB
Influenza	*Regelmäßige saisonale Gabe, Beginn frühestens 6 Monate nach Transplantation*		
Meningokokken	*Routinemäßige Anwendung nicht indiziert!*		
Polio-Virus inaktiviert (IPV)	IPV	IPV	IPV
Rabies	*Routinemäßige Anwendung nicht indiziert!*		
Borreliose	*Routinemäßige Anwendung nicht indiziert!*		
Attenuierte Lebend-Impfstoffe			
Masern/Mumps/Röteln (MMR)	-	-	MMR
Varicella-Vakzine	*Routinemäßige Anwendung nicht indiziert!*		
Rotavirus	*Routinemäßige Anwendung nicht indiziert!*		

Tab. 8.10: Impfempfehlungen nach allogener Stammzelltransplantation. Bei früherem Revakzinierungsbeginn (nur Tot- oder Toxoidimpfstoffe!, siehe Text) sind die Auffrischimpfungen entsprechend vorzuziehen.

Verzögerung von einem bis wenigen Tagen kann den Tod des Patienten bedeuten.

Literatur

1. Thomas Hematopoietic Cell Transplantation. 4 ed. Chichester: Wiley-Blackwell; 2010.

2. Hematopoietic Stem Cell Therapy. 1 ed. Philadelphia: Churchill Livingstone; 2000.

3. Einsele H, Bertz H, Beyer J, Kiehl MG, Runde V, Kolb HJ, et al. [Epidemiology and interventional treatment strategies of infectious complications after allogenic stem-cell transplantation]. Dtsch Med Wochenschr 2001 Nov 9;126(45):1278-84.

4. Bearman SI, Appelbaum FR, Buckner CD, Petersen FB, Fisher LD, Clift RA, et al. Regimen-related toxicity in patients undergoing bone marrow transplantation. J Clin Oncol 1988 Oct;6(10):1562-8.

5. Busemann C, Wilfert H, Neumann T, Kiefer T, Dolken G, Kruger WH. Mucositis after reduced intensity conditioning and allogeneic stem cell transplantation. Onkologie 2011;34(10):518-24.

6. Glucksberg H, Storb R, Fefer A, Buckner CD, Neiman PE, Clift RA, et al. Clinical manifestations of graft-versus-host disease in human recipients of marrow from HL-A-matched sibling donors. Transplantation 1974 Oct;18(4):295-304.

7. Zander AR, Reuben JM, Johnston D, Vellekoop L, Dicke KA, Yau JC, et al. Immune recovery following allogeneic bone marrow transplantation. Transplantation 1985 Aug;40(2):177-83.

8. Fehse N, Fehse B, Kroger N, Zabelina T, Freiberger P, Kruger W, et al. Influence of anti-thymocyte globulin as part of the conditioning regimen on immune reconstitution following matched related bone marrow transplantation. J Hematother Stem Cell Res 2003 Apr;12(2):237-42.

9. Lew MA, Kehoe K, Ritz J, Antman KH, Nadler L, Kalish LA, et al. Ciprofloxacin versus trimethoprim/sulfamethoxazole for prophylaxis of bacterial infections in bone marrow transplant recipients: a randomized, controlled trial. J Clin Oncol 1995 Jan;13(1):239-50.

10. Gafter-Gvili A, Fraser A, Paul M, Leibovici L. Meta-analysis: antibiotic prophylaxis reduces mortality in neutropenic patients. Ann Intern Med 2005 Jun 21;142(12 Pt 1):979-95.

11. Marr KA, Seidel K, Slavin MA, Bowden RA, Schoch HG, Flowers ME, et al. Prolonged fluconazole prophylaxis is associated with persistent protection against candidiasis-related death in allogeneic marrow transplant recipients: long-term follow-up of a randomized, placebo-controlled trial. Blood 2000 Sep 15;96(6):2055-61.

12. Winston DJ, Maziarz RT, Chandrasekar PH, Lazarus HM, Goldman M, Blumer JL, et al. Intravenous and oral itraconazole versus intravenous and oral fluconazole for long-term antifungal prophylaxis in allogeneic hematopoietic stem-cell transplant recipients. A multicenter, randomized trial. Ann Intern Med 2003 May 6;138(9):705-13.

13. Cornely OA, Maertens J, Winston DJ, Perfect J, Ullmann AJ, Walsh TJ, et al. Posaconazole vs. fluconazole or itraconazole prophylaxis in patients with neutropenia. N Engl J Med 2007 Jan 25;356(4):348-59.

14. Ullmann AJ, Lipton JH, Vesole DH, Chandrasekar P, Langston A, Tarantolo SR, et al. Posaconazole or fluconazole for prophylaxis in severe graft-versus-host disease. N Engl J Med 2007 Jan 25;356(4):335-47.

15. Wingard JR, Carter SL, Walsh TJ, Kurtzberg J, Small TN, Baden LR, et al. Randomized, double-blind trial of fluconazole versus voriconazole for prevention of invasive fungal infection after allogeneic hematopoietic cell transplantation. Blood 2010 Dec 9;116(24):5111-8.

16. Maertens J, Marchetti O, Herbrecht R, Cornely OA, Fluckiger U, Frere P, et al. European guidelines for antifungal management in leukemia and hematopoietic stem cell transplant recipients: summary of the ECIL 3—2009 update. Bone Marrow Transplant 2011 May;46(5):709-18.

17. Tomblyn M, Chiller T, Einsele H, Gress R, Sepkowitz K, Storek J, et al. Guidelines for preventing infectious complications among hematopoietic cell transplantation recipients: a global perspective. Biol Blood Marrow Transplant 2009 Oct;15(10):1143-238.

18. Kruger WH, Bohlius J, Cornely OA, Einsele H, Hebart H, Massenkeil G, et al. Antimicrobial prophylaxis in allogeneic bone marrow transplantation. Guidelines of the Infectious Diseases Working Party (AGIHO) of the German Society of Haematology and Oncology. Ann Oncol 2005 Aug;16(8):1381-90.

19. Tablan OC, Anderson LJ, Besser R, Bridges C, Hajjeh R. Guidelines for preventing health-care—associated pneumonia, 2003: recommendations of CDC and the Healthcare Infection Control Practices Advisory Committee. MMWR Recomm Rep 2004 Mar 26;53(RR-3):1-36.

20. Kruger WH, Zollner B, Kaulfers PM, Zander AR. Effective Protection of Allogeneic Stem Cell Recipients Against Aspergillosis by HEPA Air Filtration During a Period of Construction-A Prospective Survey. J Hematother Stem Cell Res 2003 Jun;12(3):301-7.

21. Daeschlein G, Kruger WH, Selepko C, Rochow M, Dolken G, Kramer A. Hygienic safety of reusable tap water filters (Germlyser) with an operating time of 4 or 8 weeks in a haematological oncology transplantation unit. BMC Infect Dis 2007 May 23;7:45.:45.

22. Thiele T, Kruger W, Zimmermann K, Ittermann T, Wessel A, Steinmetz I, et al. Transmission of cytomegalovirus (CMV) infection by leukoreduced blood products not tested for CMV antibodies: a single-center prospective study in high-risk patients undergoing allogeneic hematopoietic stem cell transplantation (CME). Transfusion 2011 Dec;51(12):2620-6.

23. Kruger W, Russmann B, Kroger N, Salomon C, Ekopf N, Elsner HA, et al. Early infections in patients undergoing bone marrow or blood stem cell transplantation—a 7 year single centre investigation of 409 cases. Bone Marrow Transplant 1999 Mar;23(6):589-97.

24. Dubberke ER, Reske KA, Srivastava A, Sadhu J, Gatti R, Young RM, et al. Clostridium difficile-associated disease in allogeneic hematopoietic stem-cell transplant recipients: risk associations, protective associations, and outcomes. Clin Transplant 2010 Mar;24(2):192-8.

25. Heussel CP, Kauczor HU, Heussel GE, Fischer B, Begrich M, Mildenberger P, et al. Pneumonia in febrile neutropenic patients and in bone marrow and blood stem-cell transplant recipients: use of high-resolution computed tomography. J Clin Oncol 1999 Mar;17(3):796-805.

26. Braveny I, Maschmeyer G. Infektionskrankheiten: Diagnostik, Klinik, Therapie. 1 ed. München: medco Verlag; 2002.

27. Stille W, Brodt HR, Groll AH, Just-Nubling G. Antibiotika-Therapie - Klinik und Praxis der antiinfektiösen Behandlung. 10 ed. Stuttgart; New York: Schattauer; 2005.

28. Kruger WH, Kiefer T, Daeschlein G, Steinmetz I, Kramer A, Dolken G. Aminoglycoside-free interventional antibiotic management in patients undergoing haemopoietic stem cell transplantation. GMS Krankenhhyg Interdiszip 2010 Sep 21;5(2):Doc06.

29. Walsh TJ, Pappas P, Winston DJ, Lazarus HM, Petersen F, Raffalli J, et al. Voriconazole compared with liposomal amphotericin B for empirical antifungal therapy in patients with neutropenia and persistent fever. N Engl J Med 2002 Jan 24;346(4):225-34.

30. Walsh TJ, Teppler H, Donowitz GR, Maertens JA, Baden LR, Dmoszynska A, et al. Caspofungin versus liposomal amphotericin B for empirical antifungal therapy in patients with persistent fever and neutropenia. N Engl J Med 2004 Sep 30;351(14):1391-402.

31. Wingard JR, Merz WG, Rinaldi MG, Johnson TR, Karp JE, Saral R. Increase in Candida krusei infection among patients with bone marrow transplantation and neutropenia treated prophylactically with fluconazole [see comments]. N Engl J Med 1991 Oct 31;325(18):1274-7.

32. Marr KA, Carter RA, Crippa F, Wald A, Corey L. Epidemiology and outcome of mould infections in hematopoietic stem cell transplant recipients. Clin Infect Dis 2002 Apr 1;34(7):909-17.

33. Kruger W, Sobottka I, Stockschlader M, Mross K, Hoffknecht M, Russmann B, et al. Fatal outcome of disseminated candidosis after allogeneic bone marrow transplantation under treatment with liposomal and conventional amphotericin-B. A report of 4 cases with determination of the Mic values. Scand J Infect Dis 1996;28(3):313-6.

34. Ascioglu S, Rex JH, de Pauw B, Bennett JE, Bille J, Crokaert F, et al. Defining opportunistic invasive fungal infections in immunocompromised patients with cancer and hematopoietic stem cell transplants: an international consensus. Clin Infect Dis 2002 Jan 1;34(1):7-14.

35. Herbrecht R, Denning DW, Patterson TF, Bennett JE, Greene RE, Oestmann JW, et al. Voriconazole versus amphotericin B for primary therapy of invasive aspergillosis. N Engl J Med 2002 Aug 8;347(6):408-15.

36. Maertens J, Glasmacher A, Herbrecht R, Thiebaut A, Cordonnier C, Segal BH, et al. Multicenter, noncomparative study of caspofungin in combination with other antifungals as salvage therapy in adults with invasive aspergillosis. Cancer 2006 Dec 15;107(12):2888-97.

37. Mora-Duarte J, Betts R, Rotstein C, Colombo AL, Thompson-Moya L, Smietana J, et al. Comparison of caspofungin and amphotericin B for invasive candidiasis. N Engl J Med 2002 Dec; %19;347(25):2020-9.

38. Baddley JW, Stroud TP, Salzman D, Pappas PG. Invasive mold infections in allogeneic bone marrow transplant recipients. Clin Infect Dis 2001 May 1;32(9):1319-24.

39. Tuan IZ, Dennison D, Weisdorf DJ. Pneumocystis carinii pneumonitis following bone marrow transplantation. Bone Marrow Transplant 1992 Sep;10(3):267-72.

40. Stringer JR, Beard CB, Miller RF, Wakefield AE. A new name (Pneumocystis jiroveci) for Pneumocystis from humans. Emerg Infect Dis 2002 Sep;8(9):891-6.

41. Kroger N, Zabelina T, Kruger W, Renges H, Stute N, Schrum J, et al. Patient cytomegalovirus seropositivity with or without reactivation is the most important prognostic factor for survival and treatment-related mortality in stem cell transplantation from unrelated donors using pretransplant in vivo T-cell depletion with antithymocyte globulin. Br J Haematol 2001 Jun;113(4):1060-71.

42. Reusser P, Einsele H, Lee J, Volin L, Rovira M, Engelhard D, et al. Randomized multicenter trial of foscarnet versus ganciclovir for preemptive therapy of cytomegalovirus infection after allogeneic stem cell transplantation. Blood 2002 Feb 15;99(4):1159-64.

43. Ljungman P, Deliliers GL, Platzbecker U, Matthes-Martin S, Bacigalupo A, Einsele H, et al. Cidofovir for cy-

tomegalovirus infection and disease in allogeneic stem cell transplant recipients. The Infectious Diseases Working Party of the European Group for Blood and Marrow Transplantation. Blood 2001 Jan 15;97(2):388-92.

44. Kruger W, Zander AR. Cytomegalie- und Epstein-Barr-Virus-Infektionen bei Knochenmarktransplantations-Patienten. In: Ring J, Zander AR, Malin JP, editors. Diagnostik und Therapie von Herpesvirus-Infektionen.Karlsruhe: G. Braun Verlag; 1995. p. 63-90.

45. Ljungman P, De Bock R, Cordonnier C, Einsele H, Engelhard D, Grundy J, et al. Practices for cytomegalovirus diagnosis, prophylaxis and treatment in allogeneic bone marrow transplant recipients: a report from the Working Party for Infectious Diseases of the EBMT. Bone Marrow Transplant 1993 Oct;12(4):399-403.

46. Chemaly RF, Ullmann AJ, Stoelben S, Richard MP, Bornhauser M, Groth C, et al. Letermovir for cytomegalovirus prophylaxis in hematopoietic-cell transplantation. N Engl J Med 2014 May 8;370(19):1781-9.

47. Kruger WH, Schuler F, Lotze C, Schwesinger G, Mentel R, Busemann C, et al. Epstein-Barr virus reactivation after allogeneic stem cell transplantation without lymph node enlargement. Ann Hematol 2005 Jul;84(7):477-8.

48. Neumann T, Kruger WH, Zimmermann K, Kiefer T, Schuler F, Dolken G. Successful treatment of an HHV6B-induced diarrhea with ganciclovir in a patient after PBSCT. Bone Marrow Transplant 2009 Jan;43(1):87-8.

49. Busemann C, Ribback S, Zimmermann K, Sailer V, Kiefer T, Schmidt CA, et al. Toxoplasmosis after allogeneic stem cell transplantation—a single centre experience. Ann Hematol 2012 Jul;91(7):1081-9.

50. Aoun M, Georgala A, Mboumi K, De Bruyne JM, Duchateau V, Lemort M, et al. Changing the outcome of toxoplasmosis in bone marrow transplant recipients. Int J Antimicrob Agents 2006 Jun;27(6):570-2.

51. Derouin F, Pelloux H. Prevention of toxoplasmosis in transplant patients. Clin Microbiol Infect 2008 Dec;14(12):1089-101.

52. Edvinsson B, Lundquist J, Ljungman P, Ringden O, Evengard B. A prospective study of diagnosis of Toxoplasma gondii infection after bone marrow transplantation. APMIS 2008 May;116(5):345-51.

53. Martino R, Bretagne S, Einsele H, Maertens J, Ullmann AJ, Parody R, et al. Early detection of Toxoplasma infection by molecular monitoring of Toxoplasma gondii in peripheral blood samples after allogeneic stem cell transplantation. Clin Infect Dis 2005 Jan 1;40(1):67-78.

54. Derouin F, Gluckman E, Beauvais B, Devergie A, Melo R, Monny M, et al. Toxoplasma infection after human allogeneic bone marrow transplantation: clinical and serological study of 80 patients. Bone Marrow Transplant 1986 May;1(1):67-73.

55. Ochs L, Shu XO, Miller J, Enright H, Wagner J, Filipovich A, et al. Late infections after allogeneic bone marrow transplantations: comparison of incidence in related and unrelated donor transplant recipients. Blood 1995 Nov 15;86(10):3979-86.

56. Engelhard D, Cordonnier C, Shaw PJ, Parkalli T, Guenther C, Martino R, et al. Early and late invasive pneumococcal infection following stem cell transplantation: a European Bone Marrow Transplantation survey. Br J Haematol 2002 May;117(2):444-50.

57. Fielding AK. Prophylaxis against late infection following splenectomy and bone marrow transplant. Blood Rev 1994 Sep;8(3):179-91.

9. Hämatopoetischer Chimärismus (HC)

Nach einer erfolgreichen Organtransplantation von einem allogenen Spender trägt der transplantierte Patient genetisch (und damit auch immunologisch) fremdes Material in sich. Diese "Koexistenz" von Organen/Geweben genetisch verschiedenen Ursprungs wird in Anlehnung an die griechische Mythologie als Chimärismus bezeichnet. Die Chimäre ist ein dreiköpfiges, Feuer speiendes Fabelwesen aus Lykien, welches den Kopf eines Löwen und den Rumpf einer Ziege besitzt. Den Schwanz der Chimäre bildet der Körper einer Schlange (☞ Abb. 9.1).

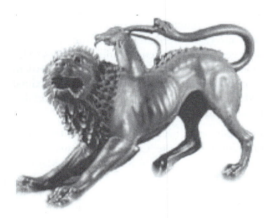

Abb. 9.1: Die Chimäre in der griechischen Mythologie: Ein dreiköpfiges Mischwesen aus Löwe, Ziege und Schlange [Etruskische Bronzeplastik].

Bei der allogenen Blutstammzelltransplantation (SCT) werden blutbildende Zellen und mit ihnen die Immunität des Spenders auf den Empfänger übertragen. Um ein Anwachsen der Spenderzellen zu gewährleisten, ist zumindest in den ersten Monaten nach Transplantation eine Immunsuppression notwendig. Jedoch besteht auch unter Immunsuppression oder nach deren Absetzen immer noch das Risiko, dass die Spenderimmunzellen das Empfängergewebe als immunologisch fremd erkennen, was zu einer Spender-gegen-Wirt-Krankheit (GvHD) führen kann.

Die Übernahme des Immunsystems durch Zellen des Spenders ist mit einer Besonderheit verbunden, die die SCT von allen anderen Formen der Organtransplantation unterscheidet - der Entstehung eines hämatopoetischen echten Chimärismus. Als

"echt" wird der hämatopoetische Chimärismus (HC) deshalb bezeichnet, weil sich nach einiger Zeit eine volle immunologische Toleranz zwischen dem transplantierten Organ und dem Empfänger entwickelt. Diese Toleranz geht so weit, dass nach erfolgreicher Etablierung des hämatopoetischen Chimärismus auch andere Organe vom selben Spender akzeptiert werden, ohne dass eine Immunsuppression nötig wäre [1].

Abhängig vom Konditionierungsverfahren (s.u.) entwickelt sich oft zunächst ein gemischter Chimärismus im Sinne einer echten Koexistenz von Spender- und Empfänger-Hämatopoese. Dies ist in der Regel eine temporäre Situation. Die vollständige Rekonstitution der Hämatopoese durch die Zellen des Spenders bezeichnet man dann als vollständigen (Spender-) Chimärismus [2]. Somit stellt der Chimärismus einen Indikator für den Erfolg der Transplantation dar.

Bei einer myeloablativen Konditionierung, bei der die Empfängerhämatopoese vollständig zerstört wird, wird meist schon nach kurzer Zeit ein voller Spenderchimärismus erreicht. Im Gegensatz dazu kommt es bei nicht-myeloablativer Konditionierung in der Regel nicht zu einer vollständigen Destruktion der Empfänger-Hämatopoese, so dass sich nach der Transplantation zunächst oftmals ein gemischter Chimärismus findet. Erst die allmähliche Verdrängung der Empfängerhämatopoese im Verlauf einiger Monate mündet dann in einen vollständigen Chimärismus [3].

9.1. Interpretation des Chimärismus

Die Bestimmung des Chimärismus aus peripherem Blut oder dem Knochenmark anhand spezifischer Spender- bzw. Empfänger-Merkmale ist damit ein wichtiges Kriterium, um festzustellen, ob es nach Transplantation zu einem stabilen Ersatz der Empfängerhämatopoese durch die Spenderhämatopoese gekommen ist. Mehrere Konstellationen sind nach Transplantation möglich [4]:

- Donorchimärismus; DC: Der vollständige Ersatz der Spenderhämatopoese führt zu einem stabilen vollständigen Chimärismus.

- Transienter gemischter Chimärismus (transient mixed chimerism, TMC): Während der ersten 6 Monate nach SCT stammt ein Teil der Blutzellen noch vom Empfänger (meist 1-5 %). Später tritt eine Konversion in einen kompletten DC ein.

- Stabiler gemischter Chimärismus (stable mixed chimerism, SMC): Nach Transplantation findet sich ein gemischtes Profil mit unterschiedlicher Anzahl von Empfängerzellen, welche über einen längeren Zeitraum auf konstantem Niveau verbleiben.

- Progressive mixed chimerism (PMC): Es besteht ein gemischtes Profil, wobei der Anteil an Empfängerzellen im Lauf der Zeit zunimmt.

- Verlust des (Spender-) Chimärismus (loss of chimerism): Die Abstoßung des Transplantats durch die Empfänger-Hämatopoese verhindert den Aufbau oder führt zum Verlust eines bereits vorhandenen Spender-Chimärismus ("graft rejection"). Diese gefährliche Situation ist aufgrund von Verbesserungen der Immunsuppression und der HLA-Typisierung glücklicherweise sehr selten geworden.

Die Interpretation des Chimärismus verlangt immer die Kenntnis der Grundkrankheit, des Konditionierungsregimes und weiterer patientenspezifischer Daten, wie der Länge des Intervalls seit der Transplantation. In manchen Fällen kann ein gemischter Chimärismus ausreichend sein, etwa bei nicht-malignen Erkrankungen wie Aplastischer Anämie oder Erbkrankheiten, bei denen nicht zwangsläufig alle Zellen der Hämatopoese vom Spender stammen müssen, um einen therapeutischen Effekt zu erzielen.

Im Gegensatz dazu stellt aber bei Patienten mit malignen Erkrankungen wie akuten Leukämien die Persistenz von Zellen der Empfänger-Hämatopoese ein Risiko für ein Rezidiv dar. Ein fallender DC ist bei Patienten mit malignen Grundkrankheiten in vielen Fällen mit der Entwicklung eines Rezidivs der Erkrankung assoziiert und kann der Diagnose des Rezidivs zeitlich vorausgehen [5]. Bei diesen Krankheiten stellt daher das Monitoring des hämatopoetischen Chimärismus auch im längeren Verlauf nach Transplantation eine wichtige diagnostische Methode dar.

9.2. Methoden zur Bestimmung des Chimärismus

Zur Bestimmung des Chimärismus, also des Verhältnisses von Spender- und Empfängerzellen, stehen verschiedene Methoden zur Verfügung. In den letzten Jahren fand hier ein Umbruch statt, beispielsweise findet eine frühere Standardmethode, die Restriktionslängenfragment-Polymorphismus-Analyse (RFLP), kaum mehr Verwendung.

Bei geschlechtsdifferenter Transplantation kann man mittels der Interphase-Fluoreszenz-in-situ-Hybridisierung (FISH) Abschnitte auf den Geschlechtschromosomen markieren und somit das Verhältnis weiblicher und männlicher Zellen im Knochenmark oder peripheren Blut bestimmen. Die Signale müssen dann im Fluoreszenzmikroskop ausgezählt werden. Für die Patienten mit einem geschlechtsidenten Spender steht diese Methode allerdings nicht zur Verfügung. Außerdem kann man bislang nicht mehr als 200 oder maximal 500 Zellen auswerten, was die Sensitivität auf den Prozentbereich einschränkt.

Prinzipiell steht bei geschlechtsdifferenter Transplantation auch die Chromosomenanalyse zur Verfügung - jedoch ist die Sensitivität der Methode recht gering, da nur ca. 20-25 Metaphasen ausgewertet werden können; daher kommt dieser Methode keine große Bedeutung für die Chimärismusdiagnostik zu.

Daneben finden vor allem verschiedene Methoden der Polymerase-Ketten-Reaktion (PCR) Einsatz. Diese Methoden machen sich minimale genetische Unterschiede zwischen Spender und Empfänger zunutze und erreichen eine höhere Sensitivität als FISH. Man analysiert polymorphe DNA-Sequenzen, beispielsweise "short tandem repeats" (STR) (auch als Mikrosatelliten bezeichnet) oder "variable number of tandem repeats" (VNTR) [6].

Alternativ kommt zunehmend die quantitative real-time PCR zum Tragen, mit welcher Polymorphismen einzelner Nukleotide ("single nucleotide polymorphism", SNP) oder aufgrund von Insertionen oder Deletionen kurzer DNA-Abschnitte ("Indel-polymorphism") analysiert werden. Im Falle einer geschlechtsdifferenten HSCT können auch Abschnitte auf dem Y-Chromosom zur spezifischen Amplifikation benutzt werden. Die real-time PCR ermöglicht eine sehr exakte Bestimmung des prozentualen Anteils von Zellen mit dem untersuchten Spender- bzw. Empfänger-Merkmal und erlaubt eine sehr differenzierte Verlaufsbeurteilung nach Transplantation [5, 7-9]. Ihre Sensitivität beträgt bis zu 10^{-4} und ist hauptsächlich durch die Menge an eingesetztem Zellmaterial und mögliche Kontamination des Probenmaterials mit nicht-hämatopoetischen Zellen (s.u.) limitiert. Die hohe Sensitivität der qPCR ist, methodeninhärent, mit einer begrenzten Genauigkeit im Bereich des gemischten Chimärismus (10-90 % Spenderzellen) verbunden. Diese Limitation konnte durch eine Weiterentwicklung der qPCR, die sogenannte digitale PCR, überwunden werden [10].

Störfaktor für die Chimärismus-Diagnostik kann die inhärente Kontamination von Blutproben mit nicht-hämatopoetischen Empfängerzellen beispielsweise der Haut oder des Endothels sein. Eine verbesserte Sensitivität lässt sich durch die Kombination mit immunoaffinen Zellsortierungstechniken (Fluoreszenz-aktivierte Zellsortierung - FACS, magnetische Zellsortierung - MACS) erreichen. Hier können diese Analysen auch auf einzelne Zellpopulationen (z.B. CD4-positive T-Lymphozyten) begrenzt werden. Für einzelne Erkrankungen ist die Bestimmung des Chimärismus in krankheitsspezifischen Zellpopulationen besonders informativ, z.B. CD34-Zellen bei AML oder Plasmazellen beim Multiplen Myelom [8, 11].

Die Interpretation der Befunde sollte jeweils die unterschiedliche Sensitivität der Methoden (☞ Tab. 9.1) einbeziehen [4, 6].

1.	Zytogenetisch bei differentem Geschlecht (XY-XX-Chromosom)
2.	FISH-Analyse bei differentem Geschlecht (XY-XX-Chromosom)
3.	RFLP (restriction fragment length polymorphism)
4.	PCR: SNP (single nucleotide polymorphism) oder STR (short-tandem-repeats)

Tab. 9.1: Nachweis von Chimärismus.

9.3. Chimärismus innerhalb des diagnostischen Gesamtkonzepts nach Transplantation

Unmittelbar nach Transplantation dient die Bestimmung des Chimärismus vor allem der Kontrolle des Anwachsens (bzw. der Abstoßung) des Transplantats. In der späteren Phase nach Transplantation hat sie ihren Stellenwert insbesondere in der frühen Erkennung eines Rezidivs [11, 12]. Dabei muss jedoch berücksichtigt werden, dass sich einige maligne Erkrankungen der Hämatopoese über längere Zeiträume nur im Knochenmark nachweisen lassen, so dass in solchen Fällen Chimärismusdaten aus dem peripheren Blut wenig Aussagekraft haben.

Selbstverständlich ist die Chimärismus-Diagnostik nach Transplantation nicht isoliert zu sehen. Die Ergebnisse sollten immer im Zusammenhang mit anderen Analysen wie Knochenmarkzytomorphologie, Zellzahlen im peripheren Blut etc. interpretiert werden. Falls molekulare Marker für eine sensitive minimal-residual-disease-Diagnostik (MRD) zur Verfügung stehen, kommt diesen ebenfalls eine große Bedeutung zu. Als Beispiel kann hier das BCR-ABL-Fusionstranskript bei der CML dienen. Weitere etablierte MRD-Marker sind reziproke Fusionstranskripte bei der AML, wie AML1-ETO bei der Translokation t(8;21). Bei chronischen myeloproliferativen Erkrankungen (CMPD) konnte für verschiedene Mutationen ihre hervorragende Eignung als Verlaufsparameter nach SCT nachgewiesen werden, z.B. JAK2V617F oder NPM1 [13, 14].

Literatur

1. De, P.L., Toungouz, M., Goldman, M. (2003) Infusion of donor-derived hematopoietic stem cells in organ transplantation: clinical data. Transplantation, 75, 46S-49S.

2. Thiede, C. (2004) Diagnostic chimerism analysis after allogeneic stem cell transplantation: new methods and markers. Am J Pharmacogenomics, 4, 177-187.

3. Slavin, S., Nagler, A., Naparstek, E., Kapelushnik, Y., Aker, M., Cividalli, G., Varadi, G., Kirschbaum, M., Ackerstein, A., Samuel, S., Amar, A., Brautbar, C., Ben-Tal, O., Eldor, A., Or, R. (1998) Nonmyeloablative stem cell transplantation and cell therapy as an alternative to conventional bone marrow transplantation with lethal cytoreduction for the treatment of malignant and nonmalignant hematologic diseases. Blood, 91, 756-763.

4. McCann, S.R., Crampe, M., Molloy, K., Lawler, M. (2005) Hemopoietic chimerism following stem cell transplantation. Transfus Apher Sci, 32, 55-61.

5. Bader, P., Niethammer, D., Willasch, A., Kreyenberg, H., Klingebiel, T. (2005) How and when should we monitor chimerism after allogeneic stem cell transplantation? Bone Marrow Transplant, 35, 107-119.

6. Kristt, D., Stein, J., Yaniv, I., Klein, T. (2007) Assessing quantitative chimaerism longitudinally: technical considerations, clinical applications and routine feasibility. Bone Marrow Transplant., 39, 255-268.

7. Fehse, B., Chukhlovin, A., Kuhlcke, K., Marinetz, O., Vorwig, O., Renges, H., Kruger, W., Zabelina, T., Dudina, O., Finckenstein, F.G., Kroger, N., Kabisch, H., Hochhaus, A., Zander, A.R. (2001) Real-time quantitative Y chromosome-specific PCR (QYCS-PCR) for monitoring hematopoietic chimerism after sex-mismatched allogeneic stem cell transplantation. J Hematother Stem Cell Res, 10, 419-425.

8. Thiede, C., Bornhauser, M., Ehninger, G. (2004) Strategies and clinical implications of chimerism diagnostics after allogeneic hematopoietic stem cell transplantation. Acta Haematol, 112, 16-23.

9. Kletzel, M., Huang, W., Olszewski, M., Khan, S. (2013) Validation of chimerism in pediatric recipients of allogeneic hematopoietic stem cell transplantation (HSCT) acomparison between two methods: real-time PCR (qPCR) vs. variable number tandemrepeats PCR (VNTR PCR). Chimerism, 4, 1-8.

10. Stahl, T., Böhme, M., Kröger, N., Fehse, B. (2015) Digital PCR to assess haematopoietic chimaerism after allogeneic stem cell transplantation. Exp. Hematol., prepublished online, doi: 10.1016/j.exphem.2015.02.006.

11. Kröger, N., Zagrivnaja, M., Schwartz, S., Badbaran, A., Zabelina, T., Lioznov, M., Ayuk, F., Zander, A., Fehse, B. (2006) Kinetics of plasma-cell chimerism after allogeneic stem cell transplantation by highly sensitive real-time PCR based on sequence polymorphism and its value to quantify minimal residual disease in patients with multiple myeloma. Exp Hematol, 34, 688-694.

12. Bacher, U., Haferlach, T., Fehse, B., Schnittger, S., Kröger, N. (2011) Minimal residual disease diagnostics and chimerism in the post-transplant period in acute myeloid leukemia. Scientific World Journal, 11, 310-319.

13. Kröger, N., Badbaran, A., Holler, E., Hahn, J., Kobbe, G., Bornhauser, M., Reiter, A., Zabelina, T., Zander, A.R., Fehse, B. (2007) Monitoring of the JAK2-V617F mutation by highly sensitive quantitative real-time PCR after allogeneic stem cell transplantation in patients with myelofibrosis. Blood, 109, 1316-1321.

14. Bacher, U., Badbaran, A., Fehse, B., Zabelina, T., Zander, A.R., Kröger, N. (2009) Quantitative monitoring of NPM1 mutations provides a valid minimal residual disease parameter following allogeneic stem cell transplantation. Exp Hematol, 37, 135-142.

10. Immunologische Rekonstitution nach hämatologischer Stammzelltransplantation (HSCT)

Die Konditionierung vor allogener Stammzelltransplantation hat neben der Elimination maligner Zellen das Ziel das Immunsystems des Empfängers so weit zu unterdrücken, dass sich das fremde Knochenmark bzw. die fremden hämatopoetischen Stammzellen ansiedeln können (Immunsuppression). Hierdurch entsteht im Gegenzug eine, je nach Art der Konditionierung und Art der Transplantation bedingte, Immundefizienz, die sich in der Posttransplantationsphase langsam erholt (rekonstituiert). Von der Konditionierung bis zur weitestgehenden Wiederherstellung der hämatologischen und immunologischen Funktionen haben Patienten ein hohes Risiko für die Entwicklung von z.T. lebensbedrohlichen bakteriellen, viralen, mykotischen und protozoischen Infektionen. Mit zunehmender Verbesserung der immunologischen Funktion reduziert sich das Risiko für Infektionen. Jedoch haben virale Reaktivierungen, Patientenalter oder das Auftreten einer "Spender gegen Wirt Reaktion (GvHD)" einen Einfluss auf die Immunrekonstitution, so dass diese einer Vielzahl von Einflussfaktoren unterliegt. Die Immunrekonstitution gewinnt v.a. Bedeutung, wenn man sich vor Augen führt, dass Infektionen einer der Hauptmortalitätsgründe nach allogener Stammzelltransplantation sind. Die Zeit vor und nach Transplantation kann man in verschiedene Rekonstitutionsphasen einteilen [1]:

- Prä-Transplantationsphase oder Phase der Konditionierung
- Tag der Transplantation (Tag 0)
- Prä-Engraftment- oder aplastische Phase
- Engraftment (Granulozyten > 1 x 10^9/l)
- Frühe Rekonstitutionsphase (Tag 30-90)
- Mittlere Rekonstitutionsphase (Tag 90-360)
- Späte Rekonstitutionsphase (> als 1 Jahr nach Transplantation)

In der Phase der Aplasie sind Infektionen hauptsächlich durch die Neutropenie bedingt, so dass vor allem bakterielle Infektionen im Vordergrund stehen. Mit Erreichen der frühen Rekonstitutionsphase bis z.T. weit über das erste Jahr hinausgehend gewinnt die Schwäche des adaptiven Immunsystems zunehmend an Bedeutung. Diese manifestiert sich in einer unzureichenden B- und T-Zellfunktion (Reaktivierung von Viren bzw. virale Infektionen, mykotische Infektionen) (☞ Kap. 8.3.).

Tab 10.1 fasst die wesentlichen Einflussmerkmale auf die immunologische Rekonstitution zusammen [1-7] (☞ Tab. 10.1).

Art der Transplantation	
• Autolog oder syngen	↑
• Allogen (Familien- oder Fremdspender)	↓
Art des Transplantates	
• Knochenmark	↓
• PBSC (*peripheral blood stem cells*)	↑
Qualität des Transplantates	
• T-Zell-Depletion bzw. CD34-Anreicherung	↓
• Zellzahl der MNC, CD34$^+$ Zellen, T-Zellen	↑
HLA-Kompatibilität	
• Identisch	↑
• 1-2 Mismatches	↓
• Haplo-identisch	↓
GvHD-Prophylaxe und Behandlung	
• T-Zell-Depletion *in vitro*	↓
• T-Zell-Depletion *in vivo* (ATG)	↓
• MTX, CSA, Cortison usw.	↓
Klinische Charakteristika	
• Infektionen (CMV, HHV6)	↓
• GvHD	↓
• Alter bzw. Thymusfunktion	↓

Tab. 10.1: Faktoren, die die immunologische Rekonstitution nach HSCT beeinflussen.

10.1. Rekonstitution der Granulozyten, Monozyten, Makrophagen und dendritischen Zellen

Die Granulozyten erreichen schon drei bis vier Wochen nach der Transplantation die absoluten Normalwerte. Dabei kann man grob sagen, dass Patienten, die periphere Blutstammzellen als Graft erhalten, schneller eine Erholung der Granulozyten zeigen als Empfänger von Knochenmark [29]. Bei letzteren kann es durch das Auftreten einer GvHD, Infektionen (vor allem virale) oder die Anwendung toxischer Medikamente (Methotrexat, Ganciclovir usw.) zu einer Myelosuppression kommen und somit eine verzögerte Rekonstitution der Granulozytenzahl verursacht werden.

Die oxidative zytotoxische Funktion der Granulozyten wird früh nach der Transplantation wiederhergestellt, was sich klinisch im Rückgang der Infektionen und der Mukositis bei transplantierten Patienten widerspiegelt.

Allerdings kann die oxidative Funktion gegen Gram negative Bakterien zum Teil länger beeinträchtigt sein [28]. Weiterhin kann die chemotaktische Fähigkeit der neutrophilen Granulozyten in den ersten Monaten nach Transplantation herabgesetzt bleiben. Die deutlichste Beeinträchtigung zeigt sich bei Patienten mit mittelschwerer bis schwerer GvHD. Transplantierte Patienten mit einer herabgesetzten Chemotaxis haben signifikant mehr bakterielle Infektionen als Patienten mit einer normalen Chemotaxis [8, 9].

Monozyten zeigen eine ähnliche Rekonstitution wie die Granulozyten. Ähnlich wie bei den Granulozyten erholt sich die Funktion der Monozyten schnell, einschließlich ihrer Fähigkeit zur Antigenpräsentation [30]. Die Bedeutung der Monozyten wird deutlich, wenn man sich vor Augen führt, dass ein erniedrigter Monozytenwert am Tag +80 prädisponierend für ein erhöhtes Infektionsrisiko innerhalb des ersten Jahres ist [24]. Weiterhin sind Monozyten v.a. für die nun folgenden Populationen als Progenitoren essentiell. Zu erwähnen ist, dass die verbreitete Anwendung von G-CSF besonders bei Monozyten zu einer Ausprägung eines unreifen Phänotyps (aberrante Expression von CD56) [46] führt. Dieses Phänomen bildet sich zwar innerhalb der ersten 100 Tage zurück, zeigt aber das auch die Monozytenfunktion in der sehr frühen Phase nach allo SCT beeinträchtig ist.

Makrophagen reifen aus zirkulierenden Monozyten heran, verlassen das Blutgefäßsystem und wandern in Gewebe im ganzen Körper ein. Man findet Makrophagen im Bindegewebe, im Gastrointestinaltrakt, in der Leber (Kupffer-Zellen), in der Lunge und in der Milz. Innerhalb von drei Monaten nach einer allogenen Knochenmarktransplantation werden die Gewebsmakrophagen vom Empfänger durch Spendermakrophagen ersetzt [10, 11].

Dendritische Zellen (DC) sind hoch spezialisierte antigenpräsentierende Zellen, die essentiell für die Initiierung einer Immunantwort sind. Von Spenderzellen abstammende DC im peripheren Blut erholen sich relativ schnell und überwiegen bereits nach 14 Tagen. Im Gegensatz dazu stammen die DC der Haut (Langerhans Zellen) meist noch sehr lange vom Empfänger und der Anteil an Spender Langerhans Zellen überwiegt erst nach ca. einem Jahr [31, 32].

10.2. Rekonstitution der NK-Zellen

Die Natürlichen Killer (NK)-Zellen gehören zu den Zellen des angeborenen, unspezifischen Immunsystems. Im Gegensatz zu den T- und B-Lymphozyten verfügen NK-Zellen nicht über Rezeptoren die mittels genomischen Rearrangements die Vielfalt der verschiedenen Allo-Antigene erkennen. NK-Zellen unterscheiden dagegen zwischen gesunden Körperzellen und maligne entarteten- bzw. virusbefallenen Zellen durch aktivierende und inhibierende Rezeptoren auf ihrer Oberfläche (KIR, ILT-2, CD94/NKG2). Quantität und Qualität der Rezeptoren sowie deren Aktivierung bzw. fehlende Aktivierung durch die Zielzelle regulieren die zytotoxische Aktivität. In der frühen Infektionsphase sezernieren NK-Zellen wichtige immunregulatorische Zytokine (z.B. IFN-γ, TNF-α und GM-CSF), die die Immunabwehr unterstützen. Außerdem sind sie für die **Antikörperabhängige zellvermittelte Zytotoxizität** (**ADCC**) verantwortlich. Hierbei erfolgt ihre Aktivierung durch Bindung von Antigen-Antikörperkomplexen mittels des NK-Zellständigen FcγRIII-Rezeptors (CD16).

Für die antikörperunabhängige Zytotoxizität ist hingegen die Familie der "*Killer immunoglobulin like receptors*" (KIR, CD158) von besonderem Interesse. KIR interagieren hierbei mit den HLA-C Oberflächenmolekülen potentieller Zielzellen. Liegt nach allogener SCT eine KIR-Ligand-Inkompatibilität vor, so findet die Spender NK-Zelle nicht das korrespondierende HLA-C Molekül, was zu Entstehung eines alloreaktiven NK-Zell Klons führt. Dieser Klon eliminiert dann residuale Tumorzellen, wodurch die Zahl der Rezidive nach haplo-identischer oder nicht-verwandter Transplantation deutlich verringert wird. Diese positiven Effekte konnten am deutlichsten bei AML-Patienten beobachtet werden [13, 14].

NK-Zellen sind die ersten Lymphozyten, die ca. 10-14 Tage nach der Transplantation nachweisbar sind und schon im ersten Monat Normalwerte erreichen. Innerhalb von drei Monaten nach HSCT stellen sie die größte Lymphozytensubpopulation dar, später werden sie von den T-Lymphozyten abgelöst. NK-Zellen können durch die Expression von CD56 bzw. CD16 identifiziert werden. Die $CD56^+$ NK-Population stellt dabei eine eher naive Subpopulation dar, die weniger lytische Aktivität im Vergleich zu $CD16^+$ NK-Zellen aufweist, jedoch deutlich schneller nach IL2 Stimulation proliferiert [41].

Die Bedeutung der Rekonstitution der NK-Zellen wird besonders wichtig im Kontext der zunehmenden Manipulationen am T-Zellgehalt im Transplantat sowie der zunehmenden T-Zell Subset-Depletion.

Neben den klassischen NK-Zellen finden sich Natürliche Killer-T-Lymphozyten (NKT-Zellen). Diese exprimieren neben den NK Markern CD56 und CD16 den T-Zell-Marker CD3. Im Gegensatz zu "reinen" T-Zellen besitzen NKT-Zellen jedoch keinen konventionellen rearrangierten T-Zell-Rezeptor. Die Rekonstitution der NKT-Zellen erfolgt zeitlich zwischen den NK Zellen und den T-Lymphozyten.

10.3. T-Zellen und ihre Entwicklung in der Ontogenese

T-Lymphozyten lassen sich anhand der Expression des T-Zell-Rezeptors (TCR) und des assoziierten CD3-Moleküls identifizieren. Innerhalb der T-Zellen lassen sich weitere Subpopulationen be-

schreiben. Zum einen die $CD4^+$ T-Helferzellen, zum anderen die zytotoxischen $CD8^+$ T-Zellen. $CD4^+$-Zellen werden durch Antigenpräsentation via MHC Klasse II aktiviert. MHCII wird neben den bereits erwähnten Dendritischen Zellen von Makrophagen und B Zellen exprimiert. $CD8^+$-Zellen interagieren hingegen mit dem auf dem Großteil somatischer Zellen vorhandenen MHC Klasse I und können so virusinfizierte und malige Zellen erkennen.

In der Ontogenese entwickeln sich die T-Zellen aus den Knochenmarkstammzellen. Ihre Vorläufer wandern zur Reifung in den Thymus. Die T-Zellen erreichen den Thymus als doppelt negative ($CD4^-$/ $CD8^-$) Zellen, die auch keinen T-Zell-Rezeptor (TCR) exprimieren. Während der Entwicklung im Thymus werden die Rezeptor-Gene nach einem definierten Programm umgeordnet, hierbei entstehen Zellen, die TCR tragen. In der Phase der doppelt positiven Zellen ($CD4^+$/$CD8^+$) durchlaufen sie eine positive Selektion auf Selbst-MHC-Restriktion und eine negative Selektion, wodurch die autoreaktiven Zellen eliminiert werden. Einer ihrer beiden Korezeptoren geht in dieser Zeit verloren. Einfach positive T-Zellen, die ein definiertes TCR-Repertoire besitzen, verlassen den Thymus ($CD3^+$**CD8$^+$** oder $CD3^+$**CD4$^+$**). Diese naiven T-Zellen sind in der Lage, die Vielfalt der Fremd-Antigene zu erkennen und eine Immunantwort zu initiieren. Nach HSCT wird die T-Zell-Rekonstitution der naiven T Zellen durch die Thymusfunktion limitiert. Naive T- Zellen lassen sich durch den Phänotyp: $CD4^+$ oder $CD8^+$/ $CD45RA^+$/ $CCR7^+$/ $CD62L^+$/ $CD11b^-$ charakterisieren. Nach Antigenkontakt und Aktivierung wird ein Teil dieser Zellen dann im Lauf einer Immunantwort zu Memory T-Zellen. Diese können ebenfalls anhand ihres Immunphänotyps charakterisiert werden ($CD4^+$ oder $CD8^+$/ $CD45RO^+$/ $CCR7^-$/ $CD11b^+$).

Besonders innerhalb der CD4-Zellen lassen sich eine Reihe von Untergruppen bilden. Die Bedeutung dieser Subsets für das Immunsystem, aber auch die Bedeutung im Rahmen der allogenen Stammzelltransplantation wurde im Lauf der letzten Jahre zunehmend besser verstanden. Die wichtigsten sollen im Anschluss kurz anhand ihres Phänotyps und ihrer Funktion dargestellt werden (☞Tab. 10.3).

Dabei sind vor allem die regulatorischen T-Zellen und deren pro-inflammatorischen Gegenspieler, die Th1 und Th17 Zellen, von besonderem Interesse. Beide Zellpopulationen spielen bei der Entstehung einer GvHD eine Rolle [42-44].

Zelltyp	Dauer bis zur Rekonstitution
Gesamt-Lymphozyten	bis zu 12 Monate
T-Helferzellen (CD4$^+$)	6-24 Monate
T-Suppressorzellen (CD8$^+$)	6-10 Monate
NK-Zellen (Natural Killer-Zellen)	1-3 Monate
B-Zellen	6-12 Monate

Tab. 10.2: Zeitlicher Verlauf der Lymphozytenrekonstitution nach allogener Stammzelltransplantation.

10.4. T-Zell-Rekonstitution

Die Rekonstitution der T-Zellen unterliegt vielen verschieden Einflussfaktoren:

- Art der Konditionierung: Patienten, die eine myeloablativen Konditionierung erhalten, zeigen ein deutlich langsameres Immunrecovery als Patienten mit einer dosisreduzierten Konditionierung.
- T-Zelldepletion als Teil der Konditionierung: Durch den Einsatz von Antikörpern als in vivo T-Zelldepletion verzögert sich die Rekonstitution der T-Zellen. Diese Antikörper sind z.T. bis 30 Tage nach allo SCT im Blut des Empfängers nachweisbar und haben lytische Aktivität gegen T-Zellen, aber auch T-Zellvorstufen, was die

Verzögerung der Neubildung naiver T-Zellen erklärt. Von besonderem Interesse ist hier die Depletion verschiedener T-Zell-Subpopulationen wie z.B. die α/β T-Zell Rezeptor-positiven T-Zellen. Erste Berichte zeigten, dass sich auch bei niedriger Ausgangzahl der transplantierten α/β T-Zellen dennoch ein zügiges Recovery der T-Zellen einstellt [47].

- Stammzellquelle: Patienten, die periphere Blutstammzellen als Graft erhalten, zeigen eine schnelleres T-Zell Recovery als Patienten die Knochenmark erhalten [6,33].
- Alter des Patienten und Vortherapien: Mit zunehmendem Alter nimmt die Fähigkeit ab, naive Zellen zu bilden und v. a. thymisch zu trainieren. Daraus resultiert, dass ältere Patienten besonders im Vergleich zu pädiatrischen SCT-Empfängern ein deutlich verzögertes Immunrecovery zeigen [18, 22]. Ebenso hat die Intensität, wie auch die Anzahl an Vortherapie, durch toxische Nebenwirkung, einen Einfluss auf die Erholung der T-Zellen.
- Manifestation einer Graft versus Host Disease (GvHD): sowohl die akute als auch die chronische GvHD beeinflussen die T-Zellrekonstitution (☞ Kap. 10.6.).
- Virusinfektionen: Patienten nach allo SCT haben ein deutlich erhöhtes Risiko für Virusreaktivierungen (Viren der Herpes-Gruppe) als auch Infekte. Zwar zeigen CD8$^+$ T-Zellen, die für die direkte Immunität gegen Viren verantwortlich sind, ein deutlich schnelleres Recovery als CD4$^+$ Zellen, jedoch sind die CD8$^+$ Zellen auf eine ad-

Zelltyp	Abkürzung	Phänotyp / *Transkriptionsfaktor*	Zytokine	Funktion
Regulatorische T-Zelle	Treg	CD4/CD25/CD127/CTLA4/*FoxP3*	IL10, TGFβ	Immunhemmend, Toleranz
T-Helferzelle TH1-Typ	Th1	CD4/CCR5/CD212/*Tbet1*	INFγ, TNFα	Immunität gegen Viren, intra-zelluläre Bakterien
T-Helferzelle TH2-Typ	TH2	CD4/CCR3/CCR4/*GATA4*	IL4, IL5	Immunität gegen Parasiten
T-Helferzelle TH17-Typ	TH17	CD4/CCR6/CD126/ICOS/*RORgt*	IL17, IL21, TNF	Immunität gegen Mykosen, Auto-immunität
Folikuläre T-Helferzelle	Tfh	CD4/CD40L/CD126/BCL6/*MAF*	IL21	B-Zell Aktivierung im Lymphknoten

Tab. 10.3: Phänotyp und Funktion von CD4-Untergruppen.

äquate CD4$^+$ Hilfe angewiesen, um ihre volle Funktion auszuüben.

- Post-Transplantation Therapieformen (Spender-Lymphozyten-Gaben, DLI; Immunsuppression): Durch die Gabe von DLI wird die Anzahl an T-Zellen erhöht und das Repertoire an Zellen steigt. [45]. Experimentell sind zurzeit noch die Ansätze erregerspezifischer DLI, wie z.B. gegen CMV [34].

- In den letzten Jahren haben die sog. Immunmodulatorischen Therapie nach allogener Stammzelltransplantation deutlich zugenommen – hierbei liegen v.a. Erfahrungen zu den Medikamenten der IMiD Gruppe (Thalidomid und Lenalidomid) sowie zu den epigenetisch wirksamen Substanzen wie Panobinostat und 5-Azacatidin Erfahrungen vor. Beide Substanzgruppen beeinflussen die T-Zell Subsets und letztendlich damit auch die Rekonstitution des T-Zell Immunsystems [48,49].

- Immunsuppression (v.a. ihre Dauer) beeinflusst hingegen die Rekonstitution der T-Zellen negativ. Die Calicneurininhibitoren wirken der Proliferation der T-Zellen entgegen und hemmen letztendlich auch ihre Reifung zur Memory-Zelle. Aber auch die mTOR-Inhibitoren, die als Immunsuppressiva eingesetzt werden, beeinflussen das adaptive Immunsystem, indem sie das immunologische Gedächtnis der T-Zellen blockieren [35].

Anhand dieser Liste zeigt sich, dass die Rekonstitution des Immunsystems und besonders der T-Zellen vielen Einflüssen unterliegt, dennoch können ein paar generelle Aussagen zur Rekonstitution der T-Zellen gemacht werden:

- Die gesamte T-Lymphozytenpopulation erreicht absolute Normalwerte zwei Jahre nach allogener HSCT oder später (☞ Tab. 10.2). Eine schnellere Lymphozytenrekonstitution korreliert mit einem besseren Überleben [15, 16]. Erniedrigte CD4$^+$-, CD8$^+$- und B-Zell-Werte sind mit einer Steigerung der Nicht-Rezidiv assoziierten Mortalität korreliert [36].

- Die Rekonstitution der T-Suppressor-/zytotoxischen Zellen (CD3$^+$CD8$^+$) verläuft schneller als die der T-Helferzellen (CD3$^+$CD4$^+$), darauf ist auch die invertierte CD4/CD8-Ratio zurückzuführen.

- Die Rekonstitution der T-Zellen verläuft auf zwei verschiedenen Wegen, zum einen durch die echte Neubildung naiver Zellen, die thymusabhängig verläuft. Die "wirkliche" Zahl naiver T-Zellen lässt sich durch die quantitative Messung sog. TREC am Besten widerspiegeln. Bei dieser Messung werden die durch das TCR-Rearrangement verbleibenden und ausgeschnittenen Fragmente mittels quantitativer PCR (qPCR) bestimmt. Die Rekonstitution von Memory T-Zellen verläuft thymusunabhängig und ist durch Expansion von reifen Zellen zu erklären [17-19]. Daraus resultiert, dass die Memory-T-Helferzellen wesentlich schneller rekonstituieren als naive T-Helferzellen.

- Die Rekonstitution der CD8$^+$-Zellen verläuft z.T. thymusunabhängig [20]. Sogar bei einem thymektomierten Patienten nach HSCT konnte eine schnelle Rekonstitution der naiven- und der Memory-CD8-Zellen verzeichnet werden [21].

- T-Zellen nach der HSCT zeigen nur eine schwache proliferative Reaktion auf nicht spezifische Mitogene und spezifische Antigene.

10.5. B-Zell-Immunität

B-Zellen als Teil der adaptiven Immunsystems produzieren Antikörper, wenn sie durch Stimulation und Antigenkontakt von der naiven B-Zelle zur Plasmazelle gereift sind. Die Antikörper können Erreger neutralisieren und damit verhindern, dass diese ins Zellinnere eindringen, opsonieren und dadurch die Phagozytose erleichtern und das Komplement aktivieren.

B-Zellen erholen sich quantitativ relativ schnell nach allo SCT (ab dem 8 Monat nach allo SCT), jedoch ist die Funktion der B-Zellen relativ lange nach allo SCT beeinträchtigt. Das Funktionelle-Recovery wird zum einen von der Umgebung (Enviroment) beeinflusst. B-Zellen brauchen im Knochenmark zu ihrer Reifung das sog. Bursa-Äquivalent, dies kann durch toxische Vorschädigung im Rahmen der Vorbehandlung und Konditionierung geschädigt sein. Zum anderen benötigen B-Zellen für ihre Reifung und die Antikörperproduktion eine adäquate CD4-Zell-Hilfe. Da die CD4-Zellen eine deutlich langsamere Rekonstitution zeigen, führt dies zu einer Beeinträchtigung der B-T-Zellinteraktion, was seinerseits wieder die

Funktion der B-Zellen beeinträchtigt. Hinzu kommt, das im Gegensatz zu Memory T-Zellen, Memory B-Zellen weit weniger in der Lage sind sich durch periphere Expansion zu vermehren. Die Generierung neuer Memory B-Zellen ist auf die T-B-Zell-Interaktion und der daraus resultierenden B-Zellreifung angewiesen [36]. Dieser Umstand erklärt, warum bei vielen Patienten trotz formal ausreichender B-Zellzahl, ein Defizit der B-Zellfunktion besteht.

Nicht nur bei den T-Zellen lassen sich eine Reihe von Subsets definieren. Eines der Subsets, welches auch bei den B-Zellen von zunehmenden Interesse ist, sind die sog. regulatorischen B-Zellen (Breg). Im Gegensatz zu den T-Zellen ist der Phänotyp und die genaue Funktion dieser immunmodulierenden B-Zellen beim Menschen jedoch aktuell noch unscharf definiert [50,51].

Die Rekonstitution der B-Zellen zeigt Ähnlichkeiten zum Verlauf der B-Zellen nach der Geburt. Phänotypisch lassen sich bei einem Großteil der Zellen eine neonatale Markerkonstellation nachweisen (CD1c$^+$/CD38$^+$/CD5$^+$/CD23$^+$) [22].

Ebenso finden sich nach allo SCT zuerst wieder Immunglobuline der Klassen IgM, IgG1 und IgG3. Erst deutlich später (zum Teil nach Jahren) finden sich wieder normalisierte Level für IgG2, IgG4 und IgA. Besonders der Mangel an IgG2 und IgA könnte eine Erklärung sein, warum bei Patienten nach allo SCT eine bessere Immunantwort gegen Protein-Antigene als gegen Polysaccarid Antigene besteht [24].

10.6. GvHD und die hämatologische Rekonstitution nach HSCT

Das Auftreten einer Spender gegen Wirt Erkrankung (*Graft versus Host Disease*, GvHD) führt aus zwei Gründen zu einer Verzögerung der Immunrekonstitution. Zum einen stellt das lymphatische Geweben, insbesondere der Thymus ein Ziel der GvHD dar, zum anderen wird eine GvHD mit Immunsuppressiva behandelt. Eine immunsuppressive Therapie führt seinerseits zu einer Inhibition der Rekonstitution, v. a. des adaptiven Immunsystems. Die pharmakologische Therapie bzw. Prophylaxe der GvHD und deren Nebenwirkungen wurden in Kap. 7. besprochen.

Bei der akuten GvHD sind besonders die Grad III-IV aGvHD mit einer schlechten Immunrekonsti-

tution assoziiert. Dies ist erkennbar durch die Persistenz einer invertierten CD4/ CD8 Ratio, prolongiert niedrigen naiven CD4 Zellzahlen und einen eingeschränkten T- Zell-Rezeptorrepertoire [38]. Nicht verwunderlich ist, dass bei GvHD-Patienten die Zahl der regulatorischen T-Zellen (Treg) reduziert ist. Die Treg schützen aber durch ihre direkt inhibitorischen Funktion unter anderem das thymische Stromagewebe, welches für das Training (Toleranzentwicklung versus Antigenerkennung) der T-Zellen verantwortlich ist [39]. Neben den T-Zellen ist aber auch die B-Zellfunktion und auch die B-Zellzahl durch eine GvHD beeinträchtigt. Dies vergrößert das immunologische Defizit noch weiter, da so auch der zweite Arm des adaptiven Immunsystems erheblich eingeschränkt ist [37].

Die Auswirkungen einer GvHD für die Immunrekonstitution wurden am Besten für die chronische GvHD (cGvHD), insbesondere für die extenden cGvHD untersucht. Hier zeigen sich die oben beschriebenen Veränderungen, besonders deutlich zeigt sich aber dort die permanente Reduktion der naiven T-Zellen, v. a. der naiven CD4$^+$ Zellen. Das TCR Repertoire ist hierüber hinaus noch stärker eingeschränkt. Besonders bei Patienten mit extentded cGvHD, die Steroide als Basistherapie erhalten, findet man zusätzlich noch eine Einschränkung der B-Zell-Rezeptor-Diversität, was die funktionelle Einschränkung der B-Zellen widerspiegelt. Neuere Daten zur B-Zell Rekonstitution zeigen, dass auch das Auftreten einer GvHD die Reifung und Funktion der B-Zellen ausgeprägter stört als bisher angenommen, so dass auch hier das Immundefizit noch zusätzlich verstärkt wird [52].

Sowohl durch die GvHD bedingten Veränderungen des Immunsystems wie auch die medikamentöse Therapie der Erkrankung haben GvHD-Patienten ein deutlich höheres Risiko, an lebensbedrohlichen Infektionen zu erkranken [23, 25].

10.7. Immunisierung

Die Immunisierung mit Protein-Antigenen kann nur bei Patienten mit adäquater T-Zell-Immunkompetenz erfolgreich durchgeführt werden. Die Immunisierung mit Tetanus und Diphtherie kann bei Patienten ohne chronische GvHD ca. drei bis sechs Monate nach HSCT zur spezifischen Antikörperproduktion führen. Der Immunisierung mit unkonjugierten Polysacchariden in diesem

Zeitraum folgt normalerweise keine Antikörper-produktion [25]. Die *European Group for Blood and Marrow Transplantation* (EBMT)" hat für die Impfungen nach hämatopoetischer Stammzell-transplantation Empfehlungen herausgegeben, anhand derer ein Impfplan nach allo SCT erstellt werde kann [40].

10.8. Übertragung von Auto-immunerkrankungen und Allergien durch HSCT

Durch die HSCT wird das Immunsystem des Emp-fängers durch das Immunsystem des Spenders er-setzt. Es können genetisch festgelegte Prädisposi-tionen für allergische oder autoimmune Reaktio-nen vom Spender auf den Empfänger übertragen werden (Asthma bronchiale, allergische Rhinitis, Myasthenia gravis) [26, 27].

Literatur

1. Zander AR, Aksamit IA: Immune recovery following bone marrow transplantation. In: Johnson FL, and Po-chedly C (eds): Bone Marrow Transplantation in Chil-dren. Raven Press Ltd., New York 1990

2. Roberts MM, To LB, Gillis D, et al.: Immune reconsti-tution following peripheral blood stem cell transplanta-tion, autologous bone marrow transplantation and allo-geneic bone marrow transplantation. Bone Marrow Transplant 1993; 12 (5): 469-475

3. Ottinger HD, Beelen DW, Scheulen B, et al.: Improved immune reconstitution after allotransplantation of peri-pheral blood stem cells instead of bone marrow. Blood 1996; 88 (7): 2775-2779

4. Locatelli F, Maccario R, Comoli P, et al.: Hematopoie-tic and immune recovery after transplantation of cord blood progenitor cells in children. Bone Marrow Trans-plant 1996; 18 (6): 1095-1101

5. Kook H, Goldman F, Padley D, et al.: Reconstruction of the immune system after unrelated or partially mat-ched T-cell-depleted bone marrow transplantation in children: immunophenotypic analysis and factors affec-ting the speed of recovery. Blood 1996; 88 (3): 1089-1097

6. Storek J, Dawson MA, Storer B, et al.: Immune recon-stitution after allogeneic marrow transplantation com-pared with blood stem cell transplantation. Blood 2001; 97 (11): 3380-3389

7. Fehse N, Fehse B, Kroger N, et al.: Influence of anti-thymocyte globulin as part of the conditioning regimen on immune reconstitution following matched related bone marrow transplantation. J Hematother Stem Cell Res 2003; 12 (2): 237-242

8. Sosa R, Weiden PL, Storb R, et al.: Granulocyte function in human allogenic marrow graft recipients. Exp Hematol 1980; 8 (10): 1183-1189

9. Clark RA, Johnson FL, Klebanoff SJ, et al.: Defective neutrophil chemotaxis in bone marrow transplant pa-tients. J Clin Invest 1976; 58 (1): 22-31

10. Thomas ED, Ramberg RE, Sal eGE, et al.: Direct evi-dence for a bone marrow origin of the alveolar macro-phage in man. Science 1976; 192 (4243): 1016-1018

11. Gal eRP, Sparkes RS, Golde DW. Bone marrow origin of hepatic macrophages (Kupffer cells) in humans. Science 1978; 201 (4359): 937-938

12. Casado LF, De la Camara R, Granado sE, et al.: Re-constitution of alveolar macrophages from donor mar-row in allogeneic BMT; a study of variable number tan-dem repeat regions by PCR analysis of bronchoalveolar lavage specimens. Haematologica 1999; 84 (2): 187-189

13. Ruggeri L, Capanni M, Urbani E, et al.: Effectiveness of donor natural killer cell alloreactivity in mismatched hematopoietic transplants. Science 2002; 295 (5562): 2097-2100

14. Giebel S, Locatelli F, Lamparelli T, et al.: Survival ad-vantage with KIR ligand incompatibility in hematopoie-tic stem cell transplantation from unrelated donors. Blood 2003; 102 (3): 814-819. Epub 2003 Apr 10

15. Vavilov V, Zabelina T, Kroeger N, et al.: Absolute lymphocyte count (ALC) 4 weeks after transplantation predicts outcome in unrelated graft recipients. Bone Marrow Transplant 2003; (Suppl 1): P517

16. Pavletic ZS, Joshi SS, Pirruccello SJ, et al.: Lymphocy-te reconstitution after allogeneic blood stem cell trans-plantation for hematologic malignancies. Bone Marrow Transplant 1998; 21 (1): 33-41

17. Mackall CL, Granger L, Sheard MA, et al.: T-cell rege-neration after bone marrow transplantation: differential CD45 isoform expression on thymic-derived versus thy-mic-independent progeny. Blood 1993; 82 (8): 2585-2594

18. Mackall CL, Fleisher TA, Brown MR, et al.: Age, thy-mopoiesis, and CD4+ T-lymphocyte regeneration after intensive chemotherapy. N Engl J Med 1995; 332 (3): 143-149

19. Storek J, Witherspoon RP, Storb R. T cell reconstitu-tion after bone marrow transplantation into adult pa-tients does not resemble T cell development in early life. Bone Marrow Transplant 1995; 16 (3): 413-425

20. Koehne G, Zeller W, Stockschlaeder M, et al.: Pheno-type of lymphocyte subsets after autologous peripheral blood stem cell transplantation. Bone Marrow Trans-plant 1997; 19 (2): 149-156

21. Heitge rA, Neu N, Kern H, et al.: Essential role of the thymus to reconstitute naive (CD45RA+) T-helper cells after human allogeneic bone marrow transplantation. Blood 1997; 90 (2): 850-857

22. Small TN, Keever CA, Weiner-Fedus S, et al.: B-cell differentiation following autologous, conventional, or T-cell depleted bone marrow transplantation: A recapitulation of normal B-cell ontogeny. Blood 1990; 76 (8): 1647-1656

23. Lum LG: The kinetics of immune reconstitution after human marrow transplantation. Blood 1987; 69 (2): 369-380

24. Storek J, Espino G, Dawson MA, et al.: Low B-cell and monocyte counts on day 80 are associated with high infection rates between days 100 and 365 after allogeneic marrow transplantation. Blood 2000; 96 (9): 3290-3293

25. Parkman R and Weinberg KI: Immunological reconstitution following hematopoietic stem cell transplantation. In: Thomas ED, Blume KG, Forman SJ (eds): Hematopoietic cell transplantation, Blackwell Science, Printed in the United States of America 1999

26. Agosti JM, Sprenger JD, Lum LG, et al.: Transfer of allergen-specific IgE-mediated hypersensitivity with allogeneic bone marrow transplantation. N Engl J Med 1988; 319 (25): 1623-1628

27. Smith CI, Aarli JA, Biberfeld P, et al.: Myasthenia gravis after bone-marrow transplantation. Evidence for a donor origin. N Engl J Med 1983; 309 (25): 1565-1568

28. Scholl S, Hanke M, Höffken K, et al.: Distinct reconstitution of neutrophil function after allogeneic peripheral blood stem cell transplantation. J Cancer Res Clin Oncol. 2007; 133 (6): 411-415

29. Korbling M, Anderlini P.: Peripheral blood stem cell versus bone marrow allotransplantation: does the source of hematopoietic stem cells matter?; Blood. 2001;98(10): 2900-8

30. Shiobara S, Witherspoon RP, Lum LG, et al.: Immunoglobulin synthesis after HLA-identical marrow grafting. V. The role of peripheral blood monocytes in the regulation of in vitro immunoglobulin secretion stimulated by pokeweed mitogen. J Immunol. 1984;132(6): 2850-6.

31. Atkison K, Munro V, Vasak E, et al.: Mononuclear cell subpopulation in the skin defined by monoclonal antibodies after HLA-identical sibling marrow transplantation. Br J Dermatol. 1986;114(2):145-60.

32. Auffermann-Gretzinger S, Lossos IS, Vayntrub TA, et al.: Rapid establishment of dendritic cell chimerism in allogeneic hematopoietic cell transplant recipients. Blood 2002; 99(4): 1441-8

33. Abrahamsen IW, Somme S, Heldal D, et al.: Immune reconstitution after allogeneic stem cell transplantation: impact of stem cell source and graft-versus-host-disease. Hematologica 2005; 90:86-93

34. Feuchtinger T, Opherk K, Bethge WA, et al.: Adoptive transfer of pp65-specific T cells for the treatment of chemorefractory cytomegalovirus disease or reactivation after haploidentical and matched unrelated stem cell transplantation. Blood. 2010; 116(20):4360-7

35. Araki K, Turner AP, Shaffer VO, et al.: mTOR regulates memory CD8 T-cell differentiation. Nature. 2009; 460(7251):108-12

36. Mackall C, Fry T, Gress R, et al.: Background to hematopoietic cell transplantation, including post transplant immune recovery. Bone Marrow Transplant. 2009; 44(8): 457-62

37. Klyuchnikov E, Asenova S, Kern W, et al.: Posttransplant immune reconstitution after unrelated allogeneic stem cell transplant in patients with acute myeloid leukemia. Leuk Lymphoma. 2010; 51(8):1450-63.

38. Clave E, Busson M, Douay C, et al.: Acute graft-versus-host disease transiently impairs thymic output in young patients after allogeneic hematopoietic stem cell transplantation. Blood. 2009; 113(25):6477-84

39. Nguyen VH, Shashidhar S, Chang DS, et al.: The impact of regulatory T cells on T-cell immunity following hematopoietic cell transplantation. Blood. 2008; 111(2): 945-53

40. Ljungman P, Engelhard D, de la Cámara R, et al.: Vaccination of stem cell transplant recipients: recommendations of the Infectious Diseases Working Party of the EBMT. Bone Marrow Transplant. 2005; 35(8):737-46.

41. Keever- Taylor: Immune Reconstitution after allogeneic transplantation. In: Soiffer RJ (Edt): Hematopoietic stem cell transplantation, Humana Press 2009

42. Ratajczak P, Janin A, Peffault de Latour R, et al.: Th17/Treg ratio in human graft-versus-host disease. Blood. 2010; 116(7):1165-71

43. Chen X, Vodanovic-Jankovic S, Johnson B et al.: Absence of regulatory T-cell control of TH1 and TH17 cells is responsible for the autoimmune-mediated pathology in chronic graft-versus-host disease. Blood. 2007 Nov 15;110(10):3804-13

44. Broady R, Yu J, Chow V, Tantiworawit A, et al.: Cutaneous GVHD is associated with the expansion of tissue-localized Th1 and not Th17 cells. Blood. 2010; 116(25): 5748-51

45. Smith F, Thomson B. T-cell recovery following marrow transplant: experience with delayed lymphocyte infusions to accelerate immune recovery or treat infectious problems. Pediatr Transplant 1999; 3 (Suppl 1): 59–64

43. Chen X, Vodanovic-Jankovic S, Johnson B et al.: Absence of regulatory T-cell control of TH1 and TH17 cells is responsible for the autoimmune-mediated pathology in chronic graft-versus-host disease. Blood. 2007 Nov 15;110(10):3804-13

44. Broady R, Yu J, Chow V, Tantiworawit A, et al.: Cutaneous GVHD is associated with the expansion of tissue-localized Th1 and not Th17 cells. Blood. 2010; 116(25): 5748-51

45. Smith F, Thomson B. T-cell recovery following marrow transplant: experience with delayed lymphocyte infusions to accelerate immune recovery or treat infectious problems. Pediatr Transplant 1999; 3 (Suppl 1): 59–64

46. Sconocchia G, Fujiwara H, Rezvani K, Keyvanfar K, El Ouriaghli F, Grube M, Melenhorst J, Hensel N, Barrett AJ. G-CSF-mobilized CD34+ cells cultured in interleukin-2 and stem cell factor generate a phenotypically novel monocyte. J Leukoc Biol. 2004 Dec;76(6):1214-9

47. Schumm M, Lang P, Bethge W, Faul C, Feuchtinger T, Pfeiffer M, Vogel W, Huppert V, Handgretinger R. Depletion of T-cell receptor alpha/beta and CD19 positive cells from apheresis products with the CliniMACS device. Cytotherapy. 2013 Oct;15(10):1253-8.

48. Wolschke C, Stübig T, Hegenbart U, Schönland S, Heinzelmann M, Hildebrandt Y, Ayuk F, Atanackovic D, Dreger P, Zander A, Kröger N. Postallograft lenalidomide induces strong NK cell-mediated antimyeloma activity and risk for T cell-mediated GvHD: Results from a phase I/II dose-finding study. Exp Hematol. 2013 Feb;41(2):134-142

49. Stübig T, Badbaran A, Luetkens T, Hildebrandt Y, Atanackovic D, Binder TM, Fehse B, Kröger N. 5-azacytidine promotes an inhibitory T-cell phenotype and impairs immune mediated antileukemic activity. Mediators Inflamm. 2014;2014:418292

50. Iwata Y, Matsushita T, Horikawa M, Dilillo DJ, Yanaba K, Venturi GM, Szabolcs PM, Bernstein SH, Magro CM, Williams AD, Hall RP, St Clair EW, Tedder TF. Characterization of a rare IL-10-competent B-cell subset in humans that parallels mouse regulatory B10 cells. Blood. 2011 Jan 13;117(2):530-41. doi: 10.1182/blood-2010-07-294249

51. Noh J, Choi WS, Noh G, Lee JH. Presence of Foxp3-expressing CD19(+)CD5(+) B Cells in Human Peripheral Blood Mononuclear Cells: Human CD19(+) CD5(+) Foxp3(+) Regulatory B Cell (Breg). Immune Netw. 2010 Dec;10(6):247-9. doi: 10.4110/in.2010.10.6.247

52. Mensen A, Jöhrens K, Anagnostopoulos I, Demski S, Oey M, Stroux A, Hemmati P, Westermann J, Blau O, Wittenbecher F, Movassaghi K, Szyska M, Thomas S, Dörken B, Scheibenbogen C, Arnold R, Na IK. Bone marrow T-cell infiltration during acute GVHD is associated with delayed B-cell recovery and function after HSCT. Blood. 2014 Aug 7;124(6):963-72

11. Prävention und Therapie des Rezidivs nach allogener Stammzell-Transplantation

11.1. Einleitung

Fortschritte in der Supportivtherapie und der Behandlung von Infektionen einerseits sowie die Einführung der dosisreduzierten Konditionierung andererseits haben im vergangenen Jahrzehnt für einen deutlichen Rückgang der transplantationsassoziierten Morbidität und Mortalität (TRM) der allogenen Stammzelltransplantation (SZT) gesorgt. Dies hat dazu geführt, dass das Rezidiv der Grunderkrankung heute als die Hauptursache für ein Therapieversagen sowohl nach verwandter wie nach unverwandter SZT anzusehen ist [1]. Trotz zunehmendem Verständnis in die Mechanismen der Rezidiv-Entstehung ist es bis heute allerdings nicht gelungen, Standards für die Prävention und die Behandlung des Rezidivs zu definieren und die Behandlungsergebnisse langfristig zu verbessern. Das folgende Kapitel gibt einen Überblick über derzeit zur Verfügung stehende Strategien und die zugrunde liegenden Mechanismen.

11.2. Strategien zur Behandlung des Rezidivs

11.2.1. Absetzen der Immunsuppression

Wie in Kap. 11.2.2. ausführlich dargelegt, ist die allogene Immunreaktion zu einem wesentlichen Teil für den therapeutischen Effekt der SZT verantwortlich. Daher stellt das sofortige Absetzen der immunsuppressiven Medikation bei Patienten, die eine solche noch einnehmen, den ersten Schritt der Rezidivtherapie dar. Diese Maßnahme führt allein allerdings in den seltensten Fällen zu einem Ansprechen, auch wenn einige Erfolge bei der Behandlung von CML-Rezidiven, indolenten Lymphomen sowie anekdotisch auch bei anderen Erkrankungen berichtet wurden. Diese Fälle waren überwiegend mit der Entwicklung einer akuten GvHD assoziiert.

11.2.2. Transfusion von Spenderlymphozyten (DLT)

Die Rezidivtherapie mittels Transfusion von Spenderlymphozyten basiert auf der allogenen Immun-reaktion gegen die maligne Grunderkrankung, dem sogenannten *graft-versus-tumor* (GvT) bzw. *graft-versus-leukaemia* (GvL) Effekt: Bereits in den 1980er Jahren wurde das Ausbleiben einer *graft-versus-host*-Erkrankung (GvHD) als eindeutiger Risikofaktor für das Auftreten eines Rezidiv identifiziert [2]. Retrospektive Registeranalysen wiesen auf die Bedeutung der T-Lymphozyten des Spenders für die Kontrolle der Grunderkrankung hin, indem sie ein erhöhtes Rezidivrisiko für diejenigen Patienten mit CML und AML belegen konnten, die zur Prophylaxe einer GvHD T-Zell-depletierte Transplantate erhalten hatten [3, 4]. Diese Daten bestätigten ältere experimentelle und klinische Beobachtungen, die in der allogenen SZT eine Form der Immuntherapie gesehen hatten [5] und belegten die Existenz eines durch Immun-Effektorzellen vermittelten allogenen GvT-Effektes. Im Hundemodell konnte ferner gezeigt werden, dass durch die Übertragung von Spenderlymphozyten nach allogener SZT ein gemischter Chimärismus der Hämatopoese in einen kompletten überführt werden kann [6]. Diese Erkenntnisse bildeten die Grundlage für den Einsatz der DLT zur Therapie des Rezidivs nach allogener SZT, was auch als "adoptive Immuntherapie" bezeichnet wird. Der klinische Einsatz der DLT unmittelbar nach SZT wurde zunächst durch das Auftreten von schwerer GvHD kompliziert [2], ehe auf der Basis von Tierexperimenten ein zweizeitiges Vorgehen mit zeitlicher Trennung von Transplantation und späterer DLT als geeignete Vorgehensweise zum sicheren Einsatz allogener T-Zellen gefunden wurde (zusammengefasst in [6]). Auf der Grundlage dieser Daten wurden Ende der 1980er Jahre die ersten erfolgreichen Rezidivbehandlungen mit DLT durchgeführt [7, 8], wobei die chronische myeloische Leukämie (CML) als Modell einer immunsensitiven Erkrankung identifiziert wurde. In der Folgezeit konnte die Effektivität der Behandlung insbesondere bei der CML, in unterschiedlichem Ausmaß aber auch bei anderen Erkrankungen, von vielen Transplantationszentren weltweit bestätigt werden ([9, 10] ☞ Tab. 11.1). Dabei zeigte sich, dass die DLT insbesondere bei langsam proliferierenden Erkrankungen wie CML, indolenten

Lymphomen oder dem multiplem Myelom in der Lage ist, klinisch bedeutsame Remissionen zu erzielen. Bei Erkrankungen mit hoher Dynamik wie den akuten Leukämien gilt eine alleinige DLT ohne vorherige Induktion einer partiellen oder kompletten Remission dagegen als weitgehend wirkungslos, während durch eine DLT nach Induktion einer CR bei bis zu 50 % der Patienten langdauernde Remissionen erzielt werden [11]. Umgekehrt war eine DLT essentiell, um eine medikamentös induzierte Remission zu konsolidieren [12].

Diagnose	Patientenanzahl		Komplette Remission (%)
	eingeschlossen	auswertbar *	
CML			
Zytogenetisches Rezidiv	57	50	40 (80 %)
Hämatologisches Rezidiv	124	114	88 (77 %)
Akzeleration/ Blastenkrise	42	36	13 (36 %)
Polycythaemia vera/ MPS	2	1	1
AML/MDS	97	58	15 (26 %)
ALL	55	20	3 (15 %)
Multiples Myelom	25	17	5 (29 %)

Tab. 11.1: Klinischer Graft-versus-Leukämie-Effekt nach DLT: EBMT-95-Studie [9]. In die Analyse wurden 402 Patienten eingeschlossen, die nach allogener Transplantation und stattgehabtem Rezidivmit DLT behandelt worden waren. Patienten, die bereits auf Chemotherapie angesprochen hatten, wurden ausgeschlossen. *Nur Patienten, die mindestens 30 Tage nach DLT überlebten, galten als auswertbar bezüglich des Ansprechens der Therapie.

■ Effektormechanismen der GvT-Reaktion

Die dem GvT-Effekt zu Grunde liegenden Mechanismen sind bis heute nicht vollständig geklärt. Grundsätzlich handelt es sich um eine zellvermittelte Immunreaktion, jedoch besteht auf der Ebene der Effektor-Zellen weiterhin Unklarheit über die jeweilige Rolle von CD 4$^+$ bzw. CD8$^+$ T-Lymphozyten. Zytotoxische Wirkung gegen Leukämiezellen konnte für beide T-Zell-Subpopulationen nachgewiesen werden [13,14]. Andererseits

konnte ein Zusammenwirken beider Subpopulationen bei der Induktion einer antileukämischen Immunantwort gezeigt werden [14]. Neben der direkten zytotoxischen Wirkung wird ein Überwinden der T-Zell Erschöpfung, die infolge chronischer Antigen-Exposition entstehen kann und als ein an der Entstehung von Rezidiven beteiligter Mechanismus gilt, als ein Wirkmechanismus der durch Spenderlymphozyten vermittelten Wirkung gesehen [15]. Weitere mögliche Effektorzellen stellen NK-Zellen und NK-T-Zellen dar [16]. Eine große Bedeutung kommt auch den Antigenpräsentierenden Zellen, insbesondere den dendritischen Zellen (DC) zu, wobei die DC des Empfängers für die GvT-Reaktion die entscheidende Rolle spielen (zusammengefasst in [16]). *Major histocompatibility complex* (MHC) Klasse I und II Moleküle tragen zur Stimulation von T-Zellen des Spenders bei, zusätzlich ist die Expression von costimulatorischen Molekülen und Adhäsionsfaktoren auf den DC erforderlich. Interessanterweise scheinen bei myeloischen Leukämien, insbesondere der CML, DC leukämischen Ursprungs für die GvL Reaktion mit verantwortlich zu sein. Spontane oder Zytokin-getriggerte Differenzierung von myeloischen Blasten zu DC wurden beobachtet bzw. konnten in vitro induziert und mit einer besseren zellulären Immunantwort assoziiert werden. Möglicherweise liegt in der Fähigkeit der Blasten zur DC-Differenzierung und Antigen-Präsentation eine Erklärung für die größere Effektivität der DLT gegenüber myeloischen Leukämien begründet. Umgekehrt wurde eine verminderte Expression co-stimulatorischer Moleküle als ein *escape*-Mechanismus von Leukämien vor GvL-Reaktionen diskutiert.

Auf der Ebene der Ziel-Antigene kommen prinzipiell leukämiespezifische Antigene oder minor Histokompatibilitäts-Antigene (mHag) und geschlechtsspezifische H-Y Genprodukte, für die ein Mismatch zwischen Spender und Empfänger besteht und die im Idealfall nur auf hämatopoetischen Zellen exprimiert werden, in Betracht. In mehreren Studien konnte ein Ansprechen auf DLT mit der Präsenz von zytotoxischen T-Zellen korreliert werden, die gegen die Hämatopoesespezifischen mHag's HA1 und HA2 gerichtet waren (zusammengefasst in [17]).

Auf molekularer Ebene schließlich sind vor allem zwei Effektorsysteme für die Mediierung der GvT-

Reaktion von Bedeutung: Das Perforin/Granzyme-System und das Fas/FasLigand-System, wobei experimentelle Daten eine herausgehobene Rolle des Perforin-Systems favorisieren [18].

Tab. 11.2 fasst die verschiedenen Ebenen der Effektormechanismen zusammen.

Effektorzellen
• CD 4$^+$-T-Zellen
• CD 8$^+$-T-Zellen
• NK-Zellen
• NK-T-Zellen
Antigene Zielstrukturen
• Leukämie-spezifische Antigene (z.B.: WT1, PR-1, MAGE, das Proteinprodukt der bcr/abl Translokation)
• Allo-Antigene (minor Histokompatibilitäts-Antigene, H-Y Genprodukte)
- Ubiquitär
- Hämatopoese-spezifisch
Molekulare Effektorsysteme
• Perforin/Granzym-System
• Apoptose-induzierende Systeme
• Fas/FasLigand
• TNF-α
• TRAIL/TRAIL-Rezeptor

Tab. 11.2: Effektormechanismen der GvT/GvL-Reaktion.

■ Komplikationen der DLT

▶ GvHD

Klinisch liegt die Prävalenz der akuten und chronischen GvHD nach DLT bei 55-61 % [19]. Eventuelle HLA-Disparitäten zwischen Spender und Empfänger, die Intensität der Konditionierung sowie das Ausmaß der T-Zell-Depletion vor der SZT, der zum Zeitpunkt der DLT bestehende T-Zell-Chimärismus sowie der zeitliche Abstand zur Transplantation und insbesondere die Menge der übertragenen T-Zellen stellen Risikofaktoren einer GvHD Entwicklung dar [20]. Interessanterweise scheint die GvHD nach DLT leichter zu kontrollieren als nach der initialen Transplantation, da nur in weniger als 10 % tödliche Verläufe berichtet wurden [19]. Dennoch ist die GvHD für einen wesentlichen Teil der Morbidität und Mortalität der

DLT verantwortlich. Eigenen Erfahrungen zufolge wird eine GvHD nach DLT insbesondere bei den akuten Leukämien ganz entscheidend durch das Auftreten von Infektionen beeinflusst, weshalb die prophylaktische Gabe von Antibiotika, Antimykotika und Virustatika in unseren Zentren fester Bestandteil der adoptiven Immuntherapie ist.

▶ Myelosuppression

Neben der GvHD stellt die Entwicklung einer Myelosuppression eine weitere ernstzunehmende Komplikation der DLT, insbesondere bei der CML dar. In etwa einem Drittel der Patienten mit hämatologischem Rezidiv kommt es zu Zytopenien in einer oder mehreren Zellreihen, welche auch bei Ansprechen des Rezidivs länger andauern können [9]. Patienten mit anderen Erkrankungen sind seltener betroffen; Zytopenien treten hier in der Regel als Folge der begleitenden bzw. vorangegangenen Chemotherapie auf. Persistierende Zytopenien können mit Wachstumsfaktoren Transfusion von mit G-CSF mobilisierten Stammzellen des Spenders behandelt werden. Bei Patienten mit chronischer GvHD spricht die Myelosuppression nach unseren Erfahrungen am besten auf eine Therapie der GvHD mit Steroiden an.

■ Ansätze zur Erhöhung von Effektivität und Sicherheit der adoptiven Immuntherapie

Zur Verbesserung der Ergebnisse nach DLT sind zahlreiche Modifikationen der klassischen, unmanipulierten DLT entwickelt worden, die zum einen eine Erhöhung der Effektivität gegen die Grunderkrankung zum Ziel hatten, zum anderen eine Reduzierung der in aller Regel mit einem therapeutischen Effekt einhergehenden GvHD und damit eine funktionelle Trennung von GvHD und GvT Reaktion anstrebten.

▶ Erhöhung der Effektivität der DLT

Eine Verstärkung der GvT-Reaktion *in vivo* erscheint zum einen durch die systemische Gabe von Zytokinen möglich. Der Einsatz von IL2 wurde von Slavin und Mitarbeitern eingeführt [7] und beruht auf einer Stimulation der allogenen T-Zellen sowie einer Aktivierung von NK- und LAK-Zellen. (Ifn-α) wurde in Kombination mit DLT bei der Behandlung der rezidivierten CML eingesetzt. Während einige auf DLT allein refraktäre Patienten auf die Kombination ansprachen, waren die

Gesamtergebnisse im retrospektiven Vergleich allerdings nicht besser als unter DLT ohne Ifn-α. In Kombination mit GM-CSF induzierte Ifn-α *in vitro* potente GvL-Effekte [22] und führte *in vivo* bei einigen Patienten zu anhaltenden Remissionen (Kolb et al., unveröffentlichte Daten; [23]). GM-CSF wurde ebenfalls klinisch eingesetzt, um die Effektivität der adoptiven Immuntherapie zu erhöhen. *In vitro* vermag GM-CSF in Kombination mit anderen Zytokinen (IL4, TNF-α, SCF, Flt3L) die Differenzierung von AML-Blasten zu potenten Antigen-präsentierenden Zellen zu induzieren und somit einen wesentlichen Resistenzmechanismus leukämischer Blasten zu durchbrechen [24]. Die Bedeutung dieses Mechanismus *in vivo* wird gegenwärtig in klinischen und experimentellen Studien untersucht.

Eine unspezifische *ex vivo*-Aktivierung von Spenderlymphozyten ist u.a. durch Stimulation mit CD3/CD28 beladenen *beads* möglich. Porter et al. berichteten über verbesserte Ergebnisse nach DLT mit auf diese Weise aktivierten Spenderzellen [25]. Kultivierung von Lymphozyten in Gegenwart von IL2, IFNγ und anti-CD3 führte zur Generierung von „cytokine-induced killer cells" (*CIK cells*), die ebenfalls eine höhere Aktivität als unmanipulierte T-Zelln aufwiesen [26]. Schließlich konnte die Effektivität einer DLT durch die gleichzeitige Blockade von CTLA4 und damit eines immunregulierenden Signalweges mit dem monokolonalen Antikörper Ipilimumab verbessert werden [27].

Die Selektion und gezielte Expansion von spezifischen zytotoxischen Lymphozyten (CTL) gegen die malignen Zellen stellt eine attraktive Möglichkeit für eine gezielte und effektive zelluläre Immuntherapie dar. Potentielle Zielstrukturen sind u.a. Leukämie-assoziierte Antigene wie das bcr/abl-Fusions-Transkript oder WT1, oder Immunglobulin-Idiotypen (zusammengefasst in [16]). Andere Ansätze erproben eine Verbesserung der spezifischen T-Zell-Antwort durch Vakzinierung mit tumorassoziierten Antigenen [28], befinden sich jedoch noch in einem experimentellen Stadium. Dagegen liegen bereits erste klinische Daten zum Einsatz von CTL gegen minor Histokompatibilitäts-Antigene vor, von denen einige selektiv nur auf hämatopoetischen Zellen exprimiert sind [29,30]. Bevor diese Strategien abschließend bewertet werden kann, müssen allerdings Ergeb-

nisse von Studien an größeren Patientenkollektiven sowie Langzeitresultate abgewartet werden.

▶ Trennung von GvHD und GvT/GvL-Effekt

Eine stufenweise Eskalation der Lymphozyten-Dosis bietet zumindest bei langsam proliferierenden Erkrankungen wie der CML die Möglichkeit, einen GvL-Effekt ohne erhöhtes GvHD-Risiko zu erreichen. Neben der langsameren Dynamik erscheint die CML auch deshalb für ein solches Vorgehen geeignet, weil mit der PCR für das bcr/abl-Fusionsgen eine hochsensitive Methode zum frühzeitigen Erkennen und engmaschigen Monitoring eines Rezidivs zur Verfügung steht. Nachdem in jüngerer Zeit auch für andere Erkrankungen zyto- oder molekulargenetische sowie immunphänotypische Marker einer minimalen Resterkrankung herausgearbeitet werden konnten, lässt sich das Prinzip der Dosiseskalation bei früh erkanntem Rezidiv möglicherweise auf andere Erkrankungen übertragen (vgl. Kap. 11.4.).

Ein alternativer Ansatz besteht in der Depletion von definierten lymphozytären Subpopulationen aus dem DLT-Präparat. Die Entfernung von CD8+ Zellen aus DLT-Präparaten führte zu einer Reduktion der GvHD ohne Abnahme des GvL-Effektes [31]. Randomisierte Studien, die eine definitive Bewertung dieser Vorgehensweise erlauben würden, liegen jedoch nicht vor. Eine vielversprechende Weiterentwicklung der Depletions-Strategie bietet die selektive Entfernung alloreaktiver, also potentiell GvHD-versuchender, T-Zellen [32,33].

Weiterhin stellt die oben erwähnte Generierung spezifischer CTL eine Möglichkeit zur Trennung von GvT und GvHD Reaktion dar. Im Idealfall werden dabei nur die Effektorzellen der GvT-Reaktion transfundiert, während GvHD-auslösende Zellen nicht übertragen werden. Alternativ wird derzeit die Transfusion von regulatorischen T-Zellen im Kontext der DLT untersucht. Diese (CD4$^+$/CD25$^+$) Untergruppe der T-Zellen hat sich in Tierexperimenten als hochpotent zur Prophylaxe der GvHD erwiesen und stellt einen attraktiven Ansatz für die selektive Kontrolle der alloreaktiven Spenderlymphozyten dar [34].

Ein theoretisch sehr eleganter Ansatz zur Lösung des Problems der GvHD nach DLT wurde mit der in *vitro*-Insertion eines "Suizid-Gens" in die Spenderlymphozyten vor Transfusion entwickelt. Erste klinische Erfahrungen wurden bereits mit Spenderzellen gesammelt, die mit der Thymidin-Kinase des Herpes simplex Virus (HSV Tk) transfiziert wurden. Dieses Gen macht die Zellen empfindlich für Ganciclovir, mit dem beim Auftreten einer GvHD oder nach Erreichen des gewünschten therapeutischen Effektes eine selektive Ausschaltung der transfundierten Spenderlymphozyten möglich ist [35]. Allerdings ist dieser Ansatz äußerst aufwendig und bedarf noch langwieriger Optimierungsarbeit, bevor ein Eingang in die klinische Routine denkbar wäre.

Ansätze zur Erhöhung der zytotoxischen Wirkung der DLT
• Begleitende Therapie mit immunmodulierenden Zytokinen und Wachstumsfaktoren (GM-CSF, LI2, IFNα)
• Ex vivo Aktivierung und Expansion alloreaktiver Spenderzellen durch Co-Stimulation
• Generierung von spezifischen zytotoxischen T-Zellen gegen Tumor-Antigene oder minor histocompatibility Antigene.
• Infusion selektionierter T-Zell-Subpopulationen (CD4+, CD8+; CD4+/CD25+ - Depletion)
• Manipulation von Antigen-präsentierenden Zellen (APC); Generierung von APC aus leukämischen Blasten
• Gleichzeitige Gabe von tumorspezifischen Vakzinen
• Rekrutierung von T-Zellen an die Tumorzellen durch Generierung von T-Zellen mit chimären Antigen-Rezeptoren oder durch bi- oder trispezifische Antikörper
• Gleichzeitige Blockade immunregulierender Signalwege (CTLA4, PD1/PD1-L)
• Einführung anderer Effektorzell-Populationen (NK-Zellen, dendritische Zellen)
Ansätze zur Trennung von GvHD und GvT
• Mehrfachtransfusionen von Spenderlymphozyten mit stufenweise Dosis-Eskalation
• Depletion oder Inaktivierung alloreaktiver T-Zellen vor DLT (photochemische Inaktivierung, Chemotherapie, Bestrahlung)
• Einführung von Suizid-Genen in die Spenderzellen
• Gleichzeitige oder vorherige Infusion von regulatorischen T-Zellen
• Generierung von Th2-Typ T-Zellen

Tab. 11.3: Strategien zur Verbesserung der DLT-Ergebnisse. Modifiziert nach [21].

Schließlich erscheint eine bessere Ausnutzung der NK-Zell-Aktivität gegen leukämische Zellen mit differenten MHC I- Molekülen als eine Option zur Trennung von GvHD und GvL, da NK-Zellen keine GvHD induzieren, während eine NK-Allo-reaktivität in haploidentischen, aber auch in unverwandten, MHC-gematchten Spender/Empfängerpaaren nachgewiesen wurde [36].

Tab. 11.3 fasst einige der aktuellen Strategien zusammen.

11.2.3. Allogene Zweit-Transplantation

Etliche Fallserien und Registerstudien berichten über die Ergebnisse nach zweiter allogener Transplantation (zusammengefasst in [38]). In den frühen Jahren galt vor allem die hohe transplantationsassoziierte Mortalität (TRM, 30-50 %) einer zweiten myeloablativen Konditionierung als Hindernis für eine zweite SZT. Weiterhin limitierte die hohe Rezidivraten, die regelhaft mit >40 %, in manchen Serien mit >60 % angegeben werden. Mit der Einführung reduzierter Konditionierungsregime konnte die TRM der allogenen Zweittransplantation deutlich gesenkt werden. Die Grenze zwischen einer "echten" Zweittransplantation vom gleichen Spender und den oben erwähnten DLT-Ansätzen, bei denen PBSC-Präparate an Stelle von Lymphozyten verwendet werden, sind allerdings fließend. Üblicherweise wird eine zytoreduktive Vorbehandlung sowie die Verabreichung einer immunsuppressiven GvHD-Prophylaxe als Kriterium der Zweittransplantationen angesehen. Wegen der weiterhin hohen Rezidivraten konnte allerdings bislang noch keine Verbesserung der Langzeitergebnisse durch eine Zweittransplantation nach reduzierter Konditionierung gezeigt werden.

Ähnlich wie bei der DLT stellen die Remissionsdauer nach erster und das Stadium bei zweiter SZT entscheidende Einflussgrößen für das Überleben der Patienten nach einer allogenen Zweittransplantation dar. Bei Zweittransplantation in Remission können dabei ermutigende Langzeitergebnisse erzielt werden [12]. In den bislang publizierten Se]rien werden fast ausschließlich Zweittransplantationen von Geschwisterspendern berichtet. In der größten retrospektiven Serie, die auch Zweittransplantation von unverwandten Spendern einschloss, konnten weitgehend identische Ergebnisse beobachtetwerden [37]. In dieser Studie wurde außerdem die Frage untersucht, ob ein Wechsel des Spenders, über eine Erhöhung der GVT Reaktion, die Langzeitresultate verbessern konnte. Dies konnte zwar in der multivariaten Analyse nicht signifikant gezeigt werden, allerdings wurde bei unverwandter Ersttransplantation ein Trend zur Verbesserung des Überlebens bei Spenderwechsel gesehen. In einer konsequenten Weiterentwicklung der Überlegung, durch eine höhere HLA-Disparität eine Verbesserung der allogenen Immunreaktion zu erzielen, wird derzeit der Wechsel auf einen haploidentischen Spender geprüft. In einer Pilotstudie konnten hierbei ermutigende Ergebnisse gezeigt werden [38]. Weiterhin ungelöste Fragen im Kontext der Zweittransplantation betreffen die Auswahl der Stammzellquelle, des Konditionierungsregimes und der Immunsuppression.

11.2.4. Einsatz neuer Medikamente

Zur initialen Proliferationskontrolle der rezidivierten Grunderkrankung werden klassischerweise dieselben Zytostatika eingesetzt, die in der konventionellen Behandlung verwendet werden. Dabei ist der Einsatz dieser Substanzen oft durch ihre Toxizität limitiert. Transplantierte Patienten weisen in der Regel eine sehr hohe Empfindlichkeit sowohl für Knochenmarkstoxizität (hohe Aplasiegefahr!) als auch für Organtoxizitäten (v.a. Leber und Niere als Folge der intensiven Vor- und Begleittherapien der allogenen SZT) auf. Vor diesem Hintergrund erscheint der Einsatz der neuen, auf molekulare Zielstrukturen gerichteten Mediakamente wie Tyrosin-Kinase-Inhibitoren (TKI), demethylierende oder anti-angiogenetische Substanzen oder Inhibitoren der Histon-Deacetylase praktikabel und vielversprechend. Aufgrund der immunmodulatorischen Eigenschaften einiger dieser Substanzen erscheinen sogar Synergismen der neuen Substanzen mit der allogenen Immunreaktion möglich: 5-Azacytidin kann die Expression von Tumor-assoziierten Antigenen und damit die Immunogenität maligner Zellen fördern, für Thalidomid und Lenalidomid wurden Effekte auf T- und NK-Zellen beschrieben. Darüber hinaus vereinen die neuen Medikamente häufig eine der konventionellen Chemotherapie zumindest vergleichbare Effektivität mit einem wesentlich günstigeren Toxizitätsprofil und ermöglichen daher in vielen Fällen eine ambulante Therapie.

Krankheitsspezifische Details des Einsatzes der verschiedenen Substanzen werden in den jeweiligen Abschnitten in Kap. 11.3. besprochen. Allgemein lässt sich aber die Aussage treffen, dass zum einen auch die molekularen Therapien bislang nicht in der Lage waren, als alleinige Therapie Langzeitremissionen oder Heilungen zu induzieren. Zum anderen gilt auch bezüglich dieser Substanzen, dass transplantierte Patienten eine niedrigere Toxizitätsschwelle aufweisen, was z.T. eine erheblichen Dosisreduktion erfordert (Beispiel: Lenalidomid bei rezidiviertem multiplem Myelom).

11.3. Klinische Daten zur krankheitsspezifischen Rezidivtherapie

Mit der zunehmenden Diversifizierung der Konditionierungsregime, mit der Entwicklung krankheitsspezifischer molekularer Therapiestrategien und mit dem zunehmenden Einblick in die Biologie der verschiedenen Erkrankungen einerseits sowie der GvT-Mechanismen geht auch eine zunehmend differenzierte und individualisierte Rezidivtherapie einher. Für alle Erkrankung und Therapiestrategien gelten jedoch die Dauer des Intervalls zwischen Transplantation und Rezidiv sowie die Tumormasse bzw. das Ausmaß der Knochenmarksinfiltration als wesentliche Risikofaktoren. Ein Rezidiv, welches innerhalb der ersten 6 Monate nach SZT auftritt, weist im Regelfall eine sehr ungünstige Prognose auf.

11.3.1. Chronische myeloische Leukämie (CML)

Die rezidivierte CML nach allogener SZT stellt die klassische Indikation zur DLT dar. Übereinstimmend berichten die Studien der EBMT [9] und den USA [10] über hohe Ansprechraten und lang anhaltende Remissionen, wobei das Stadium der Erkrankung zum Zeitpunkt der DLT den prognostisch entscheidenden Parameter darstellt (☞ Tab. 11.1): Nach DLT im molekularen oder zytogenetischen Rezidiv werden in über 80 % der Fälle molekulare Remissionen erreicht. Bei Therapie im hämatologischem Rezidiv erreichen die Patienten in chronischer Phase signifikant bessere Ergebnisse als in Akzeleration oder Blastenkrise (☞ Abb. 11.1). Dies wird zumindest partiell mit der Kinetik des GvL-Effekt begründet: Aus molekular- und zytogenetischen Verlaufsuntersuchungen ist bekannt, dass sich komplette Remissionen nach DLT allmählich über Wochen bis Monate entwickeln [16, 39, 40]. Die rasche Dynamik einer akzelerierten oder blastär transformierten CML lässt für diese Entwicklung in vielen Fällen nicht ausreichend Zeit.

Voraussetzung für ein Ansprechen im Sinne eines allogenen GvL-Effektes ist ein trotz aufgetretenem Rezidiv persistierender (gemischter) Chimärismus beim Empfänger, insbesondere im T-Zell-Kompartiment [41]. Weitere Determinanten sind die Dauer zwischen Diagnose und Transplantation sowie zwischen Transplantation und Rezidiv (mit besseren Ergebnissen für frühe Transplantation und spätes Rezidiv), die Beziehung zum Spender - bei eineiigen Zwillingen wurde kein Ansprechen gesehen, bei HLA-identischem Familienspender waren die Ergebnisse besser als bei Fremdspendern - und die Entwicklung einer GvHD nach DLT, die in 40-55 % der Fälle auftritt [16]. Sowohl in der europäischen als auch in der amerikanischen Studie bestand eine klare Korrelation zwischen dem Schweregrad der GvHD und dem GvL-Effekt. Allerdings wurde auch bei Patienten ohne GvHD ein Ansprechen gesehen, sodass eine Trennung der beiden Ausdrucksformen der allogenen Immunreaktion - GvHD und GvL-Effekt - prinzipiell möglich erscheint (☞ Tab. 11.4).

Grad der akuten GvHD	Patientenanzahl eingeschlossen	Komplett-remissionen (%)
0	115	58 (50 %)
I	40	30 (75 %)
≥ II	85	72 (85 %)

Tab. 11.4: Zusammenhang von GvHD und GvL-Effekt (EBMT-95-Studie). Die Häufigkeit des Ansprechens korrelierte mit dem Schweregrad der GvHD. Bei erstgradiger GvHD lag die Ansprechrate bei 75 %, während 85 % der Patienten mit höhergradiger GvHD eine Remission erreichten. Andererseits sprachen auch 50 % der Patienten ohne GvHD auf die DLT an.

Nachdem die GvHD einerseits mit besserem Ansprechen andererseits aber auch mit höherer TRM assoziiert ist [42], wurden verschiedene Strategien zur Separation von GvHD und GvL-Reaktion entwickelt [31, 35, 43]. 1995 wurde von Mackinnon die mehrfache DLT mit stufenweise Erhöhung der T-Zell-Dosierung eingeführt. Hier-

bei trat unterhalb einer Dosis von 1×10^7 T-Zellen/kg Körpergewicht des Empfängers bei 10 Patienten kein GvL-Effekt auf, während 8 von 12 Patienten, die exakt diese Dosis erhalten hatten, eine komplette Remission erreichten, wobei sich nur in einem Fall eine GvHD entwickelte. Eine retrospektive Studie der EBMT mit 298 Patienten identifizierte eine Grenzdosierung von 2×10^7 mononukleärer Zellen/kg bei der ersten Gabe. Oberhalb dieser Dosis fand sich bei gleichbleibender antileukämischer Effektivität eine signifikant erhöhte GvHD-Rate, die zu einer deutlichen Erhöhung der TRM und damit einhergehender Verkürzung des Überlebens führte. Auf der Grundlage dieser Daten wird derzeit die initiale Gabe von 1×10^7 CD3+ Zellen/kg bei denjenigen Patienten empfohlen, die 3 Monaten nach Absetzen der Immunsuppression in der quantitativen PCR einen persistierenden oder ansteigendem Nachweis der bcr/abl-Translokation aufweisen. Für Patienten mit unverwandtem Spender werden niedrigere Initialdosen von minimal 1×10^6 CD3+ Zellen/kg empfohlen. Bei Persistenz der Leukämie und Ausbleiben einer klinisch relevanten GvHD werden weitere Transfusionen von Spenderzellen in höheren Dosierungen (z.B. zunächst die fünffache, bei einer evtl. dritten Gabe die zehnfache Menge der Anfangsdosis) verabreicht. In einer EBMT-Analyse von 2002 [42] lag der durchschnittliche Abstand zwischen den Gaben bei 48 Tagen. Tyrosin-Kinase-Inhibitoren (TKI) wie Imatinib oder die Zweit- und Drittgenerationspräparate Dasatinib, Nilotinib und Ponatinib stellen eine wirksame Alternative zur DLT ohne das Risiko einer GvHD dar. Bei Patienten, die vor der SZT keine Resistenz auf TKI ausgebildet hatten, sind unter Imatinib Ansprechraten bis 70 % zu erwarten. Unter fortgesetzter Therapie werden in der Regel Langzeitremissionen erreicht, eine Ausheilung erscheint allerdings unter alleiniger TKI-Gabe nicht möglich. Bezüglich der Ergebnisse einer Imatinib- Therapie bei Patienten, die vor der SZT ein ungenügendes Ansprechen oder eine Resistenz auf Imatinib und/oder andere TKI gezeigt hatten, stehen ebenso nur wenige Daten zur Verfügung wie bezüglich der Effektivität der Zweitgenerations-Substanzen für die Behandlung des Rezidivs nach allogener SZT. Obwohl keine prospektiven Studien hierzu vorliegen, wird für diese Patienten, ebenso wie für Patienten mit Rezidiven in Akzeleration oder Blastenkrise, die Kombination aus einem TKI und nachfolgender DLT eingesetzt. In diesem Zusammenhang muss allerdings auf Daten hingewiesen werden, die einen negativen Effekt der TKI auf die T-Zell Reaktivität nahelegen. Diskutierte Mechanismen sind zum einen die Entziehung von CML-Vorläuferzellen aus dem aktiven Zellzyklus, was eine geringere Empfindlichkeit gegenüber der zellulären Zytotoxizität verursachen könnte. Zum anderen konnten in vitro eine direkte Inhibierung der T-Zell-Funktion und die Induktion von Apoptose aktivierter T-Zellen durch TKI gezeigt werden [44].

Alternative Strategien zur Rezidivbehandlung für Patienten, für die DLT und TKI nicht zur Verfügung stehen bzw. ineffektiv sind, bestehen in der Gabe von Interferon alpha oder Vakzinierungsansätzen. Der Einsatz von immunmodulierenden Zytokinen wurde darüber hinaus auch erfolgreich zur Wirkungsverstärkung der DLT erprobt [45].

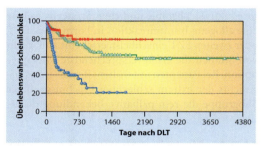

Abb. 11.1: Überleben nach Therapie von rezidivierter CML nach allogener Stammzelltransplantation mit DLT in Abhängigkeit vom Stadium der Erkrankung zum Zeitpunkt der Rezidivdiagnose (EBMT-95-Studie). Oberste Kurve: Molekulares und zytogenetisches Rezidiv (n = 62); mittlere Kurve: Hämatologisches Rezidiv (n = 133); untere Kurve: Akzeleration oder Blastenkrise (n = 42).

11.3.2. Akute myeloische Leukämie (AML)

Die Ergebnisse der Rezidivtherapie bei der AML sind insgesamt unbefriedigend. Die klinische Evidenz für die Existenz eines GvL-Effektes bei der AML stützt sich auf die erhöhte Rezidivrate nach Transplantation von einem syngenen Spender oder mit einem T-Zell depletierten Transplantat, bzw. bei Ausbleiben einer akuten oder chronischen GvHD [50], weshalb Strategien unter Einschluss von Spenderzellen nach wie vor das zentrale Element der Therapie darstellen.

Die Rolle der DLT wurde bislang vor allem in retrospektiven Analysen untersucht. In der EBMT-Studie von 1995 erreichten 26 % der Patienten mit rezidivierter AML oder myelodysplastischem Syndrom (MDS), die DLT erhielten, ohne vorher mit Chemotherapie behandelt worden zu sein bzw. auf eine Chemotherapie angesprochen zu haben, eine komplette hämatologische Remission. Vorbehandlung mit Chemotherapie erhöhte die Ansprechraten auf 37 % bis 54 % [9, 10]. Die DLT erfolgte hierbei entweder im Nadir nach Chemotherapie oder als Konsolidierung nach Remissionsinduktion durch Zytostatika. Eine Folgestudie der EBMT verglich das Überleben von Patienten nach erstem hämatologischem Rezidiv nach alloSZT, die mit (n=171) oder ohne (n=228) Einsatz von DLT behandelt worden waren [11]. Dabei war eine DLT signifikant mit einem besseren Überleben assoziiert (Median: 21 vs. 9 Monate). Weitere günstige Faktoren waren ein Alter <37 Jahre und eine Remissionsdauer >5 Monate. Unter den Patienten, die eine DLT bekommen hatten, erwiesen sich eine Leukämielast <35 % im Knochenmark, weibliches Geschlecht, eine günstige Zytogenetik und die erfolgreiche Induktion einer Remission vor der DLT als entscheidende Variablen. Insbesondere die Überlebensrate von >50 % nach zwei Jahren unter den Patienten, welche DLT in Remission erhielten, weist auf die Bedeutung einer zytoreduktiven Therapie vor adoptiver Immuntherapie hin. Diese Beobachtung wurde auch von einer prospektiven Studie [46] sowie einer retrospektiven Analyse zur Rezidivtherapie nach reduzierter Konditionierung [12]. Im Gegensatz dazu erwies sich die DLT in allen Studien als wirkungslos, wenn sie Patienten mit unkontrollierter aktiver AML verabreicht wurde. Leider existieren bei der AML keine zuverlässigen Zahlen bezüglich der bei der DLT verabreichten Zellmengen und die Anzahl der Transfusionen.

Das klinisch häufig auftretende Problem der Aplasie als Folge der zytoreduktiven Chemotherapie erfordert ggf. den zusätzlichen Einsatz von hämatopoetischen Stammzellen des Spenders zusätzlich zur DLT, um eine Regeneration der Blutbildung sicherzustellen. Dieser Ansatz wurde in der oben erwähnten prospektiven Studie untersucht, die den Einsatz von intensiver Chemotherapie, gefolgt von einer Transfusion von G-CSF mobilisierten peripheren Blutstammzellen (PBSC) anstelle von un-stimulierten Lymphozyten prüfte [46]. Dabei ent-hielten die Stammzellpräparate im Vergleich zu den bei der DLT üblichen Dosierungen wesentlich größere Mengen von, allerdings mit G-CSF vorbe-handelten, Lymphozyten. In dieser Analyse konn-te die Durchführbarkeit dieses Ansatzes gezeigt werden; die klinischen Ergebnisse unterschieden sich letztlich nicht wesentlich von den für die Be-handlung mit DLT berichteten Resultaten.

Eine weitere Studie untersuchte den zusätzlichen Einsatz von GM-CSF nach zytoreduktiver Thera-pie und Gabe von nicht Lymphozyten-depletier-ten Stammzellpräparaten. Rationale war der in vi-tro beobachtete Effekt einer verbesserten Antigen-Präsentation durch mit GM-CSF vorbehandelte Leukämiezellen. Vierzehn von 21 auswertbaren Patienten erreichten eine CR am Tag +30 nach Spenderzell-Gabe. Unter diesen Patienten wurde ein klar mit der Entwicklung einer cGvHD assozi-iertes Langzeitüberleben von 45 % beobachtet [47].

Alternative Strategien für die Rezidivbehandlung bestehen insbesondere in Form einer zweiten allo-genen Stammzelltransplantation. Waren diese frü-her mit einer extremen therapieassoziierten Mor-talität belastet [48-50], so ergibt sich heute mit dem Einsatz von dosisreduzierten Konditionie-rungsschemata eine neue, weniger toxische Thera-pieoption [51, 52]. Die vorliegenden retrospekti-ven Registeranalysen berichten ein Langzeitüber-leben von 18-41 % [zusammengefasst in[53]). In diesen Studien wurden nahezu ausschließlich Pa-tienten mit einem verwandten Spender analysiert. Eine aktuelle Studie des Deutschen Stammzellregi-ster berichtete erstmals eine größere Serie unver-wandter Zweittransplantationen; die Toxizität er-schien dabei gegenüber der verwandten Situation nicht erhöht, auch bezüglich des Langzeitüberle-bens wurden vergleichbare Ergebnisse berichtet [37]. Die oben erwähnte Studie zur haploidenti-schen Zweittransplantation umfasste auch Patien-ten mit AML, deren Zahl jedoch für eine separate Analyse und abschließende Bewertung nicht aus-reichte.

Moderne Medikamente mit neuen Wirkmecha-nismen, wie TKI oder demethylierende Substan-zen, haben die Möglichkeiten der Rezidivbehand-lung der AML nach allogener SZT in den vergange-

nen Jahren erweitert. Die meisten Daten stehen derzeit für 5-Azacytidin zur Verfügung, welches neben seiner antileukämischen auch immunmo-dulatorische Effekte aufweist (s.o.) Eine Pilotstu-die des MD Anderson Cancer Centers zeigte eine Langzeitremissionsrate von 20 % bei Patienten mit sich langsam entwickelndem Rezidiv. In Kombi-nation mit DLT wurde die Substanz in Studien der Universität Freiburg bzw. Düsseldorf getestet. Da-bei wurde ein Ansprechen in etwa 2/3 und eine Langzeitremission in 16 bzw. 20 % der Patienten erreicht. Das mediane Überleben lag in beiden Stu-dien allerdings unter 6 Monaten [54, 55]. Für Pa-tienten mit einer Mutation im FLT3-Gen stellen Multi-Kinase-Inhibitoren wie Sorafenib oder Quizartinib möglicherweise eine Option dar, wo-bei in der Monotherapie zwar ein gutes Ansprechen, aber keine Langzeitremissionen beobachtet wurden [56].

Zusammenfassend lässt sich momentan keine Standard für die Therapie des Rezidivs der AML nach allo SZT festlegen. Die Kombination aus zy-toreduktiver Therapie und einer Strategie, welche eine allogene Immunreaktion in Form einer DLT oder zweiten SZT einschließt, erscheint außerhalb von Studien die erfolgversprechendste Therapie-option. Bei Patienten mit frühem Rezidiv muss an-gesichts der extrem schlechten Ergebnisse dieser Subgruppe die rein palliative Behandlung disku-tiert werden.

11.3.3. Akute lymphatische Leukämie (ALL)

Das Rezidiv einer ALL nach allogener SZT hat eine äußerst schlechte Prognose. Prinzipiell scheint der allogene GvL-Effekt auf die ALL im Vergleich zu den myeloischen Leukämien schwächer ausge-prägt zu sein [3]. Allerdings gibt es Hinweise auf eine verminderte Rezidivrate nach Auftreten von akuter GvHD, insbesondere bei nachgewiesener minimaler Resterkrankung [57]. Auch der pro-phylaktische Einsatz von DLT in der Remission nach allogener Transplantation lieferte ermuti-gende Hinweise auf eine GvL-Reaktion gegen die Philadelphia Chromosom positive ALL [58]. Den-noch zeigten die großen retrospektiven Studien nur minimale Effekte der DLT auf die rezidivierte ALL nach Transplantation. Derzeit besteht keine Klarheit darüber, ob die enttäuschenden Ergebnis-se Ausdruck einer krankheitsspezifischen Immunresistenz oder lediglich Resultat der schnellen Proliferation der akuten Leukämie sind.

In einer aktuellen Registeranalyse analysierte die EBMT über 450 rezidivierte ALL-Patienten, die in Remission transplantiert worden waren. 13 % der Patienten hatten eine rein supportive Therapie erhalten, 43 % eine zytoreduktive Chemotherapie, 23 % eine DLT mit oder ohne vorangegangene Chemotherapie, und 20 % eine zweite SZT. Das mediane Überleben nach dem Rezidiv lag bei 5,5 Monaten. Transplantation in CR2/3, eine kürzere Remission nach der SZT und >10 % Blasten im peripheren Blut zum Zeitpunkt des Rezidivs waren ungünstige Faktoren. Lag allerdings maximal einer dieser Faktoren vor, so konnte immerhin ein Überleben von 30 % nach zwei Jahren beobachtet werden. Die retrospektive Natur dieser bislang größten analysierten Serie ließ leider keine Schlussfolgerungen auf die optimale Rezidivtherapie zu [59]. In der oben erwähnten deutschen Retrospektive lag das Gesamtüberleben der ALL-Patienten zwei Jahre nach Zeittransplantation identisch zur AML bei etwa 25 % [37].

Neuere Medikamente sind in der Rezidivtherapie der ALL nach allogener SZT bislang kaum systematisch untersucht worden. Sicherlich bietet die Therapie mit TKI, allein oder in Kombination mit DLT oder einer Zweit-Transplantation bei Philadelphia-Chromosom positiver ALL eine Möglichkeit, die Ergebnisse bei dieser Untergruppe zu verbessern. Für Imatinib wurde dies bereits prospektiv gezeigt [60], für die neueren TKI liegen Einzelfallberichte vor. Große Hoffnungen werden, insbesondere bei PH-negativer ALL, auf neue, immunologisch basierte Therapieverfahren gesetzt: Zum einen konnten mit dem bi-spezifischen Antikörper Blinatumomab bei einzelnen Patienten langdauernde Remissionen erzielt werden [61]. Zum zweiten waren T-Zellen, die mit einem CD19-spezifischen chimären Antigen-Rezeptor transduziert worden waren (CAR-T-Cells), unter anderem bei Patienten im Rezidiv nach allogener SZT höchst effektiv [62]. Weitere Studien werden die Effektivität dieser Ansätze und die Anwendbarkeit bei einem breiteren Patientenkollektiv zeigen müssen.

11.3.4. Multiples Myelom (MM)

Nach Einführung der reduzierten Konditionierung in die allogene SZT des MM konnte die TRM eindrucksvoll gesenkt werden; allerdings liegt die Rezidivrate etwa bei 50 % nach drei Jahren. Bei insgesamt relativ schwacher Datenlage kann für das MM eine mäßige Effektivität der DLT festgestellt werden. Ansprechraten von 36-52 % im Sinne von kompletter oder partieller Remission wurden berichtet [63, 64], wobei ein Teil der Patienten DLT in Kombination mit Chemotherapie erhielt, was die Ansprechraten verbesserte. Remissionen konnten nur nach Transfusion von mehr als 1×10^8 T-Zellen/kg beobachtet werden und waren außerdem mit dem Auftreten von akuter und chronischer GvHD korreliert. Das ereignisfreie Überleben nach einem Jahr lag bei 13 % [19, 65]. Auch beim multiplen Myelom bietet die Kombination aus adoptiver Immuntherapie und neuen Therapiesubstanzen die Möglichkeit, die Ergebnisse zu verbessern. Kröger und Mitarbeiter berichteten in diesem Zusammenhang über vielversprechende Ergebnisse nach Einsatz von Thalidomid plus DLT [66]. Einzelfallberichte liegen über die Kombination aus Bortezomib und DLT vor. Die neuen Substanzen allein sind ebenfalls effektiv in der Behandlung des Rezidivs nach SZT, was neben dem direkten Effekt auf die Myelomzellen auch in der immunmodulierenden Wirkung begründet sein könnte [67, 68]. Allerdings weisen die Substanzen auch immun-inhibitorische Effekte auf, weshalb ihr Einfluss auf die *graft-versus-myeloma* Reaktion noch nicht geklärt ist. Weiterhin ist unter Lenalidomid eine erhöhte Myelotoxizität und damit erforderliche Dosisreduktion sowie ein erhöhtes Risiko für akute GvHD zu beachten.

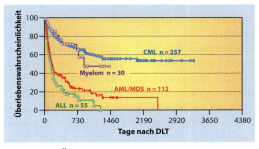

Abb. 11.2: Überlebenskurven von Patienten mit unterschiedlichen hämatologischen Neoplasien nach Rezidivbehandlung mit DLT (EBMT-95-Studie) [9].

11.3.5. CLL und Lymphome

Die Existenz eines Graft-versus-Lymphoma Effektes wird durch ältere Studien, die eine geringere Rezidivrate nach allogener im Vergleich zur autologen Transplantation zeigen, unterstützt [69;70]. Bei der Beurteilung der verschiedenen Ansätze zur Rezidivtherapie maligner Lymphome nach allogener SZT ist vor allem die Histologie zu berücksichtigen: Aggressive Lymphome rezidivieren oft sehr schnell nach allogener SZT und weisen eine hohe Refraktärität gegen Chemotherapie auf. Infolge des raschen Wachstums entziehen sie sich in der Regel auch jeder GvT-basierten Therapie, sodass die Palliation häufig die einzige Option darstellt. Eine Ausnahme stellt das Mantelzell-Lymphom dar, welches klinisch oft aggressiv imponiert, jedoch eine relativ gute Sensitivität gegenüber GvT-basierter Therapie, z.B. einer DLT, zeigt. Indolente Lymphome rezidivieren in der Regel später und langsamer, sodass durch Absetzten der Immunsuppression, DLT, Antikörper oder Chemotherapie häufig erneute Remissionen erzielt werden können. Die Chemosensitivität vor der SZT, die Remissionsdauer nach Transplantation und die Intensität der Konditionierung sind weitere Einflussfaktoren auf die Prognose des Rezidivs.

Eine retrospektive Studie zum Einsatz von DLT nach dosisreduzierter Konditionierung zeigte ein gutes Ansprechen von Patienten mit follikulären Lymphomen, während die Ergebnisse bei der CLL und beim Morbus Hodgkin schlechter waren [71]. In einer englischen Studie wurde dagegen eine Responserate von 70 % nach Dosis-eskalierender DLT bei Patienten mit rezidiviertem M. Hodgkin berichtet [72]. In Einzelfallberichten wurde eine sehr langsame Kinetik des Ansprechens über mehrere Monate beobachtet. Weitere Therapieoptionen für rezidivierte NHL bestehen in einer Bestrahlung lokalisierter Rückfälle (häufig in Verbindung mit anderen Modalitäten angewandt), in der Radio-Immuntherapie mit radioaktiv beladenen Antikörpern, im Einsatz neuerer B-Zell-Antikörper oder zielgerichteter Medikamente wie BTK-, bcl2- oder PI3K-Inhibitoren oder in einer Zweittransplantation, wobei die letzteren Ansätze bislang nicht systematisch untersucht wurden. Der toxinkonjugierte CD30-Antikörper Brentuximab wird bei M. Hodgkin und CD30+ T-NHL eingesetzt.

11.3.6. EBV-induziertes Post-Transplantations-Lymphom (EBV-PTLD)

Bei der EBV-PTLD handelt es sich um eine maligne polyklonale Proliferation von B-Zellen, die in der Regel vom Stammzellspender stammen. Die PTLD stellt eine sehr ernste Komplikation insbesondere nach Transplantation von HLA-differenten Spendern oder nach T-Zell-Depletion des Transplantats dar. Die Transfusion extrem geringer Mengen von Spender-T-Zellen (1×10^{6}/kg) hat sich als innerhalb von 2-4 Wochen wirksame und hocheffektive Therapie erwiesen, wobei die hohe Frequenz EBV-spezifischer Memory-Zellen und die hohe Immunogenität des Tumors für die hohe Sensitivität verantwortlich gemacht werden [73]. Alternativ wurden genetisch modifizierte EBV-spezifische T-Zell-Linien generiert und zur Therapie der PTLD eingesetzt [74]. Jüngere Studien berichten Erfolge mit der Transfusion von unmodifizierten EBV-spezifischen T-Zellen, die in vitro expandiert und dann transfundiert wurden. Dabei scheint eine frühe Diagnose und Therapie entscheidend zu sein [75]. Neuere Berichte zeigen in frühen Stadien auch für den CD20 Antikörper Rituximab gute Ergebnisse [76].

11.4. Strategien zur Prävention des hämatologischen Rezidivs nach allogener SZT

Angesichts der alles in allem unbefriedigenden Ergebnisse der Rezidivtherapie nach allogener SZT stellt die Prävention des Rezidivs eine attraktive Möglichkeit zur Verbesserung der Gesamtergebnisse dar. Dabei werden zum einen Monitoring-Strategien eingesetzt, um persistierende minimale Resterkrankung (*minimal residual disease*, MRD) oder ein molekulares Rezidiv frühzeitig entdecken und präemptiv, d.h. vor Ausbruch eines hämatologischen Rezidivs und damit in einem Stadium der geringeren Tumorlast und langsameren Krankheitsdynamik, behandeln zu können. Zum anderen kann prophylaktisch, d.h. ohne Hinweis auf eine Persistenz oder einen Rückfall der Grunderkrankung im Sinne einer Erhaltungstherapie, behandelt werden. In beiden Situationen werden sowohl immunologisch basierte, als auch nicht-immunologische Strategien erprobt. Prinzipiell werden die gleichen Medikamente und Zellpräparationen eingesetzt, die im Zusammenhang mit der Rezidivtherapie besprochen wurden.

Im Folgenden werden die bislang vorliegenden klinischen Ergebnisse zusammengefasst:

■ Monitoring der minimalen Resterkrankung

Erkrankungen, die durch eine charakteristische zyto- oder molekulargenetische Veränderung gekennzeichnet sind, bieten die Möglichkeit, über FISH- oder PCR-basiertes Monitoring sehr kleine Mengen persistierender oder wieder auftretender Tumorzellen zu detektieren. Beispiele sind die bcr/abl positiven CML und ALL, AML mit Mutationen im NPM1-, CEBPα- oder MLL-Gen, oder Erkrankungen mit charakteristischen strukturellen oder numerischen Chromosomenaberrationen (Trisomien, Monosomie 5 oder 7, Deletionen wie 5q-, 7q-, 17p oder Translokationen wie t(4;11), t(4;14)). Bei lymphoproliferativen Erkrankungen lassen sich individuelle Marker einer MRD, z.B. über das charakteristische Schwerketten- bzw. T-Zell-Rezeptor-Rearrangement identifizieren. Schließlich ermöglichen häufig charakteristische Immunphänotypen eine MRD-Diagnostik auf der Basis einer Immunphänotypisierung mittels Durchflusszytometrie [77, 78]

Eine weitere Methode zur frühzeitigen Detektion einer MRD oder eines beginnenden Rezidivs stellt die serielle Bestimmung des Spender-Chimärismus im Knochenmark oder peripheren Blut dar. Ein zunehmender Anteil von Empfängerzellen signalisiert dabei ein Wiederauftreten der Grunderkrankung. Chimärismus-Untersuchungen werden in unselektionierten Proben oder, zur Erhöhung der Sensitivität, in selektionierten Zellpopulationen durchgeführt. Von besonderer Bedeutung für die Detektion eines beginnenden Rezidivs bei myeloischen Erkrankungen scheint ein inkompletter Chimärismus im Kompartiment der CD34$^+$ Zellen des peripheren Bluts zu sein. Die Arbeitsgruppe aus Dresden identifizierte einen CD34$^+$ Chimärismus von <80 % als Grenzwert für ein erhöhtes Rezidivrisiko und ein verkürztes Überleben [79].

■ Frühzeitiges Absetzen der prophylaktischen Immunsuppression (IS)

Nachdem bei der CML häufig sowie bei anderen Erkrankungen zumindest in Einzelfällen ein Ansprechen rezidivierter Erkrankungen auf das allei-

nige absetzen der immunsuppressiven Prophylaxe berichtet worden ist, erscheint es theoretisch plausibel, auch die MRD oder nicht detektierbare Tumorzellen nach allogener SZT durch frühes Absetzen der IS früher einer GvL Reaktion auszusetzen und somit Rezidive zu verhindern. Die rasche Reduktion der IS mit dem Ziel des kompletten Absetzens etwa drei Monate nach SZT ist daher Teil vieler Transplantationsprotokolle bei Hochrisikoerkrankungen [80]. Allerdings liegen bislang keine Daten zur Effektivität und Sicherheit dieser Strategie vor.

■ Therapie der minimalen Resterkrankung oder des molekularen Rezidivs (präemptive Therapie)

Voraussetzung für diese Strategien sind zum einen das Vorhandensein eines zuverlässig und sensitiv messbaren MRD-Markers, dessen Detektion ein hämatologisches Rezidiv mit ausreichender Sicherheit voraussagen kann, diesem aber auch ausreichend lange vorausgeht, sodass genug Zeit für die Einleitung und auch den Wirkungseintritt einer früh-interventionellen Therapie bleibt. Zum zweiten erfordert der Ansatz die Verfügbarkeit eines wirksamen und zugleich wenig toxischen Medikaments oder Zellpräparats. Aus diesen Überlegungen wird ersichtlich, dass eine präemptive Strategie nicht für alle Erkrankungen in gleichem Maße möglich ist.

Bei der CML sind beide Voraussetzungen in hohem Maße gegeben: Mit der bcr/abl PCR lässt sich ein Rezidiv auf sehr niedrigem Niveau diagnostizieren, mit der unmanipulierten, fraktionierten und in ansteigender Dosierung verabreichten DLT steht eine hochwirksame Therapie mit kontrollierbarer Toxizität zur Verfügung, sodass Langzeitremissionen in mehr als 90 % der so behandelten Patienten erreicht werden. Alternativ lässt sich ein molekulares CML-Rezidiv auch mit einem TKI behandeln. Allerdings muss davon ausgegangen werden, dass entgegen der Praxis früherer Jahre heute häufig Patienten transplantiert werden, die zumindest auch Imatinib, häufig aber auch auf die Zweitgenerations-TKI resistente Erkrankungen aufweisen. Des Weiteren sind die Interaktionen der TKI mit der allogenen Immunreaktion (s.o.) sowie die Beobachtung, dass TKI alleine in der Regel keine Heilungen erzielen können, zu bedenken. Daher sollte eine TKI Behandlung immer als Brückentherapie bis zur Einleitung einer DLT verstanden werden.

Auch bei der bcr/abl positiven ALL erlaubt die etablierte PCR-Technologie ein zuverlässiges Monitoring der MRD. In einer ersten prospektiven Studie sprachen 14/27 Patienten mit molekularem Rezidiv nach allogener SZT innerhalb kurzer Zeit auf eine Imatinib-Behandlung an und erzielten ein erkrankungsfreies Überleben nach 2 Jahren von 54 %. Unter Therapie mit Imatinib traten keine Rezidive auf, während drei Patienten nach Absetzten des Medikaments rezidivierten. Patienten ohne rasches Ansprechen auf früh-interventionelles Imatinib entwickelten dagegen nahezu alle innerhalb weniger Monate ein hämatologisches Rezidiv [60].

In einer deutschen Studie wurde die Wirksamkeit von 5-Aza-Cytidin bei AML-Patienten erprobt, bei denen aufgrund eines Abfalls des $CD34^+$Zell-Chimärismus im peripheren Blut ein Hinweis auf ein beginnendes Rezidiv detektiert werden konnte. Hierbei erreichte die Hälfte der Patienten erneut einen kompletten $CD34^+$ Chimärismus, 30 % blieben während des Beobachtungszeitraums stabil, sodass offensichtlich zumindest bei einem Teil der Patienten das Auftreten eines hämatologischen Rezidivs verzögert oder sogar verhindert werden kann [81]. Weitere Untersuchungen an größeren Patientenzahlen sind erforderlich, um diesen Effekt zu bestätigen.

Die präemptive DLT wird ebenfalls bei zahlreichen Erkrankungen eingesetzt. In einer Umfrage der Acute Leukemia Working Party (ALWP) der EBMT berichteten 13 von 72 befragten Zentren, bei Patienten mit akuten Leukämien bei fallendem Chimärismus, persistierender MRD oder molekularem Rezidiv Spenderlymphozyten einzusetzen. Eine systematische Auswertung der Ergebnisse ist Gegenstand eine laufenden Studien der ALWP, anekdotische Erfolge werden berichtet [82].

■ Erhaltungstherapie ohne Nachweis der Grunderkrankung nach allogener SZT

Eine Erhaltungstherapie nach allogener SZT wird insbesondere bei Patienten mit Risiko-Erkrankungen bezgl. Rezidiv nach SZT eingesetzt. Es kommen die gleichen Strategien zum Einsatz, die auch bei der Behandlung des hämatologischen Rezidivs und in der präemptiven Situation eingesetzt werden. Eine Phase I Studie des MD Anderson Cancer Center belegte die Durchführbarkeit einer Erhaltungstherapie mit 5-Azacytidine nach reduzierter Konditionierung. Beginnend 40 Tage nach SZT, konnten mindestens 4 fünftägige Zyklen in einer Dosis von 32 mg/m²/Tag verabreicht werden, ohne dass eine limitierende Toxizität oder eine erhöhte Inzidenz von GvHD beobachtet wurde [83]. Aufgrund der oben erwähnten Aktivität von Sorafenib und Quizartinib bei AML mit FLT3-Mutationen werden derzeit mehrere Studien zur Rezidivprävention mit diesen Substanzen durchgeführt, deren Ergebnisse allerdings erst in einigen Jahren vorliegen werden. In einer randomisierten Studie verglich die deutsche ALL-Studiengruppe bei der Ph+ ALL derzeit den prophylaktischen Einsatz von Imatinib mit der MRD-getriggerten Gabe. Hierbei zeigten sich in beiden Gruppen exzellente Langzeitergebnisse, wobei ein eindeutiger Vorteil der prophylaktischen gegenüber der MRD-getriggerten Therapie nicht gezeigt werden konnte [84]. Beim multiplen Myelom werden ebenfalls in laufenden Studien insbesondere Thalidomid, Lenalidomid und Bortezomib in der Erhaltung getestet.

Bei der AML wurde die prophylaktische DLT (pDLT) ab Tag +120 als Teil eines Protokolls für Patienten mit Hochrisiko-Erkrankung eingesetzt [80]. Dabei wurden eine Periode von 30 Tagen ohne IS und ohne Entwicklung einer GvHD sowie Freiheit von Infektionen als Voraussetzungen für den Beginn der pDLT gefordert. Eine nach Transplantation stattgehabte akute GvHD Grad IV galt auch nach Ausheilung als Ausschlusskriterium. Etwa 30 % der transplantierten Patienten qualifizierten sich nach diesen Kriterien für eine pDLT, der mediane Beginn lag etwa bei Tag +160. Beginnend mit einer Dosis von $1x10^6$ $CD3^+$Zellen/kg bei verwandten, und $2-5x10^5$ $CD3^+$Zellen/kg bei unverwandten Spendern wurden bis maximal drei Gaben von DLT im Abstand von 4 Wochen verabreicht. Auftreten einer GvHD führte zum Abbruch. Verglichen mit einer Kontrollgruppe vergleichbarer Risikopatienten, die keine pDLT erhalten hatten, konnte nach pDLT eine niedrigere Rezidivrate und ein längeres Gesamtüberleben dokumentiert werden [85]. Eine Studie mit prophylaktischer Gabe von ex vivo aktivierten Spenderlymphozyten nach reduzierter Konditionierung erbrachte dagegen keine überzeugenden Ergebnisse

[86]. Auch bezüglich dieser Strategie stehen eine prospektive Validierung sowie eine Überprüfung der gewählten Eingangskriterien, Zelldosierungen und Transfusionsintervalle noch aus. Beim multiplen Myelom wurde die pDLT im Anschluss an eine T-Zell depletierte SZT eingesetzt; eine relativ begrenzte Effektivität, assoziiert mit dem Auftreten einer GvHD, konnte dokumentiert werden [72].

Literatur

1. de Lima M, Porter DL, Battiwalla M et al. Proceedings from the National Cancer Institute's Second International Workshop on the Biology, Prevention, and Treatment of Relapse After Hematopoietic Stem Cell Transplantation: part III. Prevention and treatment of relapse after allogeneic transplantation. Biol.Blood Marrow Transplant. 2014;20:4-13.

2. Sullivan KM, Storb R, Buckner CD et al. Graft-versus-host disease as adoptive immunotherapy in patients with advanced hematologic neoplasms. N.Engl.J.Med. 1989;320:828-834.

3. Horowitz MM, Gale RP, Sondel PM et al. Graft-versus-leukemia reactions after bone marrow transplantation. Blood 1990;75:555-562.

4. Marmont AM, Horowitz MM, Gale RP et al. T-cell depletion of HLA-identical transplants in leukemia. Blood 1991;78:2120-2130.

5. Mathe G, Amiel J, Schwartzenberg L. Successful allogeneic bone marrow transplantation in man: Chimerism, induced specific tolerance and possible antileukemic effects. Blood 1965;25:179.

6. Kolb HJ, Gunther W, Schumm M et al. Adoptive immunotherapy in canine chimeras. Transplantation 1997;63:430-436.

7. Slavin S, Naparstek E, Nagler A et al. Allogeneic cell therapy with donor peripheral blood cells and recombinant human interleukin-2 to treat leukemia relapse after allogeneic bone marrow transplantation. Blood 1996;87:2195-2204.

8. Kolb HJ, Mittermuller J, Clemm C et al. Donor leukocyte transfusions for treatment of recurrent chronic myelogenous leukemia in marrow transplant patients. Blood 1990;76:2462-2465.

9. Kolb HJ, Schattenberg A, Goldman JM et al. Graft-versus-leukemia effect of donor lymphocyte transfusions in marrow grafted patients. European Group for Blood and Marrow Transplantation Working Party Chronic Leukemia. Blood 1995;86:2041-2050.

10. Collins RH, Jr., Shpilberg O, Drobyski WR et al. Donor leukocyte infusions in 140 patients with relapsed ma-

lignancy after allogeneic bone marrow transplantation. J.Clin.Oncol. 1997;15:433-444.

11. Schmid C, Labopin M, Nagler A et al. Donor lymphocyte infusion in the treatment of first hematological relapse after allogeneic stem cell transplantation in adults with acute myeloid leukaemia: A retrospective risk factors analysis and comparison with other strategies by the EBMT Acute Leukemia Working Party Journal of Clinical Oncology, 2007, 25 (31); 4938-4945. J Clin Oncol. 2007;25:4938-4945.

12. Schmid C, Labopin M, Nagler A et al. Treatment, risk factors, and outcome of adults with relapsed AML after reduced intensity conditioning for allogeneic stem cell transplantation. Blood 2012;119:1599-1606.

13. Alyea EP, Soiffer RJ, Canning C et al. Toxicity and efficacy of defined doses of CD4(+) donor lymphocytes for treatment of relapse after allogeneic bone marrow transplant. Blood 1998;91:3671-3680.

14. Zorn E, Wang KS, Hochberg EP et al. Infusion of CD4+ donor lymphocytes induces the expansion of CD8+ donor T cells with cytolytic activity directed against recipient hematopoietic cells. Clin.Cancer Res. 2002;8:2052-2060.

15. Bachireddy P, Hainz U, Rooney M et al. Reversal of in situ T-cell exhaustion during effective human antileukemia responses to donor lymphocyte infusion. Blood 2014;123:1412-1421.

16. Kolb HJ. Graft-versus-leukemia effects of transplantation and donor lymphocytes. Blood 2008;112:4371-4383.

17. Marijt WA, Heemskerk MH, Kloosterboer FM et al. Hematopoiesis-restricted minor histocompatibility antigens HA-1- or HA-2-specific T cells can induce complete remissions of relapsed leukemia. Proc.Natl.Acad.Sci.U.S.A 2003;100:2742-2747.

18. Tsukada N, Kobata T, Aizawa Y, Yagita H, Okumura K. Graft-versus-leukemia effect and graft-versus-host disease can be differentiated by cytotoxic mechanisms in a murine model of allogeneic bone marrow transplantation. Blood 1999;93:2738-2747.

19. Luznik L, Fuchs EJ. Donor lymphocyte infusions to treat hematologic malignancies in relapse after allogeneic blood or marrow transplantation. Cancer Control 2002;9:123-137.

20. Yun HD, Waller EK. Finding the sweet spot for donor lymphocyte infusions. Biol.Blood Marrow Transplant. 2013;19:507-508.

21. Nikiforow S, Alyea EP. Maximizing GVL in allogeneic transplantation: role of donor lymphocyte infusions. In: Anderson K, Bauer K, Tallman M, eds. Hematology Am Soc Hematol Edu Program. 2014:570-575.

22. Chen X, Regn S, Raffegerst S, Kolb HJ, Roskrow M. Interferon alpha in combination with GM-CSF induces the differentiation of leukaemic antigen-presenting cells that have the capacity to stimulate a specific anti-leukaemic cytotoxic T-cell response from patients with chronic myeloid leukaemia. Br.J.Haematol. 2000;111:596-607.

23. Arellano ML, Langston A, Winton E, Flowers CR, Waller EK. Treatment of Relapsed Acute Myeloid Leukemia after Allogeneic Transplantation: A single Center Experience. Biol.Blood Marrow Transplant. 2007;13:116-123.

24. Kufner S, Zitzelsberger H, Kroell T et al. Leukemia-derived dendritic cells can be generated from blood or bone marrow cells from patients with acute myeloid leukaemia: a methodological approach under serum-free culture conditions. Scand.J.Immunol. 2005;62:86-98.

25. Porter DL, Levine BL, Bunin N et al. A phase I trial of donor lymphocyte infusions expanded and activated ex vivo via CD3/CD38 costimulation. Blood 2006;107:1325-1331.

26. Laport GG, Sheehan K, Baker J et al. Adoptive immunotherapy with cytokine-induced killer cells for patients with relapsed hematologic malignancies after allogeneic hematopoietic cell transplantation. Biol.Blood Marrow Transplant. 2011;17:1679-1687.

27. Bashey A, Medina B, Corringham S et al. CTLA4 blockade with ipilimumab to treat relapse of malignancy after allogeneic hematopoietic cell transplantation. Blood 2009;113:1581-1588.

28. Rezvani K, Yong AS, Mielke S et al. Leukemia-associated antigen-specific T-cell responses following combined PR1 and WT1 peptide vaccination in patients with myeloid malignancies. Blood 2008;111:236-242.

29. Warren EH, Greenberg PD, Riddell SR. Cytotoxic T-lymphocyte-defined human minor histocompatibility antigens with a restricted tissue distribution. Blood 1998;91:2197-2207.

30. Mutis T, Verdijk R, Schrama E et al. Feasibility of immunotherapy of relapsed leukemia with ex vivo-generated cytotoxic T lymphocytes specific for hematopoietic system-restricted minor histocompatibility antigens. Blood 1999;93:2336-2341.

31. Giralt S, Hester J, Huh Y et al. CD8-depleted donor lymphocyte infusion as treatment for relapsed chronic myelogenous leukemia after allogeneic bone marrow transplantation. Blood 1995;86:4337-4343.

32. Mielke S, Nunes R, Rezvani K et al. A clinical-scale selective allodepletion approach for the treatment of HLA-mismatched and matched donor-recipient pairs using expanded T lymphocytes as antigen-presenting cells and a TH9402-based photodepletion technique. Blood 2008;111:4392-4402.

33. Stuehler C, Mielke S, Chatterjee M et al. Selective depletion of alloreactive T cells by targeted therapy of heat shock protein 90: a novel strategy for control of graft-versus-host disease. Blood 2009;114:2829-2836.

34. Hoffmann P, Edinger M. CD4+CD25+ regulatory T-cells and Graft-versus-Host Disease. Semin.Hematol. 2006;43:62-69.

35. Bonini C, Ferrari G, Verzeletti S et al. HSV-TK gene transfer into donor lymphocytes for control of allogeneic graft-versus-leukemia. Science 1997;276:1719-1724.

36. Giebel S, Locatelli F, Lamparelli T et al. Survival advantage with KIR ligand incompatibility in hematopoietic stem cell transplantation from unrelated donors. Blood 2003;102:814-819.

37. Christopeit M, Kuss O, Finke J et al. Second Allograft for Hematologic Relapse of Acute Leukemia After First Allogeneic Stem-Cell Transplantation From Related and Unrelated Donors: The Role of Donor Change. J.Clin.Oncol. 2013

38. Tischer J, Engel N, Fritsch S et al. Second haematopoietic SCT using HLA-haploidentical donors in patients with relapse of acute leukaemia after a first allogeneic transplantation. Bone Marrow Transplant. 2014;49:895-901.

39. Kolb HJ. Graft-versus-leukemia effects of transplantation and donor lymphocytes. Blood 2008;112:4371-4383.

40. Raanani P, Dazzi F, Sohal J et al. The rate and kinetics of molecular response to donor leucocyte transfusions in chronic myeloid leukaemia patients treated for relapse after allogeneic bone marrow transplantation. Br.J Haematol. 1997;99:945-950.

41. Schattenberg A, Schaap N, Van De Wiel-Van Kemenade et al. In relapsed patients after lymphocyte depleted bone marrow transplantation the percentage of donor T lymphocytes correlates well with the outcome of donor leukocyte infusion. Leuk.Lymphoma 1999;32:317-325.

42. Guglielmi C, Arcese W, Dazzi F et al. Donor lymphocyte infusion for relapsed chronic myelogenous leukemia: prognostic relevance of the initial cell dose. Blood 2002;100:397-405.

43. Mackinnon S, Papadopoulos EB, Carabasi MH et al. Adoptive immunotherapy evaluating escalating doses of donor leukocytes for relapse of chronic myeloid leukemia after bone marrow transplantation: separation of graft-versus-leukemia responses from graft-versus-host disease. Blood 1995;86:1261-1268.

44. Porter DL, Alyea EP, Antin JH et al. NCI First International Workshop on the Biology, Prevention, and Treatment of Relapse after Allogeneic Hematopoietic Stem Cell Transplantation: Report from the Committee on Treatment of Relapse after Allogeneic Hematopoietic

Stem Cell Transplantation. Biol.Blood Marrow Transplant. 2010;16:1467-1503.

45. Kolb HJ, Schmid C, Barrett AJ, Schendel DJ. Graft-versus-leukemia reactions in allogeneic chimeras. Blood 2004;103:767-776.

46. Levine JE, Braun T, Penza SL et al. Prospective trial of chemotherapy and donor leukocyte infusions for relapse of advanced myeloid malignancies after allogeneic stem-cell transplantation. J Clin Oncol. 2002;20:405-412.

47. Schmid C, Schleuning M, Aschan J et al. Low-dose ARAC, donor cells, and GM-CSF for treatment of recurrent acute myeloid leukemia after allogeneic stem cell transplantation. Leukemia 2004;18:1430-1433.

48. Barrett AJ, Locatelli F, Treleaven JG et al. Second transplants for leukaemic relapse after bone marrow transplantation: high early mortality but favourable effect of chronic GVHD on continued remission. A report by the EBMT Leukaemia Working Party. Br.J.Haematol. 1991;79:567-574.

49. Radich JP, Sanders JE, Buckner CD et al. Second allogeneic marrow transplantation for patients with recurrent leukemia after initial transplant with total-body irradiation-containing regimens. J.Clin.Oncol. 1993;11:304-313.

50. Michallet M, Tanguy ML, Socie G et al. Second allogeneic haematopoietic stem cell transplantation in relapsed acute and chronic leukaemias for patients who underwent a first allogeneic bone marrow transplantation: a survey of the Societe Francaise de Greffe de moelle (SFGM). Br.J.Haematol. 2000;108:400-407.

51. Eapen M, Giralt SA, Horowitz MM et al. Second transplant for acute and chronic leukemia relapsing after first HLA-identical sibling transplant. Bone Marrow Transplant. 2004;34:721-727.

52. Pawson R, Potter MN, Theocharous P et al. Treatment of relapse after allogeneic bone marrow transplantation with reduced intensity conditioning (FLAG +/-Ida) and second allogeneic stem cell transplant. Br.J.Haematol. 2001;115:622-629.

53. Savani BN, Mielke S, Reddy N et al. Management of relapse after allo-SCT for AML and the role of second transplantation. Bone Marrow Transplant. 2009;44:769-777.

54. Lubbert M, Bertz H, Wasch R et al. Efficacy of a 3-day, low-dose treatment with 5-azacytidine followed by donor lymphocyte infusions in older patients with acute myeloid leukemia or chronic myelomonocytic leukemia relapsed after allografting. Bone Marrow Transplant 2010;45:627-632.

55. Schroeder T, Czibere A, Platzbecker U et al. Azacitidine and donor lymphocyte infusions as first salvage therapy for relapse of AML or MDS after allogeneic stem cell transplantation. Leukemia 2013;27:1229-1235.

56. Metzelder S, Wang Y, Wollmer E et al. Compassionate use of sorafenib in FLT3-ITD-positive acute myeloid leukemia: sustained regression before and after allogeneic stem cell transplantation. Blood 2009;113:6567-6571.

57. Uzunel M, Mattsson J, Jaksch M, Remberger M, Ringden O. The significance of graft-versus-host disease and pretransplantation minimal residual disease status to outcome after allogeneic stem cell transplantation in patients with acute lymphoblastic leukemia. Blood 2001;98:1982-1984.

58. Esperou H, Boiron JM, Cayuela JM et al. A potential graft-versus-leukemia effect after allogeneic hematopoietic stem cell transplantation for patients with Philadelphia chromosome-positive acute lymphoblastic leukemia: results from the French Bone Marrow Transplantation Society. Bone Marrow Transplant. 2003;31:909-918.

59. Spyridonidis A, Labopin M, Schmid C et al. Outcomes and prognostic factors of adults with acute lymphoblastic leukemia who relapse after allogeneic hematopoietic cell transplantation. An analysis on behalf of the Acute Leukemia Working Party of EBMT. Leukemia 2012;26:1211-1217.

60. Wassmann B, Pfeifer H, Stadler M et al. Early molecular response to posttransplantation imatinib determines outcome in MRD+ Philadelphia-positive acute lymphoblastic leukemia (Ph+ ALL). Blood 2005;106:458-463.

61. Handgretinger R, Zugmaier G, Henze G et al. Complete remission after blinatumomab-induced donor T-cell activation in three pediatric patients with post-transplant relapsed acute lymphoblastic leukemia. Leukemia 2011;25:181-184.

62. Maude SL, Frey N, Shaw PA et al. Chimeric antigen receptor T cells for sustained remissions in leukemia. N.Engl.J.Med. 2014;371:1507-1517.

63. Salama M, Nevill T, Marcellus D et al. Donor leukocyte infusions for multiple myeloma. Bone Marrow Transplant. 2000;26:1179-1184.

64. Lokhorst HM, Schattenberg A, Cornelissen JJ et al. Donor lymphocyte infusions for relapsed multiple myeloma after allogeneic stem-cell transplantation: predictive factors for response and long-term outcome. J.Clin.Oncol. 2000;18:3031-3037.

65. van de Donk NW, Kroger N, Hegenbart U et al. Prognostic factors for donor lymphocyte infusions following non-myeloablative allogeneic stem cell transplantation in multiple myeloma. Bone Marrow Transplant 2006;37:1135-1141.

66. Kroeger N, Shimoni A, Zagrivnaja M et al. Low-dose thalidomide and donor lymphocyte infusion as adoptive immunotherapy after allogeneic stem cell transplantation in patients with multiple myeloma. Blood 2004;104:3361-3363.

67. van de Donk NW, Kroger N, Hegenbart U et al. Remarkable activity of novel agents bortezomib and thalidomide in patients not responding to donor lymphocyte infusions following nonmyeloablative allogeneic stem cell transplantation in multiple myeloma. Blood 2006;107:3415-3416.

68. Spina F, Montefusco V, Crippa C et al. Lenalidomide can induce long-term responses in patients with multiple myeloma relapsing after multiple chemotherapy lines, in particular after allogeneic transplant. Leuk.Lymphoma 2011;52:1262-1270.

69. Jones RJ, Ambinder RF, Piantadosi S, Santos GW. Evidence of a graft-versus-lymphoma effect associated with allogeneic bone marrow transplantation. Blood 1991;77:649-653.

70. Ratanatharathorn V, Uberti J, Karanes C et al. Prospective comparative trial of autologous versus allogeneic bone marrow transplantation in patients with non-Hodgkin's lymphoma. Blood 1994;84:1050-1055.

71. Marks DI, Lush R, Cavenagh J et al. The toxicity and efficacy of donor lymphocyte infusions given after reduced-intensity conditioning allogeneic stem cell transplantation. Blood 2002;100:3108-3114.

72. Peggs K, Thomson K, Hart et al. Dose-escalated donor lymphocyte infusions following reduced intensity transplantation: toxicity, chimerism, and disease response. Blood 2004;103:1548-1565.

73. Papadopoulos EB, Ladanyi M, Emanuel D et al. Infusions of donor leukocytes to treat Epstein-Barr virus-associated lymphoproliferative disorders after allogeneic bone marrow transplantation. N.Engl.J.Med. 1994;330:1185-1191.

74. Rooney CM, Smith CA, Ng CY et al. Use of gene-modified virus-specific T lymphocytes to control Epstein-Barr-virus-related lymphoproliferation. Lancet 1995;345:9-13.

75. Moosmann A, Bigalke I, Tischer J et al. Effective and long-term control of EBV PTLD after transfer of peptide-selected T cells. Blood 2010;115:2960-2970.

76. Kuehnle I, Huls MH, Liu Z et al. CD20 monoclonal antibody (rituximab) for therapy of Epstein-Barr virus lymphoma after hemopoietic stem-cell transplantation. Blood 2000;95:1502-1505.

77. Kroger N, Bacher U, Bader P et al. NCI First International Workshop on the Biology, Prevention, and Treatment of Relapse after Allogeneic Hematopoietic Stem Cell Transplantation: report from the Committee on Disease-Specific Methods and Strategies for Monitoring Relapse following Allogeneic Stem Cell Transplantation. Part I: Methods, acute leukemias, and myelodysplastic syndromes. Biol.Blood Marrow Transplant. 2010;16:1187-1211.

78. Kroger N, Bacher U, Bader P et al. NCI first international workshop on the biology, prevention, and treatment of relapse after allogeneic hematopoietic stem cell transplantation: report from the committee on disease-specific methods and strategies for monitoring relapse following allogeneic stem cell transplantation. part II: chronic leukemias, myeloproliferative neoplasms, and lymphoid malignancies. Biol.Blood Marrow Transplant. 2010;16:1325-1346.

79. Bornhauser M, Oelschlaegel U, Platzbecker U et al. Monitoring of donor chimerism in sorted CD34+ peripheral blood cells allows the sensitive detection of imminent relapse after allogeneic stem cell transplantation. Haematologica 2009;94:1613-1617.

80. Schmid C, Schleuning M, Ledderose G, Tischer J, Kolb HJ. Sequential regimen of chemotherapy, reduced-intensity conditioning for allogeneic stem-cell transplantation, and prophylactic donor lymphocyte transfusion in high-risk acute myeloid leukemia and myelodysplastic syndrome. J.Clin.Oncol. 2005;23:5675-5687.

81. Platzbecker U, Wermke M, Radke J et al. Azacitidine for treatment of imminent relapse in MDS or AML patients after allogeneic HSCT: results of the RELAZA trial. Leukemia 2012;26:381-389.

82. Rosenow F, Berkemeier A, Krug U et al. CD34(+) lineage specific donor cell chimerism for the diagnosis and treatment of impending relapse of AML or myelodysplastic syndrome after allo-SCT. Bone Marrow Transplant. 2013;48:1070-1076.

83. Jabbour E, Giralt S, Kantarjian H et al. Low-dose azacytidine after allogeneic stem cell transplantation for acute leukemia [abstract]. Cancer 2009;115:1899-1905.

84. Pfeifer H, Wassmann B, Bethge W et al. Randomized comparison of prophylactic and minimal residual disease-triggered imatinib after allogeneic stem cell transplantation for BCR-ABL1-positive acute lymphoblastic leukemia. Leukemia 2013;27:1254-1262.

85. Schleuning M., Schmid C, Koenecke C et al. Improved Survival with Adjuvant Donor Lymphocyte Transfusions Following Allogeneic Stem Cell Transplantation after Reduced Intensity Conditioning for High-Risk AML [abstract]. Blood 2006;108:No 3661.

86. Kumar AJ, Hexner EO, Frey NV et al. Pilot study of prophylactic ex vivo costimulated donor leukocyte infusion after reduced-intensity conditioned allogeneic stem cell transplantation. Biol.Blood Marrow Transplant. 2013;19:1094-1101.

12. Perspektivische Entwicklungen in der Stammzelltransplantation: Zelltherapie

12.1. Adulte Stammzellen aus dem Knochenmark

12.1.1. Stammzellen: Definition und Herkunft

Stammzellen lassen sich als unreife Gewebevorläuferzellen charakterisieren, die sich durch zwei besondere Eigenschaften auszeichnen (☞ Abb. 12.1): Erstens das Vermögen, sich praktisch unbegrenzt selbst zu erneuern, ohne dabei an Differenzierungspotential einzubüßen, und zweitens die Fähigkeit, in reife Stadien und ggf. verschiedene Gewebe differenzieren zu können. Das bekannteste Beispiel einer *totipotenten* (universellen) Stammzelle stellt die befruchtete Eizelle (Zygote) dar. Diese *Toti*potenz, also die Fähigkeit, sich in einen ganzen Organismus zu entwickeln, bleibt in der natürlichen Situation jedoch nur über wenige Zellteilungen erhalten (was z.B. zum Phänomen der Entstehung eineiiger Zwillinge führen kann). Die in etwas späteren embryonalen Entwicklungsstadien gewonnenen so genannten embryonalen Stammzellen (ES-Zellen) sind zwar ebenfalls noch in der Lage, alle Gewebe des Körpers zu generieren (*pluripotent*), können aber nicht mehr zu einem ganzen Organismus heranwachsen, da ihnen die Fähigkeit zur Bildung des Trophoblasten (des embryonalen Anteils der Plazenta) fehlt. Bei den so genannten *adulten* Stammzellen handelt es sich um Zellen postnatalen, also nicht embryonalen oder fötalen Ursprungs, die sich aus reifen Geweben isolieren lassen.

Die Existenz einer adulten, multipotenten Stammzelle für die Blutbildung wurde bereits vor mehr als 100 Jahren erstmals von Maximov postuliert [1]. Dessen zunächst umstrittenes Konzept der Hämatopoese setzte sich im Laufe der Jahrzehnte auf Grund experimenteller Daten weitgehend durch und gilt inzwischen als Paradigma eines Stammzellsystems (☞ Abb. 12.1). Die hämatopoetische Stammzelle sorgt für die ständige Regeneration der verschiedenen Blutbestandteile und des Immunsystems. Die erfolgreiche Einführung der Knochenmarktransplantation (KMT) in die klinische Praxis erbrachte letztlich den ultimativen Beweis für die Existenz (und Übertragbarkeit) adulter hämatopoetischer Stammzellen beim Menschen. Mittlerweile ist man in der Lage, hämatopoetische Stammzellen für die Transplantation nicht nur aus Knochenmark (KM), sondern auch aus peri-

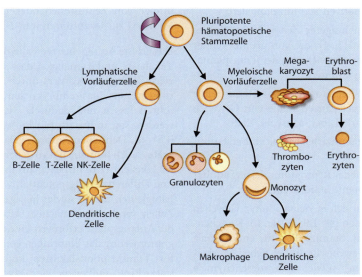

Abb. 12.1: Stammzellhierarchie am Beispiel der Hämatopoese (vereinfachtes Schema ohne Berücksichtigung einzelner Entwicklungsstadien).

pherem Blut (nach ihrer "Mobilisierung" aus dem Knochenmark) wie auch aus Nabelschnurblut zu gewinnen (☞ Kap. 3.). Bei der Stammzelltransplantation verlässt man sich auf die Eigenschaft der Stammzellen, den Weg in ihr "Zuhause", das Knochenmark mit seinem Mikromilieu und den "Stammzellnischen", zu finden. Dieser *"homing"*-Prozess verläuft sehr effektiv und ermöglicht die Wiederherstellung einer zerstörten Blutbildung durch die transplantierten Stammzellen, z.B. nach Hochdosischemo- oder Strahlentherapie. In den letzten Jahrzehnten wurde die Existenz eingeschränkt potenter (z.B. bipotenter), organständiger Stammzellen auch für eine Reihe anderer Gewebe postuliert und experimentell nachgewiesen.

12.1.2. Stammzellen, "tissue engineering" und Transplantationsmedizin

Mit der Entwicklung des *"tissue engineering"* in den letzten Jahren wuchs der Bedarf an Zellen mit hohem Proliferations- und Differenzierungspotential rapide an. Insbesondere embryonale Stammzellen schienen sich angesichts ihrer Pluripotenz für diesen neuen Zweig der Transplantationsmedizin besonders anzubieten. Die mit der Benutzung von ES-Zellen assoziierten ethischen Fragestellungen, aber auch praktische Probleme (z.B. die zu erwartende immunologische Unverträglichkeit) [2] führten jedoch zu einer verstärkten Suche nach alternativen Stammzellquellen.

Dabei wurden in jüngerer Zeit wichtige Entdeckungen gemacht [3, 4], die von grundlegender Bedeutung für die Entwicklung der Transplantationsmedizin sein könnten:

1. Adulte (nicht-hämatopoetische) Stammzellen finden sich in einer ganzen Reihe von Geweben (u.a. Knochenmark, Leber, Muskeln, ZNS)

2. Einige dieser Stammzellen weisen eine erstaunliche *Multipotenz* auf

3. Die Möglichkeit der Reprogrammierung adulter Zellen in pluripotente Stammzellen.

Tatsächlich lassen sich in vielen adulten Geweben Stammzellen finden (☞ Tab. 12.1). Im Knochenmark wurden z.B. Stammzellen für endotheliale und epitheliale Gewebe (Endothel, Leber, Muskel- und Nervenzellen) sowie auch mesenchymale Stromazellen für Knochen, Knorpel und Fett nachgewiesen.

Stammzelle	Ort des Auftretens	Generierte Zelltypen
Hämato-poetisch	Knochen-mark	Alle Blutzellen, Endothel, hepatische Ovalzellen, Muskelzellen
Neural	Hirn	Neuronen, Astrozyten, Oligodendrozyten
Epithelial	Darm, Epidermis	Alle Zellen in den epithelialen Krypten und epidermalen Schichten
Mesenchymal	Knochen-mark	Knochen, Knorpel, Sehnen, Fettzellen, Muskel, Knochenmark-Stroma

Tab. 12.1: Arten der Stammzellen und daraus generierte Zelltypen.

Verschiedene Gruppen berichteten, dass einige adulte Stammzellen unter geeigneten Bedingungen in der Lage seien, über Gewebe- und sogar Keimblattgrenzen hinweg in reife Zellen zu differenzieren ("Plastizität"). Diese Befunde stellten alte naturwissenschaftliche Dogmen in Frage, gelten inzwischen allerdings als umstritten. Neuere Methoden zeigten, dass die postulierte Plastizität überwiegend auf falsch-positive Ergebnisse (z.B. infolge von Zellfusionen oder Übertragung des Markers) zurückzuführen war [5].

Das größte Aufsehen erregte die Beobachtung von Takahashi und Yamanaka, dass sich ausdifferenzierte Zellen des Körpers durch Reprogrammierung in einen quasi-embryonalen Zustand zurückführen lassen und dadurch wieder pluripotent werden (sog. induzierte pluripotente Stammzellen iPS) [6]. Denselben Autoren gelang es kurze Zeit später, auch humane iPS zu generieren [7]. In vieler Hinsicht (z.B. in Bezug auf ihr Proliferations- und Differenzierungspotential) weisen iPS-Zellen Fähigkeiten auf, die sie den heftig umstrittenen ES-Zellen vergleichbar machen (Übersicht: [4]). In der Anfangsphase erforderte eine effiziente Reprogrammierung das Einbringen von vier Genen, die für Transkriptionsfaktoren kodieren (darunter starke Proto-Onkogene wie c-Myc), mithilfe intergierender retroviraler Vektoren. Auch wenn die Abschaltung der eingebrachten Gene eine Voraussetzung der erfolgreichen Reprogrammierung darstellte, war dies mit relativ großen potentiellen Risiken verbunden (z.B. spätere Reaktivierung der Protoonkogene, Insertionsmutagenese durch eingebrachte Retroviren). Inzwischen konnte aber gezeigt werden, dass eine robuste Reprogrammierung auch ohne das stärkste Proto-Onkogen c-Myc erreicht werden kann. Bei einigen Zielzellen reicht die Zugabe eines einzigen Faktors [8]. Zudem reicht eine transiente Expression der notwendigen Faktoren in den Zielzellen aus (d.h. eine Vektorintegration ist nicht notwendig). Schließlich gelang es sogar, Zellen durch Proteintransfer zu reprogrammieren (Übersicht: [9]).

Schon heute stellen die iPS ein sehr vielversprechendes Werkzeug dar, um Krankheiten zu modellieren und dadurch ein besseres Verständnis pathophysiologischer Prozesse zu gewinnen sowie neue Behandlungsansätze zu testen. Inwieweit darüber hinaus auch ein therapeutischer Einsatz, vor allem in der regenerativen Medizin, möglich sein wird, muss die Zukunft zeigen. Das enorme Potential der Reprogrammierung adulter Zellen in iPS-Zellen wurde mit der Verleihung des Medizinnobelpreises 2012 an Shinya Yamanaka und John Gurdon gewürdigt.

Insgesamt lässt sich feststellen, dass sich mit der Stammzellforschung ein neues Feld für die Grundlagen- und anwendungsorientierte Forschung eröffnet hat, das Einblicke in die Mechanismen der Zellregeneration und Differenzierung ermöglicht sowie neue Möglichkeiten der Zelltherapie verspricht.

12.1.3. Adulte Stammzellen im Knochenmark

Die überzeugendsten Hinweise auf die Multipotenz adulter Stammzellen beim Menschen kommen aus der Knochenmark- und Organtransplantation. So fand man bei einigen weiblichen Patienten nach KMT von einem männlichen Spender in der Leber einen hohen Prozentsatz von Leberparenchym und Gallengangszellen, die sich anhand des Y-Chromosoms als Spenderzellen (und damit aus dem Knochenmark stammend) darstellten. Ähnlich fand sich nach Lebertransplantation männlicher Patienten mit Lebern von weiblichen Spendern eine Anzahl von Gallengangs- und Leberparenchymzellen, die das Y-Chromosom als Empfängermarker aufwiesen. Weitere Untersu-

chungen zeigten jedoch, dass diesen Beobachtungen insbesondere in der Leber Zellfusionen zwischen Zellen des Spenderorgans und eingewanderten Empfängerzellen zugrunde lagen [10].

Von Horwitz et al. [11] wurde gezeigt, dass Kinder mit der seltenen Glasknochenkrankheit (Osteogenesis imperfecta) nach einer normalen KMT eine Zunahme der Knochenfestigkeit und einen erstaunlichen Rückgang der Frakturrate aufwiesen, welche allerdings nur etwa ein Jahr Bestand hatte. Hier konnten Osteoblasten vom Spendertyp nachgewiesen werden.

Bereits 1966 wurden von Friedenstein und Mitarbeitern [12] fibroblastenartig wachsende Zellen aus dem Knochenmark beschrieben, die die beiden o.g. Kriterien einer Stammzelle aufweisen (zumindest in gewissem Umfang - eine tatsächliche und unlimitierte Selbsterneuerung konnte bisher nicht gezeigt werden). Diese *in vitro* auf Oberflächen adhärent wachsenden Zellen (☞ Abb. 12.2) lassen sich erstens erstaunlich gut *in vitro* expandieren, ohne dabei zu transformieren, und differenzieren zweitens unter geeigneten Bedingungen in mesodermale Zellen wie Osteo- und Chondroblasten, Adipozyten, Tenozyten oder Muskelzellen.

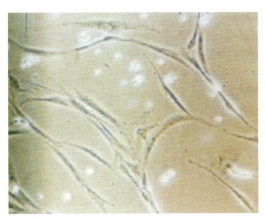

Abb. 12.2: *In vitro* aus Knochenmark generierte mesenchymale Stammzellen mit typischer Fibroblastenstruktur.

Anhand dieser, heute "mesenchymale Stamm-/Stromazellen (MSC)" genannten Zellen soll im Weiteren ein kurzer Einblick in die derzeitigen Möglichkeiten und Grenzen der Nutzung adulter Stammzellen gegeben werden.

Die MSC sind inzwischen phänotypisch recht gut charakterisiert (☞ Tab. 12.2), allerdings gibt es noch keine unikalen Charakteristika, die ihre Aufreinigung z.B. mit Hilfe immunoaffiner Methoden ermöglichen würden. Stattdessen verlässt man sich dafür auf eine sehr charakteristische Eigenschaft dieser Zellen - das Anheften an Plastikoberflächen. Das für MSC charakteristische Expressionsmuster von Zytokinen und Wachstumsfaktoren (☞ Tab. 12.2) (nach [3]; eigene Ergebnisse] deutet darauf hin, dass diese Zellen an der Formation und Funktion des stromalen Mikromilieus beteiligt sind, welches wiederum für die Signalvermittlung sowohl an hämatopoetische Stammzellen als auch an Stromazellen verantwortlich ist. Tatsächlich mündete ihre Fähigkeit, ein Hämatopoese-unterstützendes Stroma zu bilden, in der Etablierung der Knochenmark-Langzeitkultur durch Dexter et al. [13], in der über Wochen bis Monate hinweg hämatopoetische Vorläuferzellen kultiviert und zur Differenzierung gebracht werden können.

Typ des Markers	Bezeichnung
Spezifische Antigene	α-smooth muscle actin, CD10, CD13, CD59, CD90, CD105, SH3, SH4, MHC I; negativ für CD14, CD34, CD45
Zytokine und Wachstums-faktoren	Interleukine: 1α, 6, 7, 8, 11, 12, 14, 15, LIF, SCF, Flt3-Ligand, GM-CSF, G-CSF, M-CSF
Rezeptoren von Wachstums-faktoren	IL-1R, IL-3R, IL-4R, IL-6R, IL-7R, LIFR, SCFR, G-CSFR, IFNγR, TNFI+IIR, TGFβI+IIR, bFGFR, PDGFR, EGFR, c-met
Adhäsions-moleküle	Integrine: αvβ3, αvβ5, Integrin-Ketten: α1, α2, α3, α4, α5, αv, β1, β3, β4, ICAM-1, ICAM-2, ICAM-3, VCAM-1, ALCAM-1, LFA-3, L-Selektin, Endoglin, CD44
Extrazelluläre Matrix-Proteine	Collagen Typ I, III, IV, V, VI, Fibronectin, Laminin, Hyaluronan

Tab. 12.2: Expression spezifischer Moleküle auf mesenchymalen Stammzellen.

Da sich MSC ausgezeichnet *in vitro* vermehren und auch differenzieren lassen, stellen sie ein potentiell sehr attraktives therapeutisches Hilfsmittel für die Zell- und Gentherapie dar. Erste klinische Erfahrungen des Einsatzes von mesenchymalen Stammzellen liegen in der Knochenmarktransplantation vor. Dort wird versucht, eine Verbesserung der hämatopoetischen Erholung und eine Verminderung der Spender-gegen-Wirt-Erkrankung durch die Zugabe autologer oder auch allogener MSC zum hämatopoetischen Stammzelltransplantat zu erreichen [14]. Grundlage dieser Versuche sind vorausgegangene Experimente, in denen festgestellt wurde, dass MSC selbst nicht allogen stimulierend wirken und stattdessen sogar *in vitro* in der gemischten Lymphozytenkultur eine alloreaktive T-Zell-Antwort unterdrücken. Dieser Effekt, der von der Zahl der zugemischten mesenchymalen Stammzellen und dem Zeitpunkt der Zugabe abhängig war, wurde nicht auf den direkten Zell-Zellkontakt zurückgeführt, sondern auf die Sekretion von Faktoren wie Prostaglandin E2, TGF-β (tumour growth factor), IDO (indoleamine 2,3-dioxygenase) u.a [15]. Auch in Tierexperimenten wirkte die Gabe von MSC tolerogen und führte zur Verlängerung des Überlebens von allogenen Hauttransplantaten [16]. In den o.g. laufenden klinischen Studien zur Kotransplantation wurden die erhofften Resultate erzielt: Gute Verträglichkeit der MSC, schnelleres Anwachsen der hämatopoetischen Stammzellen und verringerte Inzidenz einer lebensbedrohlichen Spender-gegen-Wirt-Erkrankung (GvHD) [17]. Obwohl der diesen Ergebnissen zugrunde liegende Mechanismus nicht vollständig aufgeklärt ist, wird das geringe antigene Potential von und die Ausbildung einer Spender-spezifischen Toleranz durch mesenchymale Stromazellen mit der Sekretion immunmodulierender Faktoren und der Beeinflussung von immunologischen und entzündlichen Reaktionen, hervorgerufen durch T-, B-, NK- und dendritischen Zellen, in Verbindung gebracht [15; 18]. Tatsächlich werden bei der Anwendung von MSC *in vitro* und *in vivo* eine verringerte T- und NK-Zellaktivierung sowie die Verhinderung der Ausreifung von dendritischen und B-Zellen beobachtet, was letztendlich zum programmierten Zelltod (Apoptose) spezifischer T-Zellen führt. Allerdings zeigten klinische Studien zur Behandlung der akuten GvHD nur zum Teil die erhofften Effekte

[17, 19], auch wurde eine unerwünschte Zunahme bedrohlicher Infektionen infolge der globalen Immunsuppression beschrieben [20].

Während sich diese ersten klinischen Studien zur Transplantation von MSC auf den Bereich der Knochenmarktransplantation konzentrierten, ist ihre Anwendung auch in anderen klinischen Bereichen absehbar bzw. bereits initiiert (z.B. Transplantation bei Patienten mit Osteogenesis imperfecta, bei multipler Sklerose, mit dem Ziel der Toleranzinduktion in der Organtransplantation, zur Behandlung oder Vorbeugung des akuten Nierenversagens, Nutzung von MSC als Vehikel zur Produktion therapeutischer Proteine). All diese Ansätze erfordern weitere Grundlagenforschung wie auch kontrollierte klinische Studien, damit die in die MSC gesetzten Hoffnungen in die Klinikrealität umgesetzt werden können.

12.2. Zell- und gentherapeutische Ansätze in der allogenen Stammzelltherapie

Die erfolgreiche Einführung der Knochenmarktransplantation stellte einen Meilenstein bei der Entwicklung der Zelltherapie und der Transplantationsmedizin dar. Es war damit erstmals gelungen, ein ganzes Organ durch die Infusion einer limitierten Anzahl von (Stamm-) Zellen zu ersetzen. Erst nach einigen Jahren erfolgreicher Anwendung der allogenen Knochenmarktransplantation stellte sich aber heraus, dass der therapeutische Effekt dieser Behandlungsform nicht ausschließlich auf der Bereitstellung neuer Blutstammzellen und damit der Gewährleistung der Blutbildung beruht. Es zeigte sich nämlich, dass der Spender dem Knochenmarkempfänger auch einen großen Teil seines Immunschutzes mit überträgt ("adoptiver Immuntransfer"). Dies führt sogar so weit, dass im Transplantat vorhandene Immunzellen des Spenders, vor allem T-Lymphozyten, verbliebene maligne Zellen erkennen und zerstören können (so genannter Graft-versus-Leukaemia [GvL]-Effekt). Ein überzeugender Nachweis des GvL-Effekts erfolgte Ende der achtziger Jahre des 20. Jahrhunderts, als es Kolb und Mitarbeitern gelang, CML-Patienten, die nach einer allogenen Knochenmarktransplantation ein Rezidiv erlitten hatten, durch die ausschließliche Infusion von Spenderlymphozyten (so genannte "donor lymphocyte [auch: leukocyte] infusion"; DLI) vollständig und langfristig zu heilen [21]. Damit eröffnete sich ein neues Feld für die Zelltherapie, die adoptive (zelluläre) Immuntherapie (adIT). Hierbei dienen die übertragenen Zellen nicht dazu, fehlendes oder zerstörtes Gewebe zu ersetzen (wie in der "klassischen" Transplantationsmedizin), sondern führen eine unmittelbar therapeutische Effektorfunktion aus und können somit andere Therapieansätze (z.B. Chemotherapie) zum Teil äußerst effizient substituieren.

Auch wenn die Infusion aktiver Immunzellen zum Zwecke der adoptiven Immuntherapie erwartungsgemäß mit gewissen Risiken und Problemen behaftet ist (s.u.), ist dieser Ansatz doch so viel versprechend, dass er im Laufe der letzten Jahre bei einer Reihe weiterer hämatologischer Erkrankungen, aber auch bei (opportunistischen) Virusinfektionen, wie sie besonders bei immunsupprimierten Patienten auftreten, getestet wurde [Übersicht bei 22, 23]. Obwohl dabei eine der CML vergleichbar hohe Effizienz nicht erreicht werden konnte, gelang doch bei einer ganzen Reihe maligner und viraler Erkrankungen der Nachweis, dass das Prinzip der adoptiven Immuntherapie funktioniert. Um die adIT aber als schlagkräftige Waffe im Kampf z.B. auch gegen solide Tumoren effektiv einsetzen zu können, ist es zunächst notwendig, eine Reihe von Fragen zu beantworten und Probleme zu lösen:

- **Zum Wirkprinzip:** Was ist der Grund dafür, dass die adIT bei einigen Patienten funktioniert, bei anderen nicht? Warum sind bestimmte Krankheiten sensitiver als andere?
- **Zur GvHD:** Allogene T-Lymphozyten können auch gesundes Empfängergewebe als "fremd" erkennen und zerstören und dadurch eine lebensbedrohliche Krankheit (Graft-versus-Host Disease, GvHD) auslösen. Wie kann die Entstehung einer GvHD effektiv verhindert werden?
- **Zur Anwendbarkeit:** Die Gabe allogener Lymphozyten führt, außer nach einer KMT vom selben Spender, zur Abstoßung der infundierten Zellen. Kann die Effizienz des Immunsystems auch ohne Toleranzinduktion durch KMT ausgenutzt werden? (☞ Kap. 11.)

12.2.1. Zum Wirkprinzip

Die unterschiedliche Effizienz der adoptiven Immuntherapie bei verschiedenen Krankheitsentitäten lässt sich offensichtlich zumindest teilweise anhand der Immunogenität der jeweiligen zu vernichtenden Zellen erklären. So zeichnet sich die besonders sensitive CML durch die "Markierung" aller malignen Zellen mit dem spezifischen BCR-ABL-Fusions-Antigen als Resultat der t(9;22)-Translokation (Philadelphia-Chromosom) aus. Vor einigen Jahren wurde darüber hinaus die besondere Rolle der so genannten "*minor histocompatibility antigens*" (mHag) bei der Erkennung von allogenen (und damit potentiell auch von malignen) Zellen entdeckt (Übersicht bei [11]). Die mHags sind dafür verantwortlich, dass auch bei abgeglichenen ("matched") Patienten/Spender-Paaren, die in allen Allelen des "major histocompatibility complex" (MHC) übereinstimmen, Allo-Immunantworten (Abstoßung, GvHD) zu beobachten sind. Entsprechend ist auch die adIT bei gleicher Diagnose in den Fällen effizienter, in denen die Patientenzellen durch ein solches mHag "markiert" und somit für Spenderimmunzellen erkennbar sind. So können z.B. von einem weiblichen Spender stammende T-Lymphozyten verbliebene maligne Zellen eines männlichen Patienten anhand von mHags erkennen, die vom Y-Chromosom kodiert werden (so genannte H-Y). Einige der mHags werden nur auf bestimmten Zellpopulationen, z.B. ausschließlich auf Blutzellen, exprimiert, was sie für die adoptive Immuntherapie besonders attraktiv macht.

Aus der bisherigen Darstellung zur Wirkungsweise der adIT wird klar, dass es sich bei dem erwünschten GvL-Effekt in Wahrheit oft um einen GvH-Effekt handelt, dass die Spenderlymphozyten also nicht die malignen Zellen per se als solche, sondern als fremd erkennen und folglich zerstören. Daraus folgt, dass die zugrunde liegende Immunreaktion auch zur Zerstörung gesunder Zellen führen kann, die sich dann als Spender-gegen-Wirt-Krankheit (GvHD) manifestiert. Das Risiko der Entstehung einer potentiell letalen GvHD ist die wichtigste Einschränkung für die Anwendung der adIT mit allogenen T-Zellen. Daher wird seit Jahren nach Wegen gesucht, wie man die beiden möglichen Konsequenzen der Infusion allogener T-Lymphozyten, GvL oder GvHD, voneinander trennen

kann. Ob und wie das möglich sein könnte, soll im folgenden Abschnitt diskutiert werden.

12.2.2. Zur GvHD

Die Infusion allogener (T-) Lymphozyten, entweder als Bestandteil des Stammzelltransplantats oder als DLI mit therapeutischer Zielsetzung, beinhaltet das Risiko der Entstehung einer Spender-gegen-Wirt-Krankheit (GvHD) (s.o.). Da die GvHD als schwere, potentiell letale Komplikation der allogenen KMT schon seit den Anfängen dieser Therapieform bekannt ist (ursprünglich wurde sie als "*secondary disease*" bezeichnet), sucht man schon lange nach Wegen, dieser Krankheit Herr zu werden. Die ursprüngliche Idee, die im Stammzelltransplantat enthaltenen, "kontaminierenden" Spenderlymphozyten zu depletieren, wurde schnell fallen gelassen, nachdem sich erwiesen hatte, dass diese Zellen für eine Reihe positiver Effekte im Rahmen der Transplantation verantwortlich sind, nämlich neben dem o.g. GvL-Effekt auch für die Beschleunigung des Transplantat-Anwachsens sowie die Rekonstitution des Immunsystems. Daher versucht man inzwischen, die GvHD zu vermeiden oder zumindest in ihrer Schwere einzuschränken, ohne die aufgezählten erwünschten Folgen der T-Zell-Infusion zu verlieren (Übersicht bei [24]). Eine der Strategien besteht darin, gezielt alloreaktive ("anti-Empfänger") Spender-T-Zell-Klone aus dem Transplantat zu eliminieren. Dazu werden monoklonale Antikörper benutzt, die gegen so genannte frühe Aktivierungs-Antigene der T-Zellen (z.B. CD25, CD69) gerichtet sind. Zunächst werden die Spender-T-Zellen mit (bestrahlten) Zellen des Empfängers kokultiviert, sodass alloreaktive Zellen mit Hilfe spezifischer monoklonaler Antikörper anhand der Expression dieser Aktivierungs-Antigene identifiziert werden können. Um die Zellen aus dem Transplantat zu entfernen, werden die eingesetzten monoklonalen Antikörper z.B. mit Toxinen oder winzigen Magnetkügelchen gekoppelt (☞ Abb. 12.3). Es konnte gezeigt werden, dass ein solches Vorgehen tatsächlich das Risiko einer GvHD vermindert, während andere Funktionen der Immunzellen, z.B. ihre antivirale Aktivität, im Wesentlichen erhalten bleiben [Übersicht bei 23, 25]. Allerdings bleibt noch zu klären, ob bzw. inwieweit der GvL-Effekt, der ja oft nicht unwesentlich auf einer GvH-Reaktion beruht, in Mitleidenschaft gezogen wird. Um einen

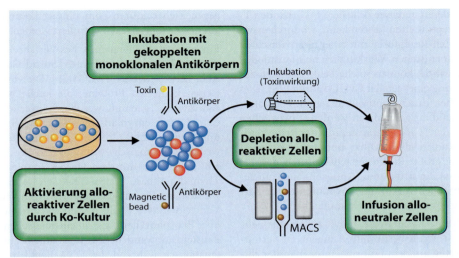

Abb. 12.3: Depletion alloreaktiver T-Zell-Klone mit Hilfe monoklonaler Antikörper, die sich gegen Aktivierungs-Antigene (A-Ag, z.B. CD25, CD69) richten. Alloreaktive T-Zellen exprimieren nach Ko-Kultur mit Empfängerzellen die charakteristischen A-Ag (= rote Zellen) und werden dadurch von den spezifischen monoklonalen Antikörpern erkannt. Die an die Antikörper gekoppelten Toxinmoleküle (oben) bzw. die "magnetic beads" (unten) vermitteln die Depletion der alloreaktiven Zellen [Übersicht bei 23 und 25].

maximalen GvL-Effekt zu konservieren, dürften besonders solche Erkrankungen geeignet sein, bei denen die malignen Zellen durch die Expression spezifischer Antigene (z.B. BCR-ABL) eine eigene Immunogenität aufweisen. Außerdem könnte es bei diesem Ansatz wichtig sein, dass manche mHags nur auf einigen Zellarten (z.B. Blutzellen) exprimiert werden. Alloreaktive T-Zell-Klone, die sich gegen diese mHags richten, würden in diesem Fall nicht depletiert, wenn die Kokultur mit Zellen aus anderen Geweben erfolgen würde.

Alternativ zur beschriebenen Strategie wird auch der umgekehrte Weg beschritten, bei dem nur die T-Zellen infundiert werden, die virusinfizierte oder verbliebene maligne Zellen vernichten sollen. Dazu ist es jedoch notwendig, *in vitro* CTL-Klone ("*cytotoxic T lymphocytes*") zu isolieren und massiv zu expandieren. Im Falle der adIT einer MRD können sich die CTLs sowohl gegen tumorspezifische Antigene als auch gegen Empfänger- und Blutzell-spezifische mHags richten. Diese Methode hat den Vorteil, dass eine GvHD bei ausreichender Reinheit der infundierten CTL praktisch ausgeschlossen werden kann. Allerdings ist das Anlegen von CTL-Linien *in vitro* sehr zeit- und arbeitsintensiv, so dass dieser Ansatz nur für relativ langsam progrediente Erkrankungen zum Einsatz kommen kann. Nicht zu vergessen ist angesichts der an-

spruchsvollen Standards der guten Herstellungspraxis ("*good manufacturing practice*", GMP) auch der hohe Kostenaufwand für jegliche zelltherapeutische Ansätze, die mit langen Zellexpansionsphasen verbunden sind. Neuere Daten legen nahe, dass eine Expansion der CTL in vitro nicht zwangsläufig nötig zu sein scheint, sondern der therapeutische Effekt auch mit relativ geringen Zahlen frisch isolierter, spezifischer CTL erzielt werden kann [26].

Anstatt für jeden Patienten individuelle T-Zell-Klone zu isolieren, kann man alternativ Antigen-spezifische T-Zell-Rezeptoren (TCRs) klonieren, um diese dann durch retroviralen Gentransfer in T-Zellen einzuführen (Übersicht bei [27]). Mit diesem Ansatz kann für eine Reihe von Konstellationen (z.B. definiertes Tumor-Antigen, bekanntes mHag) in relativ kurzer Zeit eine nahezu beliebig große Anzahl von Antigen-spezifischen T-Lymphozyten generiert werden. Einer der entscheidenden Vorteile dieses Vorgehens besteht darin, dass mit einem solchen Ansatz auch autologe T-Zellen "scharfgemacht" werden können, wodurch sich ein wesentlich weiteres Feld für die adoptive Immuntherapie eröffnet (s.u.). Ein Nachteil des TCR-Ansatzes besteht darin, dass das Einbringen der beiden Ketten eines T-Zell-Rezeptors in eine T-Zelle zu Fehlpaarungen mit den jeweils anderen in dieser Zelle bereits vorhanden T-Zell-Rezeptorketten führen kann, wodurch eventuell T-Zell-Rezeptoren mit einer unerwünschten Spezifität entstehen. Wie kürzlich im Mausmodell gezeigt wurde, können solche Fehlpaarungen zur Entstehung einer letalen GvHD führen [28]. Dies kann aber durch Optimierungen des Ansatzes weitgehend ausgeschlossen werden – inzwischen hat sich der TCR-Gentransfer in einer Reihe klinischer Studien als machbar und sicher erwiesen [27]. Das größte Risiko entsteht dadurch, dass die benutzten Zielstrukturen (Antigene) auch auf gesunden Zellen vorkommen, wodurch es zur Zerstörung gesunder Gewebe kommen kann [27].

Eine alternative Strategie, um T-Zellen eine neue Spezifität gegen bestimmte Antigene zu vermitteln, beruht auf dem Einbringen sogenannter chimärer Antigen-Rezeptoren (CARs) [29]. Diese bestehen aus einer Exodomäne (i.d.R. die Antigenbindungsdomäne eines Antikörpers) und einer T-Zell-Signal-vermittelnden Endodomäne. Auf diese Art generierte T-Zellen werden in der Literatur auch als T-bodies bezeichnet [Übersicht: 27, 30, 31]. Hier wurden in den letzten Jahren zum Teil spektakuläre Erfolge berichtet, insbesondere mit CARs gegen das B-zellspezifische Antigen CD19 [32]. Da sie Antigene über die Bindungsstrukturen von Antikörpern erkennen sind CARs, im Gegensatz zu TCRs, MHC-unabhängig, können aber nur

gegen Zielstrukturen zum Einsatz kommen, die auf der Zelloberfläche exprimiert werden.

Ein anderes gentherapeutisches Verfahren beruht auf der Nutzung so genannter „Suizid-Gene" (☞ Abb. 12.4) [Übersicht: 27, 33-35]. Die von diesen Genen kodierten Proteine, die auch "prodrug-Aktivatoren" genannt werden, konvertieren auf Grund ihrer enzymatischen Aktivität ein initial ungiftiges Substrat ("prodrug") in eine für die jeweilige Zelle toxische Substanz. So produzieren z.B. Zellen, die mit dem Herpes simplex-Virus-Thymidin-Kinase (HSV-TK)-Gen ausgestattet wurden, ein Enzym, das den ungiftigen Wirkstoff Ganciclovir (GCV, ein bekanntes Virostatikum) über Phosphorylierungen in einen falschen DNA-Baustein umwandelt, was letztendlich zum Kettenabbruch während der DNA-Replikation und dadurch zum Zelltod führt. Manche der Selbstmordmechanismen haben, wie der beschriebene HSV-TK/GCV-vermittelte, die Besonderheit, dass nur die Zellen abgetötet werden, die sich gerade in der Zellteilung befinden (da nur für diese Zellen das GCV-TP toxisch ist). Gerade auch dieser Umstand wird bei der adoptiven Immuntherapie mit Suizid-Gen-ausgerüsteten Spenderlymphozyten ausgenutzt: Kommt es nicht zur Entstehung einer GvHD oder ist ihre klinische Ausprägung nur gering und für den Patienten ungefährlich, muss der Patient nicht behandelt werden. Entwickelt der Pa-

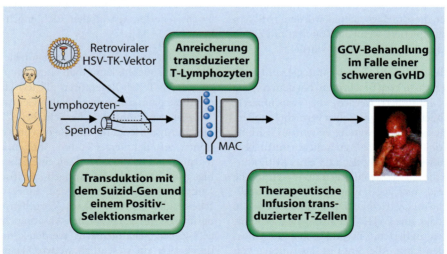

Abb. 12.4: Adoptive Immuntherapie mit Suizid-Gen-modifizierten T-Lymphozyten. In Spender-T-Zellen wird ein "Selbstmord-Gen" (hier: Herpes simplex-Virus-Thymidin-Kinase) eingebracht, welches im Falle der Entwicklung einer schweren Spender-gegen-Wirt-Krankheit (GvHD) ihre selektive Eliminierung durch Applikation des Virostatikums Ganciclovir (GCV) ermöglicht [34, 35].

tient aber eine schwere GvHD, wird ihm die Pro-droge appliziert. Dadurch können gezielt jene Zellen abgetötet werden, die zum Zeitpunkt der GvHD aktiv replizieren, also in erster Linie die alloreaktiven Zellen, die eben diese GvHD verursachen. Andere Spender-T-Lymphozyten, die den Patienten z.B. vor Infektionen schützen oder sogar Leukämiezellen spezifisch erkennen, würden bei dieser Behandlung nicht eliminiert. Damit wäre ein solches Vorgehen wesentlich spezifischer und somit schonender als bisherige Verfahren der GvHD-Therapie, die mit einer massiven Unterdrückung des Immunsystems einhergehen. Tatsächlich konnte in mehreren Studien ein proof-of-principle für die adoptive Immuntherapie mit Suizidgen-modifizierten T-Lymphozyten gezeigt werden (Übersicht: [33]). Allerdings ist der Ansatz nicht frei von Problemen, die sich z.B. in einer stark gesenkten funktionellen Aktivität der *ex vivo* genmodifizierten T-Lymphozyten wie auch der Immunogenität des Suizidgens manifestieren [36]. Neue Protokolle für die Genmodifikation wie auch ein alternatives „Designer-Suizidgen", das auf Komponenten humanen Ursprungs beruht, könnten helfen, diese Probleme zu lösen [37].

12.2.3. **Zur Anwendbarkeit**

Mit der adoptiven Immuntherapie steht ein neues, auf immunologischen Prozessen basierendes Behandlungsverfahren zur Verfügung, das eine hohe Effizienz mit einem relativ geringen Spektrum an in Zukunft wahrscheinlich gut beherrschbaren (s.o.) Nebenwirkungen verbindet. Da die Möglichkeiten der Strahlen- (und Hochdosis-) Chemotherapie gerade bei älteren Patienten mit hämatologischen Erkrankungen auf Grund ihrer Nebenwirkungen oft relativ schnell ausgereizt sind, wäre ein solches Verfahren als neue Behandlungsoption von immenser Bedeutung. Darüber hinaus könnte man auch bei soliden Tumoren darauf hoffen, mit Hilfe des Immunsystems bessere Behandlungserfolge zu erzielen. Allerdings ist diese Strategie zum jetzigen Zeitpunkt zumeist nur unter Nutzung autologer Lymphozyten möglich, nur bei allogen transplantierten Patienten können auch Spenderlymphozyten infundiert werden. Dieses Dilemma gründet sich darauf, dass die Infusion allogener T-Lymphozyten bei einem immunkompetenten Empfänger unmittelbar zu einer Immunreaktion gegen diese Zellen und in der Folge

zu ihrer raschen Eliminierung führen würde. Diese Regel wird bei Patienten nach einer allogenen KMT dadurch außer Kraft gesetzt, dass durch die Zerstörung der Blutbildung (und damit auch der Immunzellen) des Patienten im Zuge der Vorbehandlung (Konditionierung) eine Toleranz gegenüber den Zellen des Spenders erzeugt wurde. Aber auch hier kann eine adIT nur mit Immunzellen des jeweiligen Spenders erfolgen. Zudem ist die Konditionierung mit einer hohen Morbidität und potentiell auch Mortalität verbunden. Daher wurde nach Wegen gesucht, die gewünschte Toleranz gegenüber den zu infundierenden Spenderlymphozyten auf schonendere Art zu induzieren. In den letzten Jahren gab es mit der Entwicklung der so genannten non-myeloablativen Stammzelltransplantation (NST) auf diesem Weg bereits große Fortschritte (Übersicht bei [38]). Die NST verfolgt das Ziel, mit einer verringerten, vor allem immunsuppressiven Konditionierung den Empfänger für die Infusion der Spenderlymphozyten bereit zu machen, während im Gegensatz zur "klassischen" KMT die Eliminierung möglichst auch der letzten malignen Zellen in dieser Behandlungsphase nicht im Mittelpunkt steht. Nachdem durch die Vorbehandlung eine Akzeptanz gegenüber den Spenderzellen hergestellt wurde, sollen dessen Lymphozyten im Weiteren die Zerstörung der malignen Zellen übernehmen. Durch die wesentlich schonendere Konditionierung ist es möglich, die NST auch bei älteren Patienten (> 60 Jahre) anzuwenden, für die eine "normale" Transplantation bisher wegen der damit verbundenen Toxizität nicht in Frage kam. Trotzdem gilt natürlich auch für die NST, dass die Infusion von Spenderlymphozyten mit einem hohen GvHD-Risiko verbunden ist, sodass auch hier die oben diskutierten innovativen Methoden zur Begrenzung dieses Risikos von potentiell großer Bedeutung sind (☞ Kap. 6.).

Für den Fall, dass sich die zu bekämpfenden (Tumor-) Antigene klar definieren lassen, besteht die Möglichkeit, gänzlich ohne den unmittelbaren Einsatz allogener T-Lymphozyten auszukommen, ohne dabei auf das Potential der adoptiven Immuntherapie verzichten zu müssen. Diese Strategie, die auf der genetischen Modifikation autologer T-Lymphozyten mit tumorspezifischen T-Zell-Rezeptoren (TCRs) oder chimären Antigenrezeptoren (CARs) beruht, sowie mögliche Limitationen wurden bereits oben beschrieben. Tatsächlich wird auch hier indirekt die Hilfe eines fremden Immunsystems in Anspruch genommen, da dieses als Quelle für die T-Zell-Rezeptoren dient. Sollte es gelingen, nach diesem Prinzip relativ universell einsetzbare, Tumor-Antigen-spezifische TCRs/CARs gegen maligne Zellen zu generieren und anzuwenden, könnte die adoptive Immuntherapie für eine Reihe maligner Erkrankungen in Bälde möglich sein. Bei den TCRs ist jedoch zu berücksichtigen, dass die spezifische Antigen-Präsentation, also die Auswahl des den T-Lymphozyten jeweils präsentierten Antigen-Epitops, vom Typ der auf den Zellen präsenten Moleküle des Histokompatibilitätskomplexes (MHC) abhängig ist. Daher funktioniert ein bestimmter TCR auch nicht in allen Patienten, sondern nur in denen, die zur gleichen MHC-Gruppe gehören. Um die oben beschriebene Idealsituation zu erreichen, müsste also ein ganzes Spektrum verschiedener T-Zell-Rezeptoren, die sich gegen ein konkretes Antigen richten, für die verschiedenen MHC-Komplexe zur Verfügung stehen. Da es sich dabei jedoch nur um ein quantitatives Problem handelt, dürfte dieses relativ einfach zu lösen sein.

Die praktische Anwendbarkeit des TCR-Gentransfers zur Behandlung solider Tumoren wurde vor einigen Jahren von Morgan et al. beim metastasierenden Melanom nachgewiesen [39]. Inzwischen wurden TCR- wie auch CAR-modifizierte T-Zellen auch bei einer Reihe anderer solider Tumoren mit mehr oder weniger Erfolg eingesetzt (Übersicht: [27, 31]). Zugleich wurden erste schwere Komplikationen der adoptiven Immuntherapie mit genmodifizierten T-Zellen berichtet [40-42]. Dies unterstreicht, dass vor dem klinischen Einsatz genetisch modifizierter T-Zellen genau geprüft werden muss, ob und in welchem Maße das Zielantigen auch auf anderen Geweben als dem Tumor exprimiert wird. Zudem sollte angestrebt werden, die infundierten T-Zellen mit einem Rückholmechanismus (z.B. einem Suizidgen) auszustatten oder ihre Lebenszeit *in vivo* bzw. die Expression des neuen TCR/CAR von vornherein zu begrenzen. Dies könnte nicht zuletzt auch bei Antigenen wie CD19 notwendig sein, um eine Erholung des B-Zellpools nach erfolgreicher Therapie einer Leukämie/eines Lymphoms zu ermöglichen.

Insgesamt lässt sich jedoch konstatieren, dass die bisher erhobenen klinischen Daten für die meisten Ansätze der adoptiven Immuntherapie eine viel versprechende therapeutische Aktivität mit einem sehr guten Sicherheitsprofil verbinden.

Literatur

1. Maximov A: Der Lymphozyt als gemeinsame Stammzelle der verschiedenen Blutelemente in der embryonalen Entwicklung und im postfetalen Leben der Säugetiere. Folia Hämatol (Leipzig) 1909; 8: 125-141.

2. Bibikova M, Laurent LC, Ren B, Loring JF, Fan JB. Unraveling epigenetic regulation in embryonic stem cells. Cell Stem Cell 2008; 2; 123-134.

3. Minguell JJ, Erices A, Conget P: Mesenchymal stem cells. Exp Biol Med 2001; 226: 507-520.

4. Hanna JH, Saha K, Jaenisch R. Pluripotency and cellular reprogramming: facts, hypotheses, unresolved issues. Cell 2010; 143: 508-525.

5. Phinney DG, Prockop DJ. Concise review: mesenchymal stem/multipotent stromal cells: the state of transdifferentiation and modes of tissue repair - current views. Stem Cells 2007; 25: 2896-2902.

6. Takahashi K, Yamanaka S. Induction of pluripotent stem cells from mouse embryonic and adult fibroblast cultures by defined factors. Cell. 2006;126: 663-676

7. Takahashi K, Tanabe K, Ohnuki M, Narita M, Ichisaka T, Tomoda K, Yamanaka S. Induction of pluripotent stem cells from adult human fibroblasts by defined factors. Cell. 2007 Nov 30;131(5):861-72.

8. Kim JB, Sebastiano V, Wu G, Araúzo-Bravo MJ, Sasse P, Gentile L, Ko K, Ruau D, Ehrich M, van den Boom D, Meyer J, Hübner K, Bernemann C, Ortmeier C, Zenke M, Fleischmann BK, Zaehres H, Schöler HR. Oct4-induced pluripotency in adult neural stem cells. Cell. 2009;136(3):411-9.

9. Zaehres H, Kim JB, Schöler HR. Induced pluripotent stem cells. Methods Enzymol. 2010;476:309-325

10. Willenbring H, Bailey AS, Foster M, Akkari Y, Dorrell C, Olson S, Finegold M, Fleming WH, Grompe M. Myelomonocytic cells are sufficient for therapeutic cell fusion in liver. Nat Med 2004; 10: 744-748.

11. Horwitz EM, Gordon PL, Koo WKK, et al.: Isolated allogeneic bone marrow-derived mesenchymal cells engraft and stimulate growth in children with osteogenesis imperfecta: implications for cell therapy of bone. PNAS 2002; 99: 8932-8937.

12. Friedenstein AJ, Piatetzky-Shapiro II, Petrakova K: Osteogenesis in transplants of bone marrow cells. J Embryol Exp Morphol 1966; 16: 381-390.

13. Dexter TM, Allen TD, Lajtha LG: Conditions controlling the proliferation of haemopoietic stem cells in vitro. J Cell Physiol 1977; 91: 335-344.

14. English K, French A, Wood KJ. Mesenchymal stromal cells: facilitators of successful transplantation? Cell Stem Cell 2010; 7: 431-442

15. Nauta AJ, Fibbe WE. Immunomodulatory properties of mesenchymal stromal cells. Blood 2007; 110: 3499-3506.

16. Bartholomew A, Sturgeon C, Siatskas M, et al.: Mesenchymal stem cells suppress lymphocyte proliferation in vitro and prolong skin graft survival in vivo. Exp Hemat 2002; 30: 42-48.

17. Le Blanc K, Frassoni F, Ball L, Locatelli F, Roelofs H, Lewis I, Lanino E, Sundberg B, Bernardo ME, Remberger M, Dini G, Egeler RM, Bacigalupo A, Fibbe W, Ringdén O; Developmental Committee of the European Group for Blood and Marrow Transplantation. Mesenchymal stem cells for treatment of steroid-resistant, severe, acute graft-versus-host disease: a phase II study.Lancet. 2008; 371: 1579-1586.

18. Uccelli A, Moretta L, Pistoia V. Mesenchymal stem cells in health and disease. Nat Rev Immunol 2008; 8: 726-736.

19. Allison M. Genzyme backs Osiris, despite Prochymal flop. Nat Biotechnol. 2009; 27:966-967.

20. Calkoen FG, Vervat C, van Halteren AG, Welters MJ, Veltrop-Duits LA, Lankester AC, Egeler RM, Ball LM, van Tol MJ. Mesenchymal stromal cell therapy is associated with increased adenovirus-associated but not cytomegalovirus-associated mortality in children with severe acute graft-versus-host disease. Stem Cells Transl Med. 2014; 3: 899-910.

21. Kolb HJ, Mittermuller J, Clemm C, et al.: Donor leukocyte transfusions for treatment of recurrent chronic myelogenous leukemia in marrow transplant patients. Blood 1990; 76: 2462-2465.

22. Perruccio K, Tosti A, Burchielli E, Topini F, Ruggeri L, Carotti A, Capanni M, Urbani E, Mancusi A, Aversa F, Martelli MF, Romani L, Velardi A (2005) Transferring functional immune responses to pathogens after haploidentical hematopoietic transplantation. Blood 106: 4397-4406.

23. Leen AM, Tripic T, Rooney CM. Challenges of T cell therapies for virus-associated diseases after hematopoietic stem cell transplantation. Expert Opin Biol Ther. 2010 Mar;10(3):337-351.

24. Peggs KS, Mackinnon S: Adoptive cellular therapy: A therapeutic reality? Hematology 2002; 7: 127-136. Review.

25. Amrolia PJ, Muccioli-Casadei G, Huls H, Adams S, Durett A, Gee A, Yvon E, Weiss H, Cobbold M, Gaspar HB, Rooney C, Kuehnle I, Ghetie V, Schindler J, Krance R, Heslop HE, Veys P, Vitetta E, Brenner MK. (2006) Adoptive immunotherapy with allodepleted donor T-cells improves immune reconstitution after haploidentical stem cell transplantation. Blood 108: 1797-1808.

26. Mackinnon S, Thomson K, Verfuerth S, Peggs K, Lowdell M. Adoptive cellular therapy for cytomegalovirus infection following allogeneic stem cell transplantation using virus-specific T cells. Blood Cells Mol Dis. 2008; 40: 63-67

27. Cieri N, Mastaglio S, Oliveira G, Casucci M, Bondanza A, Bonini C. Adoptive immunotherapy with genetically modified lymphocytes in allogeneic stem cell transplantation. Immunol Rev. 2014; 257: 165-180. Review

28. Bendle GM, Linnemann C, Hooijkaas AI, Bies L, de Witte MA, Jorritsma A, Kaiser AD, Pouw N, Debets R, Kieback E, Uckert W, Song JY, Haanen JB, Schumacher TN. Lethal graft-versus-host disease in mouse models of T cell receptor gene therapy. Nat Med. 2010; 16:565-70

29. Becker MLB, Near R, Mudgett-Hunter M, Margolies MN, Kubo RT, Kaye J, Hedrick SM (1989) Expression of a hybrid immunoglobulin-T cell receptor protein in transgenic mice. Cell; 58: 911-921.

30. Eshhar, Z. (2008). The T-body approach: Redirecting T cells with antibody specificity. Handb. Exp. Pharmacol. 181, 329–342.

31. Maus MV, Grupp SA, Porter DL, June CH. Antibody-modified T cells: CARs take the front seat for hematologic malignancies. Blood. 2014; 123: 2625-2635. Review

32. Maude SL, Frey N, Shaw PA, Aplenc R, Barrett DM, Bunin NJ, Chew A, Gonzalez VE, Zheng Z, Lacey SF, Mahnke YD, Melenhorst JJ, Rheingold SR, Shen A, Teachey DT, Levine BL, June CH, Porter DL, Grupp SA. Chimeric Antigen Receptor T Cells for Sustained Remissions in Leukemia N Engl J Med 2014; 371:1507-1517.

33. Lupo-Stanghellini MT, Provasi E, Bondanza A, Ciceri F, Bordignon C, Bonini C. Clinical impact of suicide gene therapy in allogeneic hematopoietic stem cell transplantation. Hum Gene Ther. 2010 ;21:241-250.

34. Tiberghien P, Reynolds CW, Keller J, et al.: Ganciclovir treatment of herpes simplex thymidine kinase-transduced primary T lymphocytes: An approach for specific in vivo donor T-cell depletion after bone marrow transplantation? Blood 1994; 84: 1333-1341.

35. Bonini C, Ferrari G, Verzeletti S., et al.: HSV-TK gene transfer into donor lymphocytes for control of allogeneic Graft-versus leukemia. Science 1997; 276: 1719-1724.

36. Robinet E, Fehse B, Ebeling S, Sauce D, Ferrand C, Tiberghien P (2005) Improving the ex vivo retroviral-mediated suicide-gene transfer process in T lymphocytes to preserve immune function. Cytotherapy 7, 150-157.

37. Di Stasi A, Tey SK, Dotti G, Fujita Y, Kennedy-Nasser A, Martinez C, Straathof K, Liu E, Durett AG, Grilley B, Liu H, Cruz CR, Savoldo B, Gee AP, Schindler J, Krance RA, Heslop HE, Spencer DM, Rooney CM, Brenner MK.

Inducible apoptosis as a safety switch for adoptive cell therapy. N Engl J Med. 2011; 365: 1673-1683.

38. Baron F, Storb R (2006) Allogeneic hematopoietic cell transplantation following nonmyeloablative conditioning as treatment for hematologic malignancies and inherited blood disorders. Mol Ther 13: 26-41.

39. Morgan RA, Dudley ME, Wunderlich JR, Hughes MS, Yang JC, Sherry RM, Royal RE, Topalian SL, Kammula US, Restifo NP, Zheng Z, Nahvi A, de Vries CR, Rogers-Freezer LJ, Mavroukakis SA, Rosenberg SA. Cancer regression in patients after transfer of genetically engineered lymphocytes. Science. 2006; 314: 126-129.

40. Morgan RA, Chinnasamy N, Abate-Daga D, Gros A, Robbins PF, Zheng Z, Dudley ME, Feldman SA, Yang JC, Sherry RM, Phan GQ, Hughes MS, Kammula US, Miller AD, Hessman CJ, Stewart AA, Restifo NP, Quezado MM, Alimchandani M, Rosenberg AZ, Nath A, Wang T, Bielekova B, Wuest SC, Akula N, McMahon FJ, Wilde S, Mosetter B, Schendel DJ, Laurencot CM, Rosenberg SA. Cancer regression and neurological toxicity following anti-MAGE-A3 TCR gene therapy. J Immunother. 2013; 36: 133-151.

41. Morgan RA, Yang JC, Kitano M, Dudley ME, Laurencot CM, Rosenberg SA. Case report of a serious adverse event following the administration of T cells transduced with a chimeric antigen receptor recognizing ERBB2. Mol. Ther. 2010; 18; 843–851.

42. Büning H, Uckert W, Cichutek K, Hawkins RE, Abken H. Do CARs need a driver's license? Adoptive cell therapy with chimeric antigen receptor-redirected T cells has caused serious adverse events. Hum Gene Ther. 2010; 21: 1039-1042.

13. Psychosoziale Unterstützung in der Stammzelltherapie

13.1. Einleitung

Patienten, die an einer Krebserkrankung des Blutes oder des Knochenmarks leiden, erleben den Zeitpunkt der Diagnosemitteilung als tiefen Einschnitt in ihr Leben. Sie müssen in der folgenden Zeit existenziell wichtige Entscheidungen treffen und sich mit bereits eingetretenen oder bevorstehenden schwerwiegenden Veränderungen ihrer Lebensumstände auseinandersetzen.

Wenn andere, weniger eingreifende Behandlungsansätze auf Dauer keinen Erfolg haben, verbleibt als letzte Hoffnung auf Heilung nur die Übertragung von Blutstammzellen. Der Chance auf eine kurative Behandlung durch eine autologe oder allogene Stammzelltherapie stehen jedoch auch große Nachteile und Risiken gegenüber, über die die Patienten aufgeklärt sein sollten. Sie müssen mit erheblichen körperlichen und psychischen Belastungen und Komplikationen während der Behandlung rechnen. Diese Nebenwirkungen der Behandlung können bleibende körperliche Schäden hervorrufen und auch zum Tod führen.

Für den Erfolg sind im ersten Jahr nach der Stammzelltransplantation regelmäßige Kontrollen medizinisch wichtiger Messwerte und eine darauf abgestimmte Therapie notwendig. Diese Untersuchungen sollten in der ersten Phase nach der Transplantation mindestens wöchentlich und später im Monatsabstand stattfinden. Um Infektionen und andere lebensbedrohliche Gefahren zu vermeiden, müssen Patienten in der Nachsorgezeit Ernährungs- und Verhaltensregeln konsequent einhalten. Die ersten Monate der Nachbehandlungszeit werden daher von den meisten Patienten körperlich und psychisch als einschränkend und belastend erlebt, mit entsprechend negativen Auswirkungen auf die Lebensqualität. Im langfristigen Verlauf verbessert sich die Lebensqualität transplantierter Patienten und erreicht das Niveau vor der Transplantation [1].

Die vielfältigen Einschränkungen und Belastungen führen bei vielen Patienten auch zu beruflichen und sozialen Problemen sowie Anpassungsnotwendigkeiten, verbunden mit neuen psychischen Belastungen. Auch wenn viele Patienten diese Folgeprobleme mit Hilfe ihres sozialen Umfelds lösen können, ist ein großer Teil auf eine zeitnahe, auf die besonderen Probleme von Transplantationspatienten ausgerichtete und leicht erreichbare psychosoziale Beratung und Unterstützung über kürzere, oft aber auch über längere Zeiträume angewiesen. Ungelöste existenzielle psychosoziale Probleme können zu starken emotionalen Belastungen führen und den erreichten Behandlungserfolg ernsthaft gefährden.

Zu den wichtigsten Aufgaben des psychosozialen Dienstes zählen die Unterstützung der Patienten und Angehörigen bei der Verarbeitung der Erkrankung, bei der Bewältigung oder Minderung der Behandlungsbelastungen und -folgen sowie bei der Lösung sozialer Probleme, die vor, während und nach der Stammzelltherapie auftreten. Patienten sollten soweit möglich zur aktiven und zielgerichteten Mitarbeit am Behandlungserfolg ermutigt werden und ihnen sollte bei der Entwicklung neuer Lebensperspektiven geholfen werden. Viele der im Behandlungsverlauf auftretenden psychosozialen Probleme lassen sich nur lösen, wenn der psychosoziale Dienst in das Behandlungsteam integriert ist und von Anfang an in die Behandlungsplanung und –umsetzung einbezogen wird.

13.2. Der Behandlungsverlauf aus psychosozialer Perspektive

Der Verlauf einer Stammzelltransplantation lässt sich in die Phasen: Entscheidung zur Transplantation, Akutbehandlung vor Transplantation, Akutbehandlung nach Transplantation, frühe und späte ambulante Nachsorge einteilen. Diese fünf Phasen stellen jeweils spezifische Anforderungen an den Patienten und sein soziales Umfeld und können typische psychosoziale Probleme hervorrufen (☞ Tab. 13.1).

13.2.1. Die Entscheidung zur Transplantation

Die Wahrnehmung und das Erleben von Patienten während der Entscheidungsphase werden zum großen Teil durch die Auseinandersetzung mit der

Phase	Anforderungen und Probleme
1. Die Entscheidung zur Transplantation	*Aktive Entscheidungsbildung* Konfrontation mit der Möglichkeit zu sterben Bewältigung der Unsicherheit des Behandlungsausgangs Abwägen und Prüfen von Behandlungsalternativen Finanzielle Aspekte Einverständniserklärung (informed consent) Psychologische Bewertungen Angst, Depressivität und Distress
2. Akutbehandlung vor Transplantation (Konditionierung)	*Intensive Behandlung* Management akuter Behandlungsnebenwirkungen Anpassung an Isolation und Krankenhausroutinen Auseinandersetzung mit unbekannten Behandlungsmaßnahmen (z.B. Ganzkörperbestrahlung) Aufrechterhaltung von Hoffnung und Zuversicht Trennung von Freunden und Familie
3. Akutbehandlung nach Transplantation (Aplasie)	*Gespanntes, wachsames Warten* Warten auf das Anwachsen der Spenderzellen Erhöhte physische und emotionale Vulnerabilität Ankämpfen gegen Monotonie und soziale Isolation Umgang mit lebensbedrohlichen Komplikationen Umgang mit akuten psychischen Belastungen Bewältigung von entmutigenden Nachrichten
4. Krankenhausentlassung und frühe ambulante Nachsorge	*Rückkehr in ungeschützte Lebensbedingungen* Umstellung auf ein Leben ohne die täglich verfügbare medizinische, pflegerische und psychische Unterstützung des Stationsteams Verarbeitung der Belastung durch häufige Arzttermine, stationäre Wiederaufnahmen und Rückschläge Reintegration in gewohnte soziale Bezüge Verarbeitung unerwartet auftretender Spätkomplikationen Verarbeitung von Enttäuschungen, depressiven Verstimmungen und Ärger Befolgung medizinisch notwendiger Verhaltensregeln und Behandlungspläne
5. Späte Nachsorge	*Wiederanpassung an eine veränderte Lebensnormalität* Wiederaufnahme gewohnter sozialer Rollen Verarbeitung und Bewältigung gesundheitlicher Beeinträchtigungen durch die Stammzelltherapie (z.B. Unfruchtbarkeit) Wiederaufnahme der Arbeit Akzeptanz möglicher oder bereits aufgetretener Langzeitfolgen (grauer Star, sekundäre Erkrankungen) Ablegen der Patientenrolle

Tab. 13.1: Psychosoziale Probleme in den Phasen der Stammzelltherapie (modifiziert nach McQuellon und Andrykowski 2009 [2].

Erkrankung und durch das Abwägen des Für und Wider der Stammzelltransplantation bestimmt. Sie wird von Patienten, denen Behandlungsalternativen zur Verfügung stehen, und von Patienten, die keine ernsten Beschwerden haben und sich trotz ausführlicher ärztlicher Aufklärung noch nicht bedroht fühlen, als besonders belastend erlebt. Dagegen sind Patienten, die gefürchtet hatten, dass für sie eine Behandlung mit kurativer Zielsetzung nicht mehr möglich ist, oft sehr erleichtert, wenn ihnen eine Stammzelltherapie als Behandlungsmöglichkeit angeboten wird.

Selbst bei günstigen Verläufen müssen sich Transplantationspatienten auf kurzfristig und langfristig auftretende unerwünschte Nebenwirkungen der Behandlung einstellen. Bei ungünstigen Verläufen kann der Patient an den Nebenwirkungen der Therapie zu einem früheren Zeitpunkt als bei Inanspruchnahme einer weniger offensiven oder palliativen Therapie sterben. Der Patient muss über diese Zusammenhänge aufgeklärt sein, wenn er in die Transplantation einwilligt. Die im Entscheidungs- und Aufklärungsprozess auftretenden massiven Befürchtungen, Abwägungen und Zweifel und die bereits im Vorfeld der Behandlung auftretenden Anpassungsnotwendigkeiten verursachen in vielen Fällen ein höheres emotionales Belastungsniveau als während der folgenden Behandlungsphasen [3, 4].

Bei Patienten mit fortgeschrittenen chronischen Erkrankungen, wie chronischer myeloischer Leukämie, Osteomyelofibrose oder myelodysplastischem Syndrom, liegt die Diagnosestellung in den meisten Fällen eine längere Zeit, oft Jahre zurück, wenn die behandelnden Ärzten mit ihnen über die Möglichkeit der Stammzelltransplantation sprechen. Sie haben auch bei einem Voranschreiten der Erkrankung noch Zeit bis die Entscheidung für oder gegen eine Transplantation unausweichlich wird. Die Intensität der Vorbehandlungen und die damit verbundenen Nebenwirkungen waren, verglichen mit den bei einer Stammzelltransplantation zu erwartenden, erheblich geringer. Trotz des Wissens um die Aussicht, dass ihre Erkrankung irgendwann voranschreiten wird, konnten sie nach der Diagnose jedoch ihr gewohntes Leben meistens ohne wesentliche Veränderungen weiterführen. Sie können auch hoffen, dass vor einer endgültigen Entscheidung zur Stammzelltransplantation neue Medikamente entwickelt werden und verfüg-

bar sind, die eine Heilung oder eine weitere Zurückdrängung ihrer Erkrankung ermöglichen. Ihnen fällt die Entscheidung für eine Stammzelltherapie besonders schwer. Auch nach einer positiven Entscheidung können viele psychisch belastende Wochen des Wartens und oft auch des Zweifelns an der getroffenen Entscheidung vergehen bis ein Spender gefunden wird und die Behandlung beginnen kann.

Im Unterschied zu chronisch kranken Patienten wurden Patienten mit akuten Erkrankungen wie akuter myeloischer oder lymphatischer Leukämie oft schon längere Zeit stationär behandelt, ein Teil von ihnen wurde bereits autolog transplantiert, wenn sie vor der Entscheidung zur allogenen Transplantation stehen. Die Entscheidung fällt ihnen oft leichter, weil sie spüren, dass sie „keine Wahl" haben und eine Ablehnung der Stammzelltherapie mit hoher Wahrscheinlichkeit zu einem schnellen Voranschreiten der Grunderkrankung und zum Tod führen kann. Die Behandlung bietet trotz der hohen Risiken und Belastungen die Chance auf eine nachhaltige Besserung oder Heilung ihrer Grunderkrankung. Diese Chance kann jedoch abhängig vom Alter, vom Gesundheitszustand, vom Ergebnis der Vorbehandlungen und von der Aggressivität der Grunderkrankung individuell sehr unterschiedlich sein.

Ergebnisse einer eigenen prospektiven Untersuchung zeigen, dass die Befindlichkeit und die Schmerzwahrnehmung während der Akutbehandlung durch eine vorbereitende Auseinandersetzung mit den bevorstehenden Behandlungsbelastungen positiv beeinflusst werden können [5]. Die Berücksichtigung der Krankheitsvorstellungen, Informationsbedürfnisse und Verarbeitungskapazitäten im Aufklärungsgespräch, Gespräche mit ehemaligen Patienten, die Vermittlung von verlässlichen Hintergrundinformationen, das Angebot einer schrittweisen Aufklärung und Annäherung an die abschließende Entscheidung können Patienten helfen, eine realistische Vorstellung der Gefahren zu entwickeln. Verständliche und anschauliche Formulierungen, das Erkennen, angemessene Ansprechen und Reagieren auf emotionale Reaktionen und die Ermunterung zum Nachfragen erleichtern die Informationsvermittlung und die emotionale Stabilisierung der Patienten. Unter diesen Bedingungen empfinden viele Patienten die Entscheidungsfindung als weniger belastend und sie sind besser in der Lage, die erste Phase der Stammzelltherapie zu bewältigen.

Die Unterstützung der Patienten bei der Lösung der vielfältigen psychischen und sozialen Probleme, die im Verlauf der Stammzelltherapie entstehen können, gelingt besser, wenn frühzeitig eine Beziehung zu den Patienten aufgebaut und Probleme erkannt werden. Der Zugang zu den Patienten und der Aufbau einer vertrauensvollen Beziehung werden erleichtert, wenn das Angebot einer psychologischen Beratung und einer Sozialberatung zu den regulären Bestandteilen des Behandlungskonzepts zählt und die Patienten schon in der Entscheidungsphase über diese Möglichkeit und deren Bedeutung informiert werden. Zur Erfassung des psychosozialen Hintergrundes und des Unterstützungsbedarfs sollte spätestens mit Beginn der stationären Behandlung ein erstes Gespräch mit dem Patienten geführt werden. In diesem Gespräch können die Patienten über psychosoziale Problemfelder, die bei Transplantationspatienten oft auftreten, informiert werden. Eine erlebensnahe Vorstellung der Stammzelltherapie ermöglicht den Betroffenen, sich innerlich an die gefürchtete Behandlungssituation anzunähern. Bei Bedarf werden spezifische Unterstützungsmöglichkeiten entwickelt und besprochen.

Typische Themen der Sozialberatung betreffen die Sicherung des Einkommens, Auswirkung der Erkrankung und der Behandlung auf die berufliche Situation, für Transplantationspatienten ungeeignete Wohnverhältnisse, Vor- und Nachteile des Schwerbehindertenstatus, Fragen zur Berentung, Möglichkeiten der Unterstützung durch das soziale Umfeld während der Stammzelltherapie und die Möglichkeiten der Versorgung nach der Stammzelltherapie. Fragen, die in diesem Zusammenhang oft gestellt werden, sind in Tab. 13.2 aufgeführt.

- Wer begleitet den Patienten während und nach der stationären Phase?
- Wo gibt es kliniknahe Übernachtungsmöglichkeiten für Begleitpersonen?
- Wie sind die Versorgung der im Haushalt lebenden Kinder und die Weiterführung des Haushaltes geregelt?
- Wie sieht die finanzielle Situation aus und ist es erforderlich, zusätzliche Mittel bei den zuständigen Behörden zu beantragen?
- Welche Rechte hat der Patient gegenüber seinem Arbeitgeber und sollte ein Antrag nach dem Schwerbehindertengesetz (SGB IX) gestellt werden?
- Benötigt der Patient ärztliche Bescheinigungen für die Beantragung von Leistungen (z.B. von Haarersatz) und/oder Hilfe bei der Durchsetzung eines Leistungsanspruchs?
- Bieten die Wohnverhältnisse die hygienischen Voraussetzungen für die Zeit nach der Entlassung und sind möglicherweise strukturelle Veränderungen notwendig?

Tab. 13.2: Sozialrechtliche Fragestellungen vor Aufnahme auf die KMT.

Da die Unterstützung durch Angehörige einerseits einen sehr entscheidenden Beitrag zur Bewältigung vieler praktischer aber auch emotionaler Probleme während Stammzelltransplantation leisten kann, Angehörige andererseits oft sehr hoch belastet sind [6], sollten sie soweit wie möglich in die Vorbereitung der Behandlung einbezogen werden. Zu den vielen Aufgaben und Anforderungen, die Angehörige bewältigen müssen, zählen die Übernahme unvertrauter Rollen und Funktionen. Hinzu kommen die emotionale und nicht selten auch vom Patienten gewünschte pflegerische Unterstützung.

Viele Angehörige spüren die Notwendigkeit oder die Verpflichtung zu täglichen Besuchen im Krankenhaus. Dies erfordert in vielen Fällen eine weite und oft beschwerliche Anreise oder die Notwendigkeit der Übernachtung in kliniknahen Unterkünften. Zeitweilig kann eine 24stündige Anwesenheit eines Angehörigen helfen, schwere Krisen zu überstehen. Je stärker der Angehörige gefordert ist, desto größer werden die Schwierigkeiten, das eigene Leben außerhalb der Klinik zu organisieren. Die Freistellung von der Arbeit oft verbunden mit der Sorge um berufliche Nachteile muss geregelt werden, die Versorgung der Kinder und gegebenenfalls weiterer Angehöriger müssen delegiert werden, eigene Gesundheitsprobleme und viele weitere Probleme sind zu lösen.

Zur Vorbereitung der Stammzelltherapie haben sich neben individuellen Beratungsgesprächen Informationsveranstaltungen mit allen im Team vertretenen Berufsgruppen bewährt. Die Erfahrungsberichte ehemaliger Patienten über „das wirkliche Erleben der Behandlung" leisten zusätzlich zu den Schilderungen des Behandlungsteams einen wertvollen Beitrag. Informationsmaterialien der Krebshilfeorganisationen und Broschüren über die spezifischen Bedingungen des Transplantationszentrums vermitteln den Patienten darüber hinaus verlässliche Informationen über ihre Erkrankung und über den Ablauf und die konkreten Bedingungen der Stammzelltherapie.

13.2.2. Akutbehandlung vor Transplantation

Die Stammzelltherapie erfordert von Anfang an eine kontinuierliche 24stündige Überwachung der Behandlungsmaßnahmen und die Kontrolle der Vitalzeichen. Viele Patienten entwickeln unter diesen völlig ungewohnten annähernd intensivmedizinischen Bedingungen Unsicherheiten, Ängste und Schlafstörungen. Trotz der fremden und oft als bedrohlich empfundenen Umgebung müssen sie einen Weg finden, sich mit diesen Bedingungen über mehrere Wochen zu arrangieren [7].

Die Konditionierungstherapie hat das Ziel, Krebszellen zu zerstören und das Immunsystem soweit zu schwächen, dass nach der Transplantation die Spenderzellen vom Immunsystem des Empfängers nicht abgewehrt werden. Sie wurde bis Ende der 1990er Jahre ausschließlich als Hochdosistherapie bei Patienten mit gutem Allgemeinzustand durchgeführt. Nachdem gezeigt werden konnte, dass eine Heilung der Grunderkrankung durch eine dosisreduzierte und weniger intensive Konditionierung erreicht werden kann, wurden zunehmend auch ältere Patienten und Patienten mit geringerer körperlicher Belastbarkeit transplantiert. In der Folge dieser Entwicklung haben die Angehörigen, die die Patienten während der Behandlung begleiten und besuchen, auch ein höheres Lebensalter. Sie sind physisch und psychisch nicht mehr so belastbar wie jüngere. Die extremen Anforderungen

der Begleitung und Unterstützung des Patienten während der stationären Behandlung und auch die Aufgabe der Versorgung, in vielen Fällen der Pflege nach der Entlassung, stellt sie vor oft unlösbare Aufgaben. Angebote zur psychischen Unterstützung während des stationären Aufenthalts und der Organisation externer Hilfen sind für diese Klienten besonders wichtig.

Patienten werden im Verlauf des Aufklärungsgesprächs abhängig vom Aufklärungswunsch mehr oder weniger ausführlich und detailliert über die Nebenwirkungen und Risiken der Transplantation aufgeklärt. Eine detaillierte Aufklärung und vor allem die Kenntnisnahme der ausführlichen Beschreibungen der Risiken in der Einwilligungserklärung können bei den Patienten extreme Furcht vor den Nebenwirkungen der Konditionierungsphase auslösen. Für die meisten Patienten lassen sich die Nebenwirkungen der Konditionierung, vor allem Übelkeit, Erbrechen, Haarausfall, Durchfall, Schleimhautentzündungen und Schwächezustände, und die daraus entstehenden Belastungen mit einer gezielten Symptombehandlung auf ein erträglicheres Maß reduzieren. Die Furcht vor den Nebenwirkungen ist jedoch nicht ganz unbegründet, denn sie können trotz maximaler Symptombehandlung extrem belastend sein und auch noch nach dem Ende der Konditionierungsphase auftreten.

Patienten können in dieser Phase extreme Belastungen bewältigen, wenn sie spüren, dass die Nebenwirkungen kontrollierbar sind, zurückgehen und erträglicher werden. Sie können die Nebenwirkungen und die damit verbundenen Befürchtungen besser überstehen, wenn sie sich nach dem Prinzip der kleinen Schritte auf die als nächstes anstehenden Aufgaben konzentrieren und die Beschäftigung mit den Gefahren der weiteren Entwicklung erstmal zurückstellen.

Erfahrungen mit früheren Behandlungen können die Stammzelltherapie positiv oder negativ beeinflussen. Eine erfolgreiche Bewältigung der bei früheren Behandlungen aufgetretenen Probleme und Belastungen, insbesondere die Erfahrung einer effektiven Kontrolle der Nebenwirkungen kann Patienten helfen, auch die Schwierigkeiten einer Blutstammzelltransplantation zu verarbeiten. Negative Erfahrungen können dagegen die Verarbeitung der Transplantation erschweren. Besonders ungünstige Verläufe sind zu erwarten bei antizipatorischen Übelkeitsreaktionen, konditionierten Ängsten, wiederholten Erfahrungen der Unvorhersehbarkeit und Unkontrollierbarkeit belastender oder sogar traumatisierender Ereignisse.

Untersuchungen [8-11] zeigen, dass kognitiv behaviorale Therapieangebote, vor allem Entspannungs- und Imaginationsverfahren, und künstlerische Therapieangebote wie Musiktherapie dazu beitragen können, die emotionale Befindlichkeit positiv zu beeinflussen und schwere behandlungsassoziierte Nebenwirkungen wie Übelkeit und schmerzhafte Schleimhautentzündungen im Mundbereich zu reduzieren. Je intensiver und früher diese Verfahren vor Behandlungsbeginn kennengelernt wurden, desto größer können die entlastenden Effekte während der Akutbehandlung sein. Patienten machen dabei die wichtige Erfahrung, durch eigene Aktivitäten Einfluss auf das Ausmaß der Symptombelastung nehmen zu können.

Untersucht wurden auch Erfahrungen von Stammzellspendern. Die meisten verwandten Spender bewerten die Erfahrung, die sie im Zusammenhang mit der Stammzellspende gemacht haben, positiv. Sie klagen über nur geringe emotionale Belastungen durch die Stammzellspende und nur geringe Veränderungen der Beziehungen zum Empfänger der Zellen [12, 13]. Auch Untersuchungen der Erfahrungen unverwandter Spender zeigen überwiegend positive Ergebnisse: 87 % beschreiben ihre Erfahrungen als „sehr wertvoll" und 91 % würden noch einmal spenden, wenn sie gefragt würden [14]. Trotz der langfristig positiven Erfahrungen können die notwendigen Untersuchungen, Vorbehandlungen und Eingriffe belastend sein. Im ersten Jahr nach Zellentnahme kann die Sorge um die Gesundheit des Stammzellempfänger den Spender psychisch belasten [15].

13.2.3. Akutbehandlung nach Transplantation

Die Übertragung von Blutstammzellen wird medizinisch intensiv überwacht, verläuft jedoch in den meisten Fällen ohne ernste Komplikationen. Für die Patienten und ihre Angehörigen besteht die Möglichkeit, diesen ersten emotional sehr bewegenden Schritt zum Aufbau neuer Zellstrukturen zu würdigen und die damit verbundene Hoffnung als Kraftquelle zu nutzen.

Mit der Übertragung der Spenderzellen wurde zwar die Grundlage zur Bildung eines neuen Immunsystems gelegt, die Ausbildung der grundlegenden Funktionen des Immunsystems dauert jedoch noch mindestens zwei Wochen und die Patienten sind weiterhin anfällig für viele lebensbedrohliche Infektionen. Die erste Zeit der Aplasie, in der das eigene Immunsystem keinen Schutz vor Infektionen bietet, erleben viele Patienten als sehr kritische Phase und viele Patienten fühlen sich jetzt ausgesprochen schwach. Wenn die Nebenwirkungen der Konditionierung zurückgehen und keine ernsten Infektionen auftreten, beginnt in der Regel eine relativ ruhige Zeit, in der der Patient angespannt jedes Zeichen positiver oder negativer Veränderungen beobachtet und entsprechend reagiert. Ab etwa zehn Tagen nach der Stammzellübertragung konzentriert sich die Hoffnung auf das Ansteigen der Zahl der Leukozyten und damit auf den Beginn des Engraftments.

Die Situation kann sich in kürzester Zeit radikal verändern, denn viele der jetzt auftretenden Komplikationen sind lebensbedrohlich und erfordern erneut hochintensive Behandlungsmaßnahmen. Fieberphasen und schmerzhafte Schleimhautentzündungen können auftreten; große Flüssigkeitsgaben können zur Gewichtszunahme und zu starken Einschränkungen der Beweglichkeit führen. Die Hautsensibilität verändert sich, Haare fallen aus und Schmerzmittel-Dauerinfusionen sind die Regel. Durch eine Behandlung mit Kortison kann es zu deliranten Zuständen kommen, die rechtzeitig erkannt und behandelt werden müssen. Viele Patienten reagieren auf diese Komplikationen mit starker Angst und Depressivität.

Mit dem Engraftment endet die kritische Phase der Aplasie und das Immunsystem nimmt Schritt für Schritt wieder seine schützende Funktion auf. Dieser Fortschritt verspricht zwar meistens auch eine schnelle Besserung, zeitgleich oder kurz nach dem Engraftment steigt aber die Gefahr einer Spendergegen-Wirt-Reaktion. Da diese Reaktion lebensbedrohliche Ausmaße annehmen kann, ist eine intensive Behandlung mit immunsuppressiven Medikamenten notwendig. In dieser Zeit entwickeln Patienten belastende Symptome wie Durchfälle, Hautreaktionen, zusätzlich kann die oft notwendige Behandlung mit hochdosiertem Kortison zu einer extremen Schwäche führen. Während der Behandlung der Spender-gegen-Wirt-Reaktion stehen die Patienten vor der Aufgabe, trotz der Schwächezustände durchzuhalten und einen langen Atem zu beweisen. Probleme lassen sich auch in dieser Situation am besten nach dem Prinzip der kleinen Schritte lösen.

Je mehr Komplikationen auftreten, desto länger dauert in der Regel die stationäre Behandlung. Wenn eine bereits in Aussicht gestellte Krankenhausentlassung auf einen nicht vorhersehbaren späteren Zeitpunkt verschoben werden muss, entsteht für viele der betroffenen Patienten eine schwere Enttäuschung. Manche sind so enttäuscht, dass sie einen Ausweg nur noch in der Flucht aus dem Krankenhaus sehen können. Vor dem Hintergrund massiver Befindlichkeitsveränderungen benötigen Patienten in dieser Situation besonders viel Zuwendung. Die Fürsorge und die emotionale Unterstützung der Angehörigen sind nun besonders wichtig und können lebensrettend sein. Die Aufgabe der emotionalen Unterstützung ist für familiäre Begleiter jedoch nicht einfach zu erfüllen, viele sind selbst emotional hoch belastet und fühlen sich überfordert mit den an sie gerichteten Ansprüchen. In dieser Situation kann die Annahme der professionellen Unterstützung durch das psychosoziale Team sehr entlastend für Patienten und Angehörige wirken.

Wenn im Verlauf der Behandlung die Lungenfunktion von Patienten so stark gestört ist, dass eine lebensbedrohliche Situation entstehen kann, müssen die betroffenen Patienten intensivmedizinisch behandelt werden. Diese Behandlungsentscheidung muss rechtzeitig kommuniziert werden, denn für die Betroffenen bedeutet sie ein plötzliches Aufgeben des gewohnten und inzwischen als sicher angesehenen Umfelds der Transplantationsstation. In dieser sehr belastenden Phase erscheint der Einsatz rezeptiver musiktherapeutischer Verfahren für Patienten besonders geeignet, da sie verbale Hilfestellungen nur noch begrenzt erreichen können [16].

Für die betroffenen Patienten und vor allem auch für ihre Angehörigen sind schwierige Entscheidungen notwendig, wenn Komplikationen auftreten, die medizinisch nicht beherrschbar sind oder wenn möglicherweise sogar ein lebensbedrohlicher Verlauf zu befürchten ist. Oft vollzieht sich der Wandel von einer kurativen zur palliativen Perspektive in einem so kurzen Zeitraum, dass alle

Beteiligten große Mühe haben, die veränderte Situation zu verstehen und zu akzeptieren. Die Aufgabe des psychosozialen Teams besteht in dieser Situation darin, den Patienten und seine Angehörigen im Sterbe- und Trauerprozess zu begleiten, ihnen zu ermöglichen, Abschied zu nehmen und die letzten Tage oder Stunden würdevoll, entsprechend der individuellen Bedürfnisse und Wünsche zu nutzen.

13.2.4. Krankenhausentlassung und frühe ambulante Nachsorge

Sobald das blutbildende System eine ausreichende Anzahl Blutzellen produziert und der Allgemeinzustand der Patienten stabil ist, können sie das Krankenhaus verlassen. Über einen Zeitraum von mindestens sechs- bis zwölf Monaten nach Krankenhausentlassung wird die Lebenssituation der Patienten noch entscheidend durch häufige Kontrollen und die ständige Anpassung des Behandlungsschemas an die Ergebnisse der Untersuchungen bestimmt. Die Notwendigkeit der konsequenten Einhaltung lebenswichtiger Verhaltensregeln und –vorschriften prägt den Ablauf des Alltags [17]. Obwohl die Rückkehr in das soziale Umfeld von den meisten Patienten sehnlich erwartet wurde, kann das Leben ohne den Schutz, den die Transplantationsklinik geboten hatte, sehr verunsichern, besonders dann, wenn Probleme auftreten, die nicht mit den ihnen zur Verfügung stehenden Mitteln gelöst werden können.

Nach einer Untersuchung von Syrjala und Kollegen [18] nehmen die Werte für depressive Verstimmungen und für die Belastungen durch die Behandlung während der ersten 90 Tage nach der Entlassung im Vergleich zu den erhöhten Werten vor der Stammzelltransplantation ab. Im Unterschied dazu steigen die Werte für körperliche Einschränkungen, die bei Behandlungsbeginn ein niedriges Niveau hatten, bis zum 90. Tag deutlich an. Ahles und Kollegen [19] fanden vor allem neuropsychologische Störungen in den ersten Monaten nach Entlassung, während die emotionale Befindlichkeit sich rasch normalisierte.

In einer Untersuchung von Gielissen et al. [20] litt etwa ein Drittel der Patienten, deren Transplantation im Mittel etwa 9 Jahre zurück lag, unter schweren Erschöpfungssymptomen (Fatigue). Diese Symptome standen im Zusammenhang mit den untersuchten psychischen, nicht jedoch mit den medizinischen Faktoren. Im negativen Zusammenhang mit dem Ausmaß der Erschöpfung standen eine unzureichende Verarbeitung von Krankheitserfahrungen, die Angst vor dem Wiederauftreten der Erkrankung, ungünstige Annahmen über das Erschöpfungssyndrom sowie „Fehlregulation" des Schlafs und der Aktivität.

Obwohl die Patienten mit einer Schwächeperiode nach der Entlassung rechnen, sind viele auf die Schwere und Dauer der Erschöpfung und auch auf die daraus entstehenden Frustrationen, depressiven Verstimmungen und Verärgerungen nicht vorbereitet. Erschwerend kann ein Konflikt zwischen äußerem und innerem Erwartungsdruck und zunehmender Erschöpfung sein [21-23]. Viele Patienten und ihre Angehörigen schätzen die Möglichkeiten und die erforderliche Zeit bis zur Wiedererlangung eines normalen und nach Möglichkeit weitgehend gesunden Lebens nach der Transplantation zu optimistisch ein. Wenn diese Erwartungen enttäuscht werden, sind Frustrationen und Ärger fast unvermeidlich. Angehörige und das soziale Umfeld können diese negativen Reaktionen noch verstärken, wenn sie direkt oder indirekt den Eindruck erwecken, dass sie das Ausbleiben einer schnellen Erholung auf die mangelnde Disziplin oder Motivation der Patienten zurückführen.

Andererseits ist die aktive Mitarbeit des Patienten unverzichtbar für den Erfolg der nachstationären Behandlung und Angehörige können einen entscheidenden Beitrag zur Aufrechterhaltung der Behandlungsmotivation des Patienten leisten. Eigene Versuche, Verhaltensregeln zu lockern, ärztliche Anordnungen zu ignorieren oder abzuändern oder Medikamente wegzulassen, können lebensgefährliche Folgen haben. Wenn ein fehlendes Verständnis und eine unzureichende Informationsvermittlung die Ursache sind, lässt sich das riskante Verhalten leicht korrigieren. Wenn der Non-Compliance aber unterschiedliche Bewertungen der Kosten und Nutzen der Behandlung zugrunde liegen, ist mehr Überzeugungsarbeit notwendig. Eine offene Diskussion des Behandlungsziels, medizinisch vertretbarer Veränderungen der Anordnungen und der Möglichkeiten zur Überwindung von Umsetzungsproblemen können helfen, eine praktikable Lösung der Probleme zu finden.

Akute Komplikationen und schwere chronische Verläufe erfordern in vielen Fällen eine stationäre Nachbehandlung. Manchmal sind mehrere Wechsel zwischen ambulanter Nachsorge und stationärer Wiederaufnahmen notwendig. Der Kontrast zwischen der Hoffnung auf einen langfristigen kurativen Erfolg der Transplantation und unerwartet auftretender ernster, oft auch lebensbedrohlicher Behandlungsfolgen trifft die Patienten im Nachsorgebereich häufiger als während der Akutbehandlung und führt in dieser Phase in vielen Fällen zu starken emotionalen Belastungen.

In dieser schwierigen Situation entstehen leicht auch Überforderungen der Begleiter, die schon während der stationären Phase bis an die Grenze ihrer Belastbarkeit beansprucht wurden und denen nun keine Reserven mehr zur Verfügung stehen. Auch sie hatten auf eine Erholung während der ambulanten Behandlung gehofft und müssen sich erneut den Anforderungen der stationären Behandlung stellen. Patienten und Angehörige sind nun besonders auf die Unterstützung durch das Behandlungsteam angewiesen, insbesondere durch das psychosoziale Team. Da diese Aufgabe sehr fordernd für alle Berufsgruppen sein kann, sind zur Entlastung Fortbildungsmaßnahmen, Supervision und transparente Kommunikation unverzichtbar.

Oft treten in dieser Phase ernste soziale Probleme auf. Betroffene Patienten und ihre Angehörigen benötigen eine ausführliche Beratung über die Möglichkeiten der finanziellen Unterstützung und über die ihnen zustehenden Rechte sowie die Unterstützung bei der Antragstellung (☞ Tab. 13.3). Bei Bedarf werden vom Transplantationszentrum aus stationäre Rehabilitationsmaßnahmen geplant und vorbereitet. Die Maßnahmen werden in Einrichtungen durchgeführt, die für Transplantationspatienten geeignet sind oder speziell für sie entwickelt wurden.

- Sicherstellung der medizinischen und pflege-rischen Versorgung zu Hause; bei Bedarf Be-antragung einer Pflegestufe nach SGB XI oder einer häuslichen Krankenpflege nach SGB V
- Sicherstellung der medizinischen und pflege-rischen Versorgung in einer stationären Ein-richtung
- Sicherstellung der Übernahme der Fahrtko-sten zu ambulanten Nachsorgeterminen durch die Krankenkasse
- Sicherstellung der Weiterführung des Haus-haltes und der Versorgung der im Haushalt lebenden Kinder
- Informationen zur stationären Rehabilitation
- Beratung und Hilfe bei der Wiedereingliede-rung in das Berufsleben

Tab. 13.3: Themen der Sozialberatung während der Nachsorge.

Um den Patienten eine schnelle, effektive und auf ihre individuelle Situation abgestimmte Hilfestel-lung geben zu können, sind in dieser Phase der In-formationsaustausch und die enge Zusammenar-beit der Berufsgruppen im Behandlungsteam be-sonders wichtig.

Die psychoonkologische Unterstützung hat vor al-lem das Ziel, Patienten in der Auseinandersetzung mit der zunächst stark beeinträchtigten Alltagsrol-le zu unterstützen, die Akzeptanz eines veränder-ten Körperbildes zu erleichtern und erreichbare Zielvorstellung mit einer entsprechend angepass-ten Zeitperspektive zu entwickeln.

13.2.5. Späte Nachsorge

Bei einem günstigen Verlauf endet die intensive medizinische Nachsorge drei bis sechs Monate nach der Transplantation. Die langfristige Nach-sorge zielt darauf ab, den Erholungsprozess zu för-dern. Bis zum Wiedererreichen des Niveaus der körperlichen Leistungsfähigkeit und des psychi-schen Wohlbefindens vor der Transplantation können mehrere Jahre vergehen. Auch wird ein Teil der Patienten das körperliche und psychische Funktionsniveau aus der Zeit vor der Transplanta-tion nicht mehr erreichen[18]. Während Patienten in der frühen Phase nach der Transplantation vor allem mit dem Überleben und der Erreichung ei-nes stabilen gesundheitlichen Zustands beschäftigt sind, nimmt im Laufe der Zeit die Bedeutung psy-

chosozialer Faktoren wie beruflicher Status, Se-xualleben, soziale Beziehungen, Angst vor einem Rezidiv und der Umgang mit chronischen körper-lichen Einschränkungen zu [22-24].

Die Zeit vor der Transplantation löst ähnlich wie bei Patienten mit anderen Krebserkrankungen und chemotherapeutischer Behandlung eine aus-geprägte Angstreaktion aus. Während der Akutbe-handlung und der Zeit danach nimmt das Angstni-veau langsam ab. Im Unterschied zum Verlauf der Angstreaktion nimmt die depressive Belastung von Patienten mit allogener und autologer Stammzelltherapie, verursacht vermutlich vor al-lem durch eine anhaltende körperliche Schwäche, mit Beginn der Akutbehandlung sehr stark zu und geht dann im ersten Jahr nach der Transplantation soweit zurück, dass ein etwas geringeres Niveau als vor der Transplantation erreicht wird. Im Ver-gleich zu dieser Entwicklung, verändert sich das Niveau depressiver Belastungen von Patienten, die nur chemotherapeutisch behandelt wurden, in der Zeit vor der Behandlung und im ersten Jahr da-nach kaum [25, 26].

Trotz weitgehend normaler langfristiger Verläufe der mittleren Angst- und Depressivitätswerte, lei-det ein Teil der Patienten unter behandlungsbe-dürftigen psychischen Störungen. Neben dem Angststörungen, depressiven Störungen und dem hoch belastenden Fatigue-Syndrom, das jedoch als eigenständige psychosomatische Erkrankung nicht anerkannt ist, treten auch posttraumatische Belastungsstörungen (PTBS) gehäuft auf. Die be-troffenen Patienten leiden unter einer anhalten-den, unabwendbaren Beschäftigung mit dem Erle-ben während der Krankheit und der Behandlung.

Studien zeigen, dass bis zu 19 % der Patienten auch lange Zeit nach der Transplantation von wieder-kehrenden Flashbacks, anhaltendem Vermei-dungsverhalten von Situationen mit Bezug zu traumaassoziierten Reizen sowie persistierender Übererregung betroffen sein können [27]. Die dia-gnostische Abgrenzung zu vorübergehenden psy-chischen Störungen und Komorbiditäten kann hier schwierig sein. Eine kompetente psychothera-peutische Abklärung und Begleitung erscheint in jedem Fall indiziert.

Im Rahmen einer großen multizentrischen Studie zur Hochdosistherapie und autologen Stammzell-therapie bei Brustkrebs wurde verstärkt auf das

Problem anhaltender kognitiver Defizite nach hochdosierter Chemotherapie aufmerksam gemacht. So hatten in den Studien von van Dam [28] und Schagen [29] bis zu 32 % der hochdosiert behandelten Patientinnen zwei Jahre nach Behandlungsende neuropsychologische Probleme in verschiedenen kognitiven Leistungsbereichen. Bei allgemein positiven Heilungsaussichten kommt diesem Phänomen eine immer stärkere Bedeutung zu.

Nach den Ergebnissen einer Studie von Scherwath und Kollegen [30] lagen sowohl vor der Transplantation als auch ein Jahr danach 50 % der neuropsychologischen Testwerte transplantierter Patienten unter den Normwerten. Dies Ergebnis entspricht den auch in anderen Studien gefundenen Ergebnissen, die ebenfalls keine Veränderung der kognitiven Leistungen nach der Stammzelltherapie gefunden hatten. Weitere Analysen zeigten jedoch, dass 16 % der Patienten nach Stammzelltherapie deutliche Verschlechterungen kognitiver Funktionen in mindestens 3 der 14 erhobenen

Testwerte aufwiesen. Aufgrund der großen Bedeutung kognitiver Störungen für die Lebensqualität der Patienten, raten die Autoren zu einer Aufklärung der Patienten über das Risiko der Entwicklung kognitiver Defizite als Nebenwirkung der Transplantation und eine sorgfältigen Kontrolle der kognitiven Fähigkeiten nach der Transplantation. Mehrere internationale Arbeitsgruppen widmen sich diesem Thema und versuchen geeignete neuropsychologische Trainingsprogramme zu entwickeln.

Während sich langfristig das Niveau der Angst und Depressivität von transplantierten Patienten an das von gesunden Vergleichsgruppen annähert, ist die Belastung durch das Erschöpfungssyndrom (Fatigue) auch Jahre nach der Stammzelltransplantation signifikant erhöht [31]. Wie eine Übersichtsarbeit aus dem Jahr 2009 zeigt ([32], Tab. 13.4), sind in der frühen Phase nach allogener Transplantation alle Bereiche der gesundheitsbezogenen Lebensqualität stark beeinträchtigt. Sie erreichen im weiteren Zeitverlauf in etwa das Ni-

Lebensqualitätsbereich	Verlauf
körperliche Leistungsfähigkeit (physical functioning)	• vor der Transplantation geringer als gesunde Vergleichsgruppen • am geringsten 30 bis 100 Tage nach Transplantation • ein Jahr nach Transplantation wird das Niveau vor der Transplantation wieder erreicht • dauerhaft geringer als Vergleichsgruppen ohne Krebserkrankung
emotionale Funktionsfähigkeit (emotional functioning)	• starke Stressbelastung vor und unmittelbar nach Transplantation • leichte Verbesserung bis zum 100. Tag nach Transplantation • unverändertes oder verbessertes Funktionsniveau nach 2 bis 4 Jahren • dauerhaft geringer als Vergleichsgruppen ohne Krebserkrankung
soziale Funktionsfähigkeit (role functioning)	• vor der Transplantation geringer als gesunde Vergleichsgruppen • am geringsten während der ersten 100 Tage nach Transplantation • nach einem Jahr Wiedererreichung des Niveaus vor der Transplantation • dauerhaft geringer als Vergleichsgruppen ohne Krebserkrankung
globale Lebensqualität (overall QOL)	• vor der Transplantation ähnlich wie gesunde Vergleichsgruppen • am geringsten 30 Tage nach Transplantation • 100 Tage nach Transplantation Wiedererreichung des Niveaus vor der Transplantation • weitere Verbesserungen von 6 Monaten bis 4 Jahren nach Transplantation • dauerhaft geringer als Vergleichsgruppen ohne Krebserkrankung

Tab. 13.4: Dimensionen der gesundheitsbezogenen Lebensqualität im Verlauf (modifiziert nach Pidala, Anasetti und Jim 2009 [31].

veau vor der Transplantation. Trotz der bei vielen Patienten langfristig bestehenden physischen und psychischen Beeinträchtigungen ist die globale Lebensqualität nach den Ergebnissen mehrerer Untersuchungen im langfristigen Verlauf nach der Transplantation gut bis sehr gut [31-35]. Vermutlich trägt eine neue Gewichtung der Wertvorstellungen zum Erhalt der Lebensqualität und -zufriedenheit bei. Der Forschungsstand zum Niveau der globalen Lebensqualität nach der Blutstammzelltransplantation ist jedoch nicht einheitlich, denn es gibt auch Ergebnisse nach denen die Lebensqualität transplantierter Patienten im langfristigen Verlauf etwas unter dem Niveau gesunder Vergleichsgruppen liegt [32].

Untersuchungsergebnisse von Hochhausen et al. [36] weisen darauf hin, dass optimistischere Patienten sowie Patienten mit einer guten sozialen Unterstützung und mit einer höheren Selbstwirksamkeitserwartung eine bessere physische und emotionale Lebensqualität ein Jahr nach der Transplantation erreichen.

Neuere Untersuchungen zeigen, dass viele Patienten Jahre nach der Stammzelltherapie auch positive Veränderungen in wichtigen Lebensbereichen und eine „psychische und zwischenmenschliche Weiterentwicklung" (psychological, interpersonal growth) erleben. Dies betrifft vor allem ein erhöhtes Selbstwertgefühl, eine größere Überzeugung, dass das Leben für sie Sinn macht, eine bewussteres Ausrichtung des Lebens nach eigenen Wertvorstellungen, verbesserte soziale und familiäre Beziehungen und ein verstärktes Interesse an Spiritualität [37, 38].

Diese positiven Ergebnisse zeigen eindrücklich die Fähigkeit von Patienten, sich an kritische Lebensergebnisse anzupassen und Probleme, die als Folge der Erkrankung auftreten, zu lösen. Sie sollten aber nicht vergessen lassen, dass nach vielen Untersuchungsergebnissen ein großer Teil der überlebenden Patienten auch Jahre nach der Transplantation erhebliche behandlungsbedürftige physische und psychische Probleme hat.

Zu den im späten Verlauf häufig auftretenden psychosozialen Problemen zählen Beeinträchtigungen gewohnter Funktionen in Ausbildung, Beruf oder Haushalt, Konflikte, die bei unerfüllbaren Erwartungen auftreten können [10], sexuelle Funktionsstörungen und einhergehende Partner-

schaftskonflikte [17] sowie verzögert auftretende psychosoziale Schwierigkeiten bei minderjährigen Kindern der Patienten.

13.3. Integrative psychosoziale Begleitung

Transplantationspatienten wurden per Internet gefragt, welche Probleme nach der Stammzelltransplantation für sie die größte Bedeutung hatten. Die mit 72 % am häufigsten genannte Antwortkategorie (Mehrfachantworten waren möglich) war „emotionales/psychisches Befinden", gefolgt von „Erkennen und Vermeiden von Langzeitfolgen" (71 %), „Fatigue" (63 %) und „emotionales/psychisches Befinden von Angehörigen" [39]. Diese Ergebnisse und die große Belastung in der Zeit der akuten Behandlung zeigen den Bedarf an psychosozialen Unterstützungsangeboten und die Notwendigkeit einer niederschwelligen und kurzfristige Verfügbarkeit des Angebots.

Das Angebot sollte von Anfang an regulärer Bestandteil der Behandlung sein, denn ein unvorbereitetes Reagieren in Krisenzeiten hat eine deutlich geringere Aussicht auf Erfolg als eine psychosoziale Intervention, die auf die Kenntnis der persönlichen Situation der Patienten und ihres sozialen Umfeld aufbauen kann. Bereits vor Aufnahme sollten daher spezifische psychosoziale Belastungen wie depressive Störungen, soziale Stressoren, mangelnde Entspannungs- und Schmerzverarbeitungsfähigkeiten sowie ein verleugnender oder vermeidender Verarbeitungsstil erkannt werden sowie Lösungswege diskutiert und soweit möglich auch schon umgesetzt worden sein. Für die interindividuell sehr unterschiedlich gelagerten Probleme und Bedürfnisse der Patienten sollten neben psychoonkologischen und sozialpädagogischen auch musik- und kunsttherapeutische sowie seelsorgerische Behandlungs- und Betreuungsangebote zur Verfügung stehen.

Standardisierte Screening-Verfahren wie das Distress-Thermometer [40] können helfen, die Belastung des Patienten zu erfassen. Mit dem Dokumentationsbogen PO-Bado [41] lassen sich neben psychosozialen Belastungen auch Ressourcen der Patienten erfassen. Mit neuropsychologischen Screenings können prospektiv kognitive Defizite erfasst werden.

Die frühzeitige Erhebung dieser Informationen bildet eine unverzichtbare Grundlage für eine nach den individuellen Bedürfnissen der Patienten ausgerichtete psychosoziale Unterstützung. Auch die Angehörigen und der Freundeskreis sollten in das Angebot einbezogen werden, denn ihre Unterstützung kann einen entscheidenden Beitrag zur Bewältigung der Herausforderungen einer Transplantation leisten. Da diese Aufgabe jedoch hoch belastend sein kann [42], sollte dem sozialen Umfeld des Patienten ebenfalls aktiv psychoonkologische Unterstützung angeboten werden.

Bereits in der Akutbehandlung ist eine enge interdisziplinäre Zusammenarbeit erforderlich, z.B. bei der Therapie von Schmerzen und Übelkeit oder bei der psychischen und körperlichen Mobilisierung. Durch die Integration der Sozialberatung in die Nachsorgeambulanz können individuelle Bedürfnisse frühzeitig erkannt und bei Bedarf Patienten rechtzeitig an externe Versorgungsangebote vermittelt werden. Bei einer über lange Zeit notwendigen Nachsorge stehen die Unterstützung der Angehörigen und die aktive Motivierung im Vordergrund. Spezifische Langzeitprobleme wie kognitive Beeinträchtigungen oder psychische Traumatisierungen erfordern die Einleitung geeigneter Interventionsprogramme. Wie in der Akutphase können auch in der ambulanten Nachsorge künstlerische Therapieangebote wie Musik- oder Kunsttherapie dazu beitragen, die nachhaltigen Erlebnisse aus dieser intensiven Behandlung angemessen zu verarbeiten und eine neue Lebensperspektive zu eröffnen.

Viele Patienten mit einer bösartigen Erkrankung des Blutsystems leiden unter hoher Anspannung, Angst und Sorgen. Neben diesen emotionalen Belastungen entstehen im Verlauf der Krankheitsentwicklung und Behandlung oft auch ernste soziale Probleme. Bleiben diese Probleme ungelöst, besteht die Gefahr, dass sie die Handlungsmöglichkeiten und das Wohlbefinden des Patienten und seiner Familie massiv stören. Sie können weiterhin die Fähigkeit des Patienten und seiner Familie zur Lösung weiterer Probleme und zur Verarbeitung neuer Belastung behindern und die Motivation des Patienten zur Mitarbeit an Behandlungsmaßnahmen und -empfehlungen beeinträchtigen. Ein frühzeitiges Erkennen psychosozialer Probleme und deren Lösung durch ein professionelles und in den Behandlungsprozess integriertes psychosozia-

les Team können dazu beitragen, Patienten den schwierigen Weg durch die Stammzelltherapie zu ermöglichen und zu erleichtern.

Literatur

1. Syrjala KL, Artherholt SB: Assessment of Quality of Life in Hematopoietic Cell Transplantation Recipient, in Thomas' Hematopoietic Cell Transplantation: Stem Cell Transplantation 4th Editionn, Appelbaum FR, Forman SJ, Negrin RS, et al., Editors. 2009, Wiley-Blackwell: Oxford ; Hoboken, NJ. p. 502 - 514.

2. McQuellon RP, Andrykowski MA: Psychosocial Issues in Hematopoietic Cell Transplantation, in Thomas' Hematopoietic Cell Transplantation: Stem Cell Transplantation 4th Edition, Appelbaum FR, Forman SJ, Negrin RS, et al., Editors. 2009, Wiley-Blackwell: Oxford ; Hoboken, NJ. p. 488 - 501.

3. Fife BL, Huster GA, Cornetta KG, et al.: Longitudinal study of adaptation to the stress of bone marrow transplantation. J Clin Oncol, 2000; 18(7): 1539-49.

4. Baker F, Marcellus D, Zabora J, et al.: Psychological distress among adult patients being evaluated for bone marrow transplantation. Psychosomatics, 1997; 38(1): 10-19.

5. Schulz-Kindermann F, Hennings U, Ramm G, et al.: The role of biomedical and psychosocial factors for the prediction of pain and distress in patients undergoing high-dose therapy and BMT/PBSCT. Bone Marrow Transplant, 2002; 29(4): 341-351.

6. Jenks Kettmann JD, Altmaier EM, Jenks Kettmann JD, et al.: Social support and depression among bone marrow transplant patients. Journal of Health Psychology, 2008; 13(1): 39-46.

7. Schulz-Kindermann F, Weis J, Ramm G, et al.: Psychologische Probleme und Handlungsmoglichkeiten in der Intensivmedizin am Beispiel der Knochenmarktransplantation. Psychother Psychosom Med Psychol, 1998; 48(9-10): 390-7.

8. Syrjala KL, Cummings C, Donaldson GW: Hypnosis or cognitive behavioral training for the reduction of pain and nausea during cancer treatment: a controlled clinical trial. Pain, 1992; 48(2): 137-146.

9. Syrjala KL, Donaldson GW, Davis MW, et al.: Relaxation and imagery and cognitive-behavioral training reduce pain during cancer treatment: a controlled clinical trial. Pain, 1995; 63(2): 189-198.

10. Hasenbring M, Schulz-Kindermann F, Hennings U, et al.: The efficacy of relaxation/imagery, music-therapy and psychological support for pain relief and quality of life: First results from a randomized controlled clinical trial. Bone Marrow Transplantation 1999; 23(1): S166.

11. Ratcliff CG, Prinsloo S, Richardson M et al. (2014). Music Therapy for Patients Who Have Undergone Hematopoietic Stem Cell Transplant. Hindawi Publishing Corporation, Evidence-Based Complementary and Alternative Medicine, Volume 2014, Article ID 742941.

12. Chang G, McGarigle C, Koby D, et al.: Symptoms of pain and depression in related marrow donors: changes after transplant. Psychosomatics, 2003; 44(1): 59-64.

13. Switzer GE, Goycoolea JM, Dew MA, et al.: Donating stimulated peripheral blood stem cells vs bone marrow: do donors experience the procedures differently? Bone Marrow Transplant, 2001; 27(9): 917-23.

14. Butterworth VA, Simmons RG, Bartsch G, et al.: Psychosocial effects of unrelated bone marrow donation: experiences of the National Marrow Donor Program. Blood, 1993; 81(7): 1947-1959.

15. Switzer GE, Dew MA, Butterworth VA, et al.: Understanding donors' motivations: a study of unrelated bone marrow donors. Soc Sci Med, 1997; 45(1): 137-47.

16. Hennings U: Soll ich hier Musik machen? Musiktherapie in der onkologischen/hämatologischen Intensivmedizin. Musiktherapeutische Umschau, 1999; 20(4): 368-375.

17. Schulz-Kindermann F: Integrative psychosoziale Unterstützung im Rahmen stationärer und ambulanter Nachsorge nach hämatologischer Stammzelltransplantation, in Hämatopoetische Stammzelltransplantation. Neue Konzepte in der Rehabilitation und Nachsorge transplantierter Patienten, Bartsch H, Finke J, Mumm A, Editors. 2001, Karger: Basel. p. 163-170.

18. Syrjala KL, Langer SL, Abrams JR, et al.: Recovery and long-term function after hematopoietic cell transplantation for leukemia or lymphoma. Jama, 2004; 291(19): 2335-2343.

19. Ahles TA, Tope DM, Furstenberg C, et al.: Psychologic and neuropsychologic impact of autologous bone marrow transplantation. J Clin Oncol, 1996; 14(5): 1457-62.

20. Gielissen MFM, Schattenberg AVM, Verhagen CAHHVM et al.: Experience of severe fatigue in longterm survivors of stem cell transplantation. Bone Marrow Transplantation, 2007; 39: 595-603.

21. Futterman AD, Wellisch DK, Bond G, et al.: The Psychosocial Levels System. A new rating scale to identify and assess emotional difficulties during bone marrow transplantation. Psychosomatics, 1991; 32(2): 177-186.

22. Andrykowski MA, Bruehl S, Brady MJ, et al.: Physical and psychosocial status of adults one-year after bone marrow transplantation: a prospective study. Bone Marrow Transplant, 1995; 15(6): 837-44.

23. Andrykowski MA, Carpenter JS, Greiner CB, et al.: Energy level and sleep quality following bone marrow transplantation. Bone Marrow Transplant, 1997; 20(8): 669-79.

24. Andrykowski MA, Mcquellon RP: Psychosocial Issues in Hematopoietic Cell Transplantation, in Thomas' Hematopoietic Cell Transplantation, Third Edition, Blume KG, Forman SJ, Appelbaum FR, et al., Editors. 2004, Blackwell Publishing Ltd: Malden, Mass. [u.a.].

25. Syrjala KL, Chapko MK, Vitaliano PP, et al.: Recovery after allogeneic marrow transplantation: prospective study of predictors of long-term physical and psychosocial functioning. Bone Marrow Transplant, 1993; 11(4): 319-327.

26. Hjermstad MJ, Loge JH, Evensen SA, et al.: The course of anxiety and depression during the first year after allogeneic or autologous stem cell transplantation. Bone Marrow Transplant, 1999; 24(11): 1219-1228.

27. Jacobsen PB, Widows MR, Hann DM, et al.: Posttraumatic stress disorder symptoms after bone marrow transplantation for breast cancer. Psychosom Med, 1998; 60(3): 366-71.

28. van Dam FS, Schagen SB, Muller MJ, et al.: Impairment of cognitive function in women receiving adjuvant treatment for high-risk breast cancer: high-dose versus standard-dose chemotherapy. J Natl Cancer Inst, 1998; 90(3): 210-8.

29. Schagen SB, Muller MJ, Boogerd W, et al.: Late effects of adjuvant chemotherapy on cognitive function: a follow-up study in breast cancer patients. Ann Oncol, 2002; 13(9): 1387-97.

30. Scherwath A, Schirmer L, Kruse M, et al.: Cognitive functioning during the first year of recovery after allogeneic hematopoietic SCT for hematologic diseases: a prospective multicenter study. submitted, 2011.

31. Hjermstad MJ, Knobel H, Brinch L, et al.: A prospective study of health-related quality of life, fatigue, anxiety and depression 3-5 years after stem cell transplantation. Bone Marrow Transplant, 2004; 34(3): 257-66.

32. Pidala J, Anasetti C, Jim H: Health-related quality of life following haematopoietic cell transplantation: patient education, evaluation and intervention. British Journal of Haematology, 2009; 148: 373-85.

33. Broers S, Kaptein AA, Le Cessie S, et al.: Psychological functioning and quality of life following bone marrow transplantation: a 3-year follow-up study. J Psychosom Res, 2000; 48(1): 11-21.

34. Goetzmann L, Klaghofer R, Wagner-Huber R, et al.: Quality of life and psychosocial situation before and after a lung, liver or an allogeneic bone marrow transplant. Swiss Medical Weekly, 2006; 136(17-18): 281-90.

35. Molassiotis A, van den Akker OB, Milligan DW, et al.: Quality of life in long-term survivors of marrow transplantation: comparison with a matched group receiving

maintenance chemotherapy. Bone Marrow Transplant, 1996; 17(2): 249-58.

36. Hochhausen N, Altmaier E, McQuellon R et al.: Social Support, Optimism, and Self-Efficacy Predict Physical and Emotional Well-Being After Bone Marrow Transplantation. Journal of Psychosocial Oncology, 2007 25(1): 87-101.

37. Tallman B, Shaw K, Schultz J, et al.: Well-being and posttraumatic growth in unrelated donor marrow transplant survivors: a nine-year longitudinal study. Rehabilitation Psychology, 2010; 55(2): 204-10.

38. Widows MR, Jacobsen PB, Booth-Jones M, et al.: Predictors of posttraumatic growth following bone marrow transplantation for cancer. Health Psychol, 2005; 24(3): 266-73.

39. Stewart SK: Hematopoietic Cell Transplantation: The Patient's Perspective, in Thomas' Hematopoietic Cell Transplantation: Stem Cell Transplantation 4th Edition, Appelbaum FR, Forman SJ, Negrin RS, et al., Editors. 2009, Wiley-Blackwell: Oxford ; Hoboken, NJ. p. 526 - 532.

40. Ransom S, Jacobsen PB, Booth-Jones M: Validation of the Distress Thermometer with bone marrow transplant patients. Psychooncology, 2006; 15(7): 604-12.

41. Keller M, Mussell M: Psychoonkologische Basisdokumentation (PO-Bado). Forum DKG, 2005; 20: 58-61.

42. Kepplinger J: Partnerschaft und Krebserkrankung: Psychosoziale Belastungen, soziale Unterstützung und Bewältigung bei Paaren mit tumorkrankem Partner. 1996, Münster: Lit Verlag

43. Hennings U: Onkologie und Musiktherapie, in Lexikon Musiktherapie, Decker-Voigt HH, Weymann E (Hrsg.). 2009, 357-361, Hogrefe, Göttingen.

14. Arzneimittelinteraktionen in der Stammzelltransplantation

Etwa 20 bis 30 % aller unerwünschter Arzneimittelwirkungen (UAW) werden durch Interaktionen zwischen Arzneistoffen ausgelöst [1]. Der Begriff "Arzneimittel-Interaktionen" wird im wesentlichen für Interaktionen zwischen zwei Arzneistoffen verwendet, es können jedoch auch Interaktionen zwischen Arzneistoffen und Nahrungsmitteln, Nahrungsergänzungsmitteln oder Umweltfaktoren (z.B. Rauchen) auftreten.

Die Inzidenz steigt einerseits mit höherem Lebensalter und andererseits mit der Anzahl der angewendeten Arzneistoffe pro Patient. Da Patienten vor und nach einer Stammzelltransplantation eine Vielzahl von Arzneistoffen benötigen (Immunsuppressiva, Ulcusprophylaxe, Mineralstoffe sowie antibiotische, antivirale und antimykotische Prophylaxe etc.), müssen Arzneimittel-Interaktionen hier besonders berücksichtigt werden.

Arzneimittel-Interaktionen können während des gesamten Prozesses der Arzneimittelanwendung auftreten (☞ Abb. 14.1) und werden üblicherweise wie folgt unterteilt:

- Physikalisch-chemische Interaktionen vor oder während der Applikation (z.B. Inkompatibilitäten zwischen Parenteralia oder enteraler Ernährung, Salzbildung etc.)
- Pharmakokinetische Interaktionen (Resorption, Distribution, Metabolisierung, Elimination)
- Pharmakodynamische Interaktionen (Synergismus, Antagonismus)

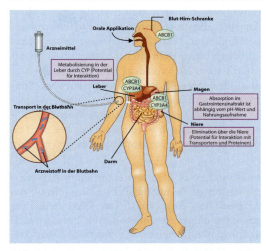

Abb. 14.1: Pharmakokinetische Interaktionen können bei der Resorption, der Verteilung, der Metabolisierung und der Elimination auftreten. Dabei können sowohl endogene als auch exogene Faktoren eine Rolle spielen. Hier dargestellt ist die Lokalisation von ATP-binding-cassette-Transportern B1 (ABCB1, P-gp) und der Cytochrom-P450-Isoform 3A4 (CYP3A4) (modifiziert nach [2]).

Folgende Grundsätze sollten berücksichtigt werden, um Arzneimittel-Interaktionen zu minimieren [3]:

- Vermeidung von Substanzen mit Interaktionspotential wenn nicht unbedingt erforderlich
- Auswahl von Substanzen mit dem niedrigsten Potential für bekannte Interaktionen
- Berücksichtigung von Grunderkrankung und eventuelle Organfunktionseinschränkungen
- Vermeidung von Substanzen mit Potential für schwere unerwünschte Wirkungen
- Vermeidung der Koadministration von Substanzen mit überlappendem Nebenwirkungsprofil

Interaktionen zwischen Arzneistoffen müssen jedoch nicht immer negativ - im Sinne einer Abschwächung der Wirksamkeit oder Verstärkung von UAWs - sein. Es gibt durchaus synergistische Interaktionen, die therapeutisch ausgenutzt werden können, so zum Beispiel bei der Kombination Ritonavir/Lopinavir, in der das Ritonavir in niedriger Dosierung als Enzyminhibitor die Bioverfügbarkeit des Lopinavir erhöht.

Bei der Zulassung neuer Arzneistoffe werden von den Zulassungsbehörden umfangreiche Interaktionsuntersuchungen gefordert. Inwiefern diese Angaben, die dann Einzug in die Fachinformationen finden, auch klinische Relevanz haben, bleibt allerdings nicht selten offen. So wurde zwar bei der Mehrheit der 2013 von der FDA zugelassenen Arzneistoffe festgestellt, dass sie in vitro entweder Substrat, Induktor oder Inhibitor mindestens eines Transporters und/oder metabolisierenden Enzyms waren. Jedoch waren diese nur bei rund einem Drittel der Arzneistoffe auch in vivo relevant [4].

Insbesondere im Rahmen einer Stammzelltransplantation ist es unerlässlich, eine Vielzahl von Arzneistoffen einzusetzen. Der folgende Beitrag soll dazu dienen, Arzneistoffe mit hohem Interaktionspotential zu identifizieren und Möglichkeiten aufzuzeigen, diese im klinischen Alltag zu berücksichtigen. Für die Beurteilung individueller Arzneimittel-Interaktionen sollte die entsprechende Fachliteratur und/oder ein klinischer Pharmazeut zur Rate gezogen werden.

14.1. Physikalisch-chemische Interaktionen/Inkompatibilitäten

Wechselwirkungen von Arzneimitteln sind bereits vor Aufnahme in den Körper möglich, wenn Medikamente zur parenteralen oder enteralen Verabreichung gleichzeitig über denselben Zugang bzw. über eine Sonde miteinander vermischt verabreicht werden. Im günstigeren Fall resultieren physikalische Veränderungen wie Ausflockung, Trübung, Phasentrennung oder Gasbildung, die mit bloßem Auge gut erkennbar sind. Chemische Reaktionen wie Oxidation, Reduktion, Komplexbildung verlaufen hingegen in den meisten Fällen unsichtbar. Das Ausmaß physikalisch-chemischer Wechselwirkungen ist unterschiedlich und wird von Variablen wie Kontaktzeit und Konzentration bzw. Stabilität der Trägerlösung beeinflusst. Mögliche pharmakologische Konsequenzen sind die Inaktivierung oder Veränderung der therapeutischen Wirkung einschließlich toxischer Effekte.

Eine umfassende Darstellung möglicher Inkompatibilitäten von Arzneistoffen, die im Rahmen einer Stammzelltransplantation eingesetzt werden, ist

an dieser Stelle nicht möglich. Beispielhaft sei hier genannt, dass viele Penicilline und Cephalosporine mit alkalischen Lösungen inkompatibel sind, Aciclovir nicht mit sauren oder gepufferten Lösungen gemischt werden darf und dass Zubereitungen mit Amphotericin B nicht mit Natriumchlorid-Lösungen oder anderen Elektrolyten kompatibel sind.

14.2. Pharmakokinetische Interaktionen

In vivo können Arzneimittelinteraktionen die Pharmakokinetik der Einzelsubstanzen (Resorption, Verteilung, Metabolisierung sowie Ausscheidung) betreffen. Grunderkrankung, Alter, Geschlecht, pH-Wert-Verschiebungen im Magen oder im Urin, Veränderungen im Säure-Basen-Haushalt, Veränderungen der Plasmaproteine oder Interaktionen mit Enzymen können das Auftreten von Wechselwirkungen zusätzlich begünstigen.

14.3. Aufnahme/Resorption

Bei peroraler Gabe haben Änderungen der Kinetik der Aufnahme bzw. der insgesamt resorbierten Menge eines Arzneistoffs Auswirkungen auf den Plasmaspiegel. Potentiell besteht die Gefahr, dass wirksame Zielkonzentrationen zu langsam aufgebaut bzw. gar nicht erreicht werden.

Der Effekt von **Nahrung** auf die Pharmakokinetik eines oral aufgenommenen Arzneistoffs ist einerseits abhängig von dessen chemischen Eigenschaften sowie von der Galenik des Arzneimittels und andererseits von der gastrointestinalen Physiologie und der Menge und Zusammensetzung der Nahrung. Insgesamt verzögert Nahrung die Magenentleerung und die Magen-Darm-Passage, erhöht den pH-Wert im Magen und erhöht den hepatischen Blutfluss. So ist es bei der Einnahme von antimykotischen Azolen wichtig zu beachten, dass fettreiche Nahrung die Bioverfügbarkeit von Itraconazol und Voriconazol um etwa 30 % erniedrigt; die Bioverfügbarkeit von Posaconazol-Suspension (nicht: Posaconazol-Tabletten) hingegen wird durch fettreiche Nahrung signifikant erhöht. Aus diesem Grund wird bei Patienten, die keine Nahrung oder Nahrungsergänzungsmittel zu sich nehmen können, empfohlen, die Tagesdosis von Posaconazol-Suspension auf vier (statt auf zwei) Einzeldosen zu verteilen. Durch die galenische Form der Posaconazol-Tabletten ist eine Einnahme unabhängig von der Nahrungsaufnahme möglich.

Der Einfluss von Nahrung auf die Bioverfügbarkeit oraler Zytostatika ist ebenfalls gut untersucht: So werden die interindividuellen Schwankungen in der Pharmakokinetik von oral appliziertem Busulfan unter anderem durch den Einfluss von Nahrung hervorgerufen [5]. Aus diesem Grund wird empfohlen, viele orale Zytostatika (Busulfan, Hydroxyurea, 6-Mercaptopurin, etc.) eine Stunde vor oder zwei Stunden nach einer Mahlzeit einzunehmen [6].

Der **pH-Wert im Magen** beeinflusst die Resorptionsquote mancher Substanzen, da er ihren Dissoziationsgrad und ihren passiven Transport in die Zellen bzw. die Blutbahn bestimmt. Schwach dissoziierte (ionisierte) Substanzen werden besser aufgenommen als stark dissoziierte. Als Beispiel sei hier genannt, dass die Resorptionsrate von Posaconazol-Suspension mit steigendem pH-Wert des Magens sinkt. Bei Posaconazol-Tabletten tritt dieser Effekt durch die magensaftresistente Formulierung nicht auf.

Die **Chelatbildung** di- und trivalenter Kationen (Ca^{2+}, Mg^{2+}, Fe^{3+}) an die 4-Oxo- und 3-Carboxyl-Gruppen von Chinolonen und Tetrazyklinen führt zu einer klinisch relevanten Verminderung ihrer Plasmakonzentrationen um bis zu 50 %. Aus diesem Grund muss bei der Einnahme ein zeitlicher Abstand von ein bis zwei Stunden eingehalten werden.

14.4. Distribution

Die Distribution von Arzneistoffen zum Wirkort ist abhängig vom Blutfluss in dem Gebiet, der Verteilung zwischen Intra- und Extrazellulärraum (abhängig von der Lipophilie der Substanz) sowie der Bindungskapazität des jeweiligen Arzneistoffs an Plasmaproteine. Dabei ist nur die ungebundene Fraktion des Wirkstoffs in der Lage, seine pharmakologische Wirkung auszuüben. Zytostatika wie Etoposid, Idarubicin oder Paclitaxel, die zu einem großen Anteil an Plasmaproteine gebunden sind, können theoretisch mit anderen Arzneistoffen, die ebenfalls eine hohe Plasmaproteinbindung aufweisen (Phenprocoumon, Itraconazol, Sulfonamide, Midazolam, Propofol etc.), um die Bindungsstellen an den Plasmaproteinen konkurrie-

ren. Klinisch scheint dieser Mechanismus jedoch - bis auf einzelne Ausnahmen wie Lidocain - vernachlässigbar zu sein [7].

14.5. Metabolisierung

Arzneistoffe können die Aktivität zahlreicher Enzyme im Körper verändern oder als deren Substrate auftreten. Häufig wird die Synthese solcher Enzyme in Gegenwart von Arzneistoffen angeregt oder gehemmt. Das Phänomen tritt insbesondere an mikrosomalen Enzymen der Leber, aber auch an anderen Organen auf. Häufig erfolgt die Induktion über die Aktivierung eines Rezeptors. Dieser verbindet sich mit dem Induktor und wandert als Komplex zum Zellkern, um dort eine vermehrte Synthese verschiedener Enzyme auszulösen. Je nach Induktionstyp werden dann unterschiedliche Enzyme verstärkt angeboten. Von großer Bedeutung für zahlreiche Interaktionen und die Wirkung von Arzneistoffen sind die Enzyme des **Cytochrom-P450-Systems (CYP450)**. Eine Auswahl der in der Stammzelltransplantation in diesem Zusammenhang relevanten Arzneistoffe ist in Tab. 14.1 dargestellt. Das insbesondere in der Leber angesiedelte mischfunktionelle Monooxygenase-System dient der Biotransformation von Substanzen und der Synthese körpereigener Verbindungen wie z.B. den Steroiden. Die Zahl der dem CYP450 zugeordneten Isoenzyme ist hoch. Sie werden nach ihrer Aminosäure-Sequenz und ihren Substrat- und Inhibitoreigenschaften in Familien und Unterfamilien klassifiziert. Die Subfamilie CYP3A gilt derzeit als wichtigste Enzym-Gruppe zur oxidativen Metabolisierung lipophiler Arzneistoffe in Leber und Dünndarm. Häufig werden diese bereits vor Erreichen der systemischen Zirkulation degradiert (First-pass-Effekt). Daher ist der im Darm absorbierte Anteil der Dosis (Absorptionsquote) größer als der in der systemischen Zirkulation ankommende (Bioverfügbarkeit).

Von besonderer Bedeutung in der Stammzelltransplantation sind die Calcineurin-Inhibitoren Ciclosporin A und Tacrolimus sowie die mTOR-Antagonisten Sirolimus und Everolimus: Sie sind Substrate von CYP3A4 und werden somit durch eine große Anzahl anderer Arzneistoffe in ihrer Metabolisierung beeinflusst. So erhöhen Voriconazol und Posaconazol die Ciclosporin A-Exposition und machen eine Dosisreduktion von 25 bis 50 % notwendig. Die Tacrolimus-AUC wird durch

Induktoren	Inhibitoren	Substrate	
		Zytostatika	Nicht-Zytostatika
• Rifampicin	• antimykotische Azole	• Cyclophosphamid	• Calcineurin-Inhibitoren
• Phenytoin	- Voriconazol	• Ifosfamid	- Ciclosporin
• Phenobarbital	- Posaconazol	• Taxane	- Tacrolimus
• Carbamazepin	- Itraconazol	• Etoposid	• mTOR-Antagonisten
• Johanniskraut	- Fluconazol	• Irinotecan	- Sirolimus
• Efavirenz	• Makrolide	• Anthracycline	- Everolimus
• Aprepitant	- Clarithromycin	- Doxorubicin	• Aprepitant
	- Erythromycin	- Daunorubicin	• HMG-CoA-Reduktase-Inhibitoren
	- nicht: Azithromycin	• Vinka-Alkaloide	- Simvastatin
	• Proteaseinhibitoren (besonders Ritonavir)	• Bortezomib	- Atorvastatin
	• Grapefruit	• Tyrosin-Kinase-Inhibitoren	• Dexamethason
	• Aprepitant	- Imatinib	• Protonenpumpenhemmer
	• Imatinib	- Dasatinib	• Benzodiazepine
	• Capecitabin	- etc.	- Diazepam
	• Selektive Serotonin-Wiederaufnahmehemmer		- Midazolam
	- Fluvoxamin		• Phenprocoumon
	- Fluoxetin		• DOAKs
	- Paroxetin		- Rivaroxaban
			- Apixaban
			- Dabigatran
			• Sulfonylharnstoffe

Tab. 14.1: Auswahl typischer Cytochrom-P450-Induktoren, -Inhibitoren und -Substrate.

Posaconazol sogar auf 358 % gesteigert [8]. Für Tacrolimus und Sirolimus sind bei gleichzeitiger Gabe eines Azol-Antimykotikums in der Regel Dosisreduktionen von 50 bis 75 % (unter Kontrolle der Serumspiegel) notwendig [9]. Bei gleichzeitiger Gabe von Ciclosporin A und Lopinavir/Ritonavir muss die tägliche Dosis von CsA auf 5-20 % der Dosierung (ohne den potenten Enzyminhibitor Ritonavir) reduziert werden [10].

Ciclosporin A - nicht aber Tacrolimus - seinerseits erhöht die Bioverfügbarkeit der mTOR-Inhibitoren Sirolimus und Everolimus um den Faktor 1,5 beziehungsweise 2,5 [11, 2]. Dementsprechend sind beim Absetzen von Ciclosporin A eine sorgfältige Überwachung der Everolimus-Plasmaspiegel und eine entsprechende Dosiserhöhung zu beachten. Hier spielt neben der Inhibition von CYP3A4 auch die Inhibition von PgP (s.u.) eine Rolle.

Wie in Tab. 14.1 dargestellt, sind eine Vielzahl der Zytostatika Substrate von CYP-Enzymen. Die Kombination typischer CYP-Induktoren aus der Gruppe der Antiepileptika (Phenytoin, Phenobarbital, Carbamazepin, etc.) und der Tuberkulostatika (Rifampicin) mit Zytostatika, die CYP-Substrate sind (Cyclophosphamid, Vinka-Alkaloide, Doxorubicin, Taxane etc.) kann zu einer insuffizienten zytostatischen Therapie führen und sollte deshalb vermieden werden [13, 14]. Eine ausführliche Übersicht der beobachteten Interaktionen inklusive der zugrunde liegenden Mechanismen liefert die Publikation von Lam et al. [15]. Als Beispiele seien an dieser Stelle genannt, dass die Exposition toxischer Cyclophosphamid-Metabolite bei gleichzeitiger Gabe von Itraconazol erhöht ist und zu höheren Bilirubin- und Kreatinin-Serumspiegel innerhalb der ersten zwanzig Tage nach Transplantation führt [16] und dass die Busulfan-Clearance durch Itraconazol deutlich reduziert ist [17]. Interessanterweise scheint die Busul-fan-Pharmakokinetik durch die gleichzeitige Gabe von Phenytoin im Vergleich zu Clonazepam als antikonvulsive Prophylaxe nicht signifikant beeinflusst zu werden [18].

Besonders sei in diesem Zusammenhang auf das Interaktionspotential durch den Genuss von Grapefruit-Saft (Inhibitor von CYP) sowie durch die Anwendung von Johanniskraut-Präparaten (Induktor von CYP), die häufig in der Selbstmedikation angewendet werden, hingewiesen.

14.6. Aktive Transportprozesse

Neben den Cytochromen spielen Arzneistofftransporter eine große Rolle für Arzneimittelinteraktionen. Diese können entweder durch die aktive Aufnahme oder durch den aktiven Auswärtstransport eines Arzneistoffs dessen Verfügbarkeit beeinflussen. Solche Transportsysteme sind in der Darmwand, der Leber und/oder der Niere lokalisiert.

Das Transportprotein **P-Glycoprotein** (**P-gp**, **ABCB1**), ein ABC-Transporter, ist in der Lage, durch Beeinflussung des Efflux die Absorption von Arzneistoffen zu modulieren. Vielfach sind die Substrate und Inhibitoren von CYP3A4 ebenfalls Substrate und Inhibitoren von P-gp [19]. Auch die geringere orale Bioverfügbarkeit von Ciclosporin A bei gleichzeitiger Anwendung von Levothyroxin wird mit einem verstärkten Efflux-Transport via P-gp erklärt [20].

Organische Anionen-Transport-Polypeptide (**OATP**) finden sich vor allem an den sinusoidalen Membranen von Hepatozyten, wo sie für die Aufnahme von Arzneistoffen aus dem portalen Blut in die Leberzellen verantwortlich sind. Auf diese Art und Weise können zum Beispiel die bis um den Faktor neun erhöhten Plasmaspiegel von Statinen und das damit einhergehende gesteigerte Risiko für Rhabdomyolysen durch den gleichzeitige Einnahme von Ciclosporin A erklärt werden. Diese Effekte können nicht alleine durch CYP- und P-gp-Modulationen hervorgerufen werden, da sie auch bei den nicht so extensiv über CYP3A4 metabolisierte Statine wie Pravastatin und Fluvastatin zu beobachten sind [21]. OATPs werden ebenfalls durch Orangensaft, Apfel- oder Grapefruitsaft (reversibel) inhibiert, was zu einer verminderten Bioverfügbarkeit von Substraten wie Ciprofloxacin, Statinen oder Digoxin führen kann [22]. Haupt-

sächlich in der Niere befinden sich organische Kationentransporter (OCT) und organische Anionentransporter (OAT), welche für die Aufnahme (OCT) oder die Ausscheidung (OAT) von Arzneistoffen eine Rolle spielen. Diese werden im folgenden Unterkapitel besprochen.

14.7. Elimination

Die meisten Arzneistoffe werden renal eliminiert. Hier können Interaktionen durch die Beeinflussung der tubulären Rückresorption oder der tubulären Sekretion auftreten. Die **tubuläre Rückresorption** ist in der Regel ein passiver Diffusionsvorgang, der vom Verteilungskoeffizienten (hydrophil : lipophil) des Arzneistoffs oder bei sauren oder basischen Arzneistoffen vom pH-Wert des Urins abhängig ist. So kann die Elimination schwacher Säuren durch Alkalisierung des Urins beschleunigt werden. Für viele physiologische Substanzen existieren darüber hinaus spezifische Transportproteine, die für die Rückresorption verantwortlich sind. Werden diese gehemmt, kommt es zu einer beschleunigten Elimination: Durch den Einsatz von Probenecid, welches in der Lage ist den physiologischen Harnsäure-Carrier zu blockieren, kann auf diese Art und Weise die tubuläre Elimination von Harnsäure erhöht werden.

Der **tubulären Sekretion** hingegen liegt ein in den proximalen Tubuluszellen lokalisierter aktiver Transportprozess (OAT) zugrunde. Konkurrieren zwei Arzneistoffe um den gleichen Transporter, so hat das eine Verminderung der Elimination zur Folge. Sehr gut untersucht ist dieser Effekt beim Einsatz von Probenecid zur Steigerung der Plasmakonzentration sowie Verlängerung der Wirkdauer von Penicillin, welcher therapeutisch ausgenutzt werden kann. Zu beachten sind diese Interaktionen ebenfalls bei folgenden Arzneistoffen: Salicylate, Methotrexat (hoch dosiert), Sulfonamide und Chinolone.

14.8. Pharmakodynamische Interaktionen

Unter pharmakodynamischen Interaktionen werden solche Interaktionen verstanden, die in einer direkten Wechselwirkung an der molekularen Endstrecke des pharmakologischen Effektes resultieren. Unterschieden werden synergistische von antagonistischen Effekten; beim Synergismus werden Wirkungen additiv oder überadditiv (überproportional) verstärkt, beim Antagonismus kommt es zu einer Abschwächung bzw. Aufhebung der Wirkung. Beim Angriff am gleichen Rezeptor spricht man von kompetitiven (konkurrierenden), bei unterschiedlichen Rezeptortypen von funktionellen Synergismen bzw. Antagonismen. Beim funktionellen Antagonismus lösen zwei Agonisten an unterschiedlichen Rezeptoren gegensinnige Antworten (Effekte) aus.

Pharmakodynamische Interaktionen etablierter Substanzen sind in der Regel gut untersucht und dokumentiert. Sie unterliegen weniger interindividuellen Schwankungen und sind meist gut vorhersehbar.

Im Rahmen einer Stammzelltransplantation werden häufig Arzneistoffe angewendet, die ein überlappendes Nebenwirkungsspektrum haben: So muss bei Verwendung von nephrotoxischen Substanzen (Ciclosporin A, Tacrolimus, Aciclovir, Ganciclovir, Foscarnet, Amphotericin B, Cotrimoxazol, Furosemid, etc.) oder myelotoxischen Substanzen (Zytostatika Virustatika, Mycophenolat, Thiamazol, Metamizol, Cotrimoxazol, etc.) eine Addition der unerwünschten Effekte beachtet werden. Da es bei der Verwendung von Ciclosporin A zu einer Hyperkaliämie kommen kann, ist besondere Vorsicht geboten, bei Arzneistoffen, die ebenfalls die Kalium-Spiegel im Serum erhöhen können (z.B. ACE-Hemmer, Angiogensin-II-Rezeptorantagonisten, Spironolacton).

14.9. Pharmakogenomik

Zusätzlich zu den oben beschriebenen Mechanismen, die zu Arzneimittelinteraktionen führen können, zeigen neuere Erkenntnisse, dass genetische Polymorphismen von Arzneistoff-metabolisierenden Enzymen oder von Arzneistoff-Transportern wesentlich zu interindividuellen Unterschieden in der Pharmakokinetik oder Pharmakodynamik führen können.

Für eine Reihe von Arzneistoffen (Phenytoin, Risperidon, Imipramin, Codein, Carbamazepin Irinotecan, 6-Mercaptopurin, Tamoxifen, etc.) konnte bereits ein Zusammenhang zwischen Polymorphismen und der Wirksamkeit und/oder Toxizität belegt werden. Eine Aufstellung valider genomischer Biomarker von aktuell zugelassenen Arzneistoffen findet sich unter [23].

Aktuelle Untersuchungen bei Patienten mit Stammzelltransplantation beschäftigen sich mit der Frage, inwiefern die individuelle genetische Ausstattung Einfluss auf das Therapieansprechen und auf die Wirksamkeit von Arzneistoffen hat [24,25]. So konnte gezeigt werden, dass der Polymorphismus von CYP2C19 ein unabhängiger Faktor für die 4-Jahres Transplantations-assoziierte Mortalität (TRM, transplant.related mortality) [26] und Polymorphismen von MTHFR-A1298C [27] für Lebertoxizität bei Patienten nach Stammzelltransplantation ist, die mit Busulfan und Cyclophosphamid konditioniert wurden. Für das Immunsuppressivum Tacrolimus konnte gezeigt werden, dass Polymorphismen von CYP3A4 und CYP3A5 sowie von MDR1 (kodiert für P-gp) zu signifikant unterschiedlichen Blutspiegeln führt, während diese Polymorphismen keinen Einfluss auf die Metabolisierung von Ciclosporin A zu haben scheinen [28]. Auch für die interindividuellen Schwankungen der Pharmakokinetik von Busulfan werden Polymorphismen der metabolisierenden Enzyme in Betracht gezogen [29]. Für die hohe Variabilität der Mycophenolsäure-Exposition jedoch konnten bisher keine pharmakogenomischen Ursachen ausgemacht werden [30].

Obwohl in den letzten Jahren intensiv über die Auswirkungen von Gen-Polymorphismen auf die Pharmakokinetik und Pharmakodynamik von Arzneistoffen geforscht wurde, haben darauf basierende individualisierte Therapie bis heute keinen Einzug in den klinischen Alltag gefunden. Technologische Fortschritte im Bereich der Molekularbiologie, wie die Kombination von SNP-(single nuceotide polymorphism) und DNA-Chip-Untersuchungen, werden jedoch das Screening und die Analyse einer Vielzahl von SNPs in einem einzigen Assay ermöglichen und so die notwendigen Informationen für pharmakogenomische Ansätze zur Therapiesteuerung verfügbar machen. Ähnlich wie bereits für einige zielgerichtete onkologische Therapien mit molekularen Targets wird so in Zukunft möglicherweise eine personalisierte Dosierung, basierend auf der individuellen genetischen Ausstattung, möglich sein.

Literatur

1. Kuhlmann J, Muck W. Clinical-pharmacological strategies to assess drug interaction potential during drug development. Drug Saf.24:715-725, 2001

2. Scripture CD, Figg WD. Drug interactions in cancer therapy. Nat Rev Cancer.6:546-558, 2006

3. Langebrake C, Uhlenbrock S, Ritter J, Groll AH. [Drug interactions of antimicrobial agents in children with cancer]. Klin Padiatr.217 Suppl 1:S165-S174, 2005

4. Yu J, Ritchie TK, Mulgaonkar A, Ragueneau-Majlessi I. Drug Disposition and Drug-drug Interaction Data in 2013 FDA New Drug Applications: A Systematic Review. Drug Metab Dispos 2014 [Epub ahead of print].

5. Schuler U, Schroer S, Kuhnle A et al. Busulfan pharmacokinetics in bone marrow transplant patients: is drug monitoring warranted? Bone Marrow Transplant. 14:759-765, 1994

6. Singh BN, Malhotra BK. Effects of food on the clinical pharmacokinetics of anticancer agents: underlying mechanisms and implications for oral chemotherapy. Clin Pharmacokinet.43:1127-1156, 2004

7. Benet LZ, Hoener BA. Changes in plasma protein binding have little clinical relevance. Clin Pharmacol Ther.71:115-121, 2002

8. Sansone-Parsons A, Krishna G, Martinho M et al. Effect of oral posaconazole on the pharmacokinetics of cyclosporine and tacrolimus. Pharmacotherapy.27:825-834, 2007

9. Peksa GD, Schultz K, Fung HC. Dosing algorithm for concomitant administration of sirolimus, tacrolimus, and an azole after allogeneic hematopoietic stem cell transplantation. J Oncol Pharm Pract 2014. (Epub ahead of print)

10. Vogel M, Voigt E, Michaelis HC et al. Management of drug-to-drug interactions between cyclosporine A and the protease-inhibitor lopinavir/ritonavir in liver-transplanted HIV-infected patients. Liver Transpl. 10:939-944, 2004

11. Wu FL, Tsai MK, Chen RR et al. Effects of calcineurin inhibitors on sirolimus pharmacokinetics during staggered administration in renal transplant recipients. Pharmacotherapy.25:646-653, 2005

12. Kovarik JM, Curtis JJ, Hricik DE et al. Differential pharmacokinetic interaction of tacrolimus and cyclosporine on everolimus. Transplant Proc.38:3456-3458, 2006

13. Vecht CJ, Wagner GL, Wilms EB. Interactions between antiepileptic and chemotherapeutic drugs. Lancet Neurol.2:404-409, 2003

14. Relling MV, Pui CH, Sandlund JT et al. Adverse effect of anticonvulsants on efficacy of chemotherapy for acute lymphoblastic leukaemia. Lancet.356:285-290, 2000

15. Lam MSH, Ignoffo RJ. A guide to clinically relevant drug interactions in oncology. J Oncol Pharm Practice.9:45-85, 2003

16. Marr KA, Leisenring W, Crippa F et al. Cyclophosphamide metabolism is affected by azole antifungals. Blood.103:1557-1559, 2004

17. Buggia I, Zecca M, Alessandrino EP et al. Itraconazole can increase systemic exposure to busulfan in patients given bone marrow transplantation. GITMO (Gruppo Italiano Trapianto di Midollo Osseo). Anticancer Res.16: 2083-2088, 1996

18. Carreras E, Cahn JY, Puozzo C et al. Influence on Busilvex pharmacokinetics of clonazepam compared to previous phenytoin historical data. Anticancer Res 30:2977-84, 2010

19. Kivisto KT, Niemi M, Fromm MF. Functional interaction of intestinal CYP3A4 and P-glycoprotein. Fundam Clin Pharmacol.18:621-626, 2004

20. Jin M, Shimada T, Shintani M, Yokogawa K, Nomura M, Miyamoto K. Long-term levothyroxine treatment decreases the oral bioavailability of cyclosporin A by inducing P-glycoprotein in small intestine. Drug Metab Pharmacokinet.20:324-330, 2005.

21. Park JW, Siekmeier R, Lattke P et al. Pharmacokinetics and pharmacodynamics of fluvastatin in heart transplant recipients taking cyclosporine A. J Cardiovasc Pharmacol Ther.6:351-361, 2001

22. Dolton MJ, Roufogalis BD, McLachlan AJ. Fruit juices as perpetrators of drug interactions: the role of organic anion-transporting polypeptides. Clin Pharmacol Ther.92:622-630, 2012.

23. Table of Pharmacogenomic Biomarkers in Drug Labeling. http://www.fda.gov/drugs/scienceresearch/researchareas/pharmacogenetics/ucm083378.htm. (Letzter Zugriff: 17.10.2014).

24. Dickinson AM, Harrold JL, Cullup H. Haematopoietic stem cell transplantation: can our genes predict clinical outcome? Expert Rev Mol Med.9:1-19, 2007

25. Hassan M, Andersson BS. Role of pharmacogenetics in busulfan/cyclophosphamide conditioning therapy prior to hematopoietic stem cell transplantation. Pharmacogenomics. 1:75-87, 2014

26. Elmaagacli AH, Koldehoff M, Steckel NK et al. Cytochrome P450 2C19 loss-of-function polymorphism is associated with an increased treatment-related mortality in patients undergoing allogeneic transplantation. Bone Marrow Transplant.40:659-664, 2007

27. Goekkurt E, Stoehlmacher J, Stüber C et al. Pharmacogenetic analysis of liver toxicity after busulfan/cyclophosphamide based allogeneic hematopoietic stem cell transplantation. Anticancer Res 2007 (6C): 4377-80.

28. Thervet E, Anglicheau D, Legendre C, Beaune P. Role of Pharmacogenetics of Immunosuppressive Drugs in Organ Transplantation. Ther Drug Monit.30:143-150, 2008.

29. Huezo-Diaz P, Uppugunduri CR, Tyagi AK, Krajino-vic M, Ansari M. Pharmacogenetic aspects of drug meta-bolizing enzymes in busulfan based conditioning prior to allogenic hematopoietic stem cell transplantation in children. Curr Drug Metab 3:251-64, 2014.

30. Frymoyer A, Verotta D, Jacobson P, Long-Boyle J. Population pharmacokinetics of unbound mycopheno-lic acid in adult allogeneic haematopoietic cell transplan-tation: effect of pharmacogenetic factors. Br J Clin Phar-macol. 2:463-75, 2013.

Index

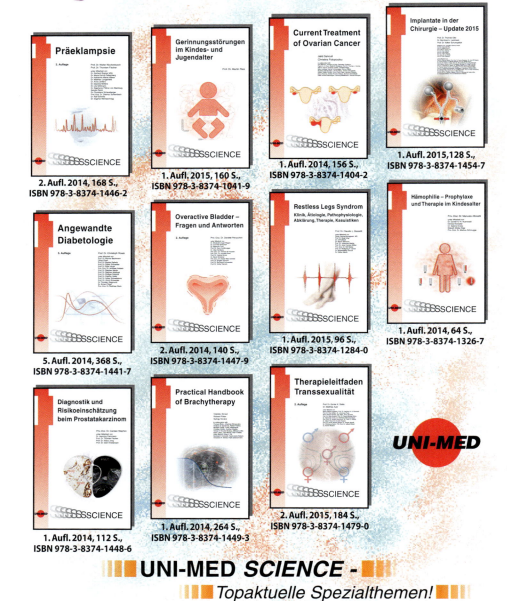